临床护理学
实验指导

王　辉　唐永云　主编

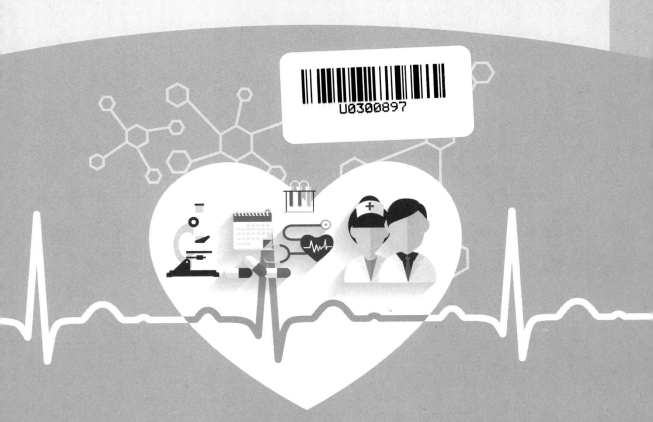

化学工业出版社

·北京·

本书内容包括内科护理学、外科护理学、妇产科护理学、儿科护理学、急危重症护理学、老年护理学、社区护理学的护理实验80多项，分为演示性实验、综合性实验和设计性实验三大类，每项护理实验以教学目标为主线进行编写，演示性实验包括实验学时、教学目标、实验目的、实验用物、实验步骤、注意事项、思考题及评分标准等内容；综合性实验包括实验学时、教学目标、实验目的、情景案例、实验步骤等内容；设计性实验包括实验学时、教学目标、实验目的、学生基础、实施原则、实验设计、实施要点、评价、设计案例举例等内容。本书可作为护理学专业本科、专科及专升本科学生的学习用书。

图书在版编目（CIP）数据

临床护理学实验指导/王辉，唐永云主编. —北京：
化学工业出版社，2018.8
　ISBN 978-7-122-32287-6

　Ⅰ.①临…　Ⅱ.①王…②唐…　Ⅲ.①护理学-实验-
教材　Ⅳ.①R47-33

中国版本图书馆 CIP 数据核字（2018）第 115342 号

责任编辑：赵兰江　　　　　　　　　　　装帧设计：张　辉
责任校对：王　静

出版发行：化学工业出版社（北京市东城区青年湖南街13号　邮政编码100011）
印　　刷：北京京华铭诚工贸有限公司
装　　订：三河市骤发装订厂
787mm×1092mm　1/16　印张13　字数316千字　　2018年11月北京第1版第1次印刷

购书咨询：010-64518888　　　售后服务：010-64518899
网　　址：http：//www.cip.com.cn
凡购买本书，如有缺损质量问题，本社销售中心负责调换。

定　　价：**39.00 元**　　　　　　　　　　　　　版权所有　违者必究

前言

FOREWORD

护理学是一门实践性很强的学科，实验教学在整个教学过程中占有极其重要的位置。为不断适应护理专业发展需要，推进学校实践教学改革，滨州医学院护理学院各专科护理学教师参考多部教材，根据学科特点和培养目标，在总结多年教学和临床护理经验的基础上，共同编写了《临床护理学实验指导》。

本书以培养学生规范的护理操作技术、良好的团队协作精神、独立的临床思维能力及判断能力为中心，突出专科护理学实践性强的特点，构成相对独立的实验课程体系。本书涵盖了演示性实验（技能性实验）、综合性实验和设计性实验三大实验类型，共涉及内科护理学、外科护理学、妇产科护理学（包含助产技术）、儿科护理学、急危重症护理学、老年护理学和社区护理学 7 门护理专业实验课程 88 项实验项目。

本书是为护理学专业本科、对口本科、专科及专升本科（包括急救与重症监护方向）学生编写的实验指导用书。本书内容全面，结构严谨，突出以下特色：①实用性：实验项目均为常用临床护理操作，涉及面广，实用性强。②新颖性：增开综合性实验和设计性实验，以此培养学生的分析问题、解决问题的能力和创新能力，也有助于开拓实验思路和丰富实验教学手段。③客观化：每项实验项目编写均以教学目标为主线，并制定实验操作评分标准，便于师生参考，有据可依。

本书编写得到了滨州医学院领导、老师的大力支持，相关附属医院多位老师为本书编写提供了丰富素材，在此表示衷心的感谢！由于编者能力和水平有限，书中难免有不妥和疏漏之处，敬请广大师生批评指正。

编　者
二〇一八年七月

目录

CONTENTS

妇产科护理学

儿科护理学

急危重症护理学

老年护理学

社区护理学

附录

内科护理学

演示性实验

实验一　胸腔闭式引流的护理

【实验学时】2学时。

【实验类型】演示性实验。

【教学目标】①掌握胸腔闭式引流病人的护理措施。②会操作胸腔闭式引流装置的更换。③认识胸腔闭式引流装置。

【实验目的】①保持引流通畅，维持胸腔内压力。②防止逆行感染。③便于观察胸腔引流液的性状、颜色、量。

【实验用物】一次性胸腔闭式引流装置1套，血管钳2把，弯盘2个，治疗盘1个，无菌手套2具，治疗巾1个，生理盐水500ml，安尔碘1瓶，棉签1包，无菌纱布2块，标签纸2张，胶布1个，洗手液1瓶，笔1支，护理记录单。

【实验步骤】

1. 评估

（1）病人病情、生命体征。

（2）胸腔引流情况：观察引流管是否通畅（水柱波动、气泡、引流液等）、引流管口局部情况（敷料有无渗血、有无皮下气肿）；嘱病人咳嗽，深呼吸，看管道是否通畅，有无水柱波动。

（3）环境明亮、整洁、舒适，室温适合。

2. 核对解释：携用物至床旁，核对并向病人解释引流的目的及注意事项，消除紧张情绪，取得合作。

3. 卧位：协助病人取半坐卧位。

4. 准备引流装置：检查一次性引流装置外包装、有效期。检查生理盐水的质量，将生理盐水倒入引流装置内，连接引流装置引流管，贴标签标明时间。

5. 更换引流装置

（1）将治疗巾铺于病人引流管接口下面。

（2）用两根止血钳夹闭胸腔管。

（3）放弯盘于治疗巾上，取下引流管，将胸腔管置于弯盘内。

（4）消毒双手、戴手套。

（5）取消毒棉签两根，一根消毒胸腔管口，另一根从管口消毒到远端约5cm。

（6）连接引流装置。

（7）用纱布包裹连接端，松止血钳。

（8）使引流瓶低于引流口60～100cm，嘱咳嗽，看水柱波动，正常是4～6cm。

6. 操作后处理

（1）脱手套，清洁双手。

（2）整理床单元。

（3）记录。

（4）嘱多深呼吸，翻身时防止扭曲等。

【注意事项】

1. 水封瓶液面应低于引流管胸腔出口平面60cm。

2. 定时挤压引流管，30～60min 1次，以免管口被血凝块堵塞。

3. 运送病人时双钳夹管，下床活动时，引流瓶位置应低于膝关节。

4. 检查引流管是否通畅，观察引流管是否继续排出气体和液体，以及管中的水柱是否随呼吸上下波动，必要时请病人深呼吸或咳嗽观察。

5. 观察引流液的量、颜色、性状，并准确记录。＞100ml/h，持续3h，提示活动性出血；颜色呈鲜红色，提示有活动性出血；含有胃内容物，提示有食管-胃吻合口瘘；为乳白色浑浊液体，提示为乳糜胸。

6. 意外处理：水封瓶破裂或连接部位脱节，应立即用血管钳夹闭软质的引流管，用手将其折叠后捏紧；引流管脱落，及时用手指捏压伤口。

7. 拔管处理：48～72h后，引流量明显减少且颜色变淡，24h引流液小于50ml，脓液小于10ml，X线胸片示肺膨胀良好、无漏气、病人无呼吸困难即可拔管。

【思考题】

1. 带引流管的病人如何活动？

2. 胸腔闭式引流插管后为什么要接水封瓶？

3. 胸腔插管引流后，水封瓶内液柱无波动或波动微弱，可能的原因是什么？

【评分标准】

项目		操作标准与细节
准备（10分）	个人准备（4分）	仪表端庄，着装整齐，洗手、戴口罩和帽子，修剪指甲
	物品准备（6分）	一次性胸腔闭式引流装置，血管钳，弯盘，治疗盘，无菌手套，治疗巾，生理盐水，安尔碘，棉签，无菌纱布，标签纸，胶布，洗手液，笔，护理记录单
评估（10分）	环境（2分）	环境明亮、整洁、舒适、室温适合
	病人（8分）	（1）评估病人病情、生命体征；（2）评估胸腔引流情况：观察引流管是否通畅（水柱波动、气泡、引流液等），引流管口局部情况（敷料有无渗血、有无皮下气肿）；（3）嘱病人咳嗽、深呼吸，看管道是否通畅，有无水柱波动
核对解释（5分）	向病人解释（5分）	（1）携用物至床旁，核对并向病人解释引流的目的及注意事项，消除紧张情绪，取得合作；（2）协助病人取半坐卧位
引流装置准备（10分）	引流装置的处理（10分）	（1）检查一次性引流装置外包装、有效期，检查生理盐水的质量，将生理盐水倒入引流装置内；（2）在引流瓶的水平线上贴标签注明日期和水量
更换引流装置（35分）	夹闭引流管（5分）	用两把止血钳双重夹闭引流管
	消毒引流管（10分）	消毒引流管连接口，两根棉签消毒一根消毒胸腔管口，另一根从管口消毒到远端约5cm

项目		操作标准与细节
更换引流装置（35分）	连接引流装置（10分）	(1) 连接引流装置； (2) 用纱布包裹连接端，松开止血钳，观察引流是否通畅
	固定引流瓶（10分）	(1) 将引流瓶放于安全处，妥善固定引流管，保持引流瓶低于胸腔 60～100cm； (2) 嘱咳嗽，看水柱波动，正常是 4～6cm
操作后处理（10分）	整理、洗手、记录（10分）	(1) 整理床单位； (2) 按"六步洗手法"洗手，记录引流液的性质、量及病人的反应，签字； (3) 询问病人的感受并告知如有不适，及时传呼值班护士
健康教育（10分）	指导病人（10分）	(1) 嘱病人不要拔出引流管及保持密闭状态，多深呼吸，翻身时防止扭曲； (2) 拔出引流管前嘱病人深吸气，然后屏住，以免拔出引流管时管端损伤肺脏及疼痛及造成气胸
综合评价（10分）	整体素质（5分）	动作迅速、准确、有效，无菌、爱伤观念强
	操作时间（5分）	操作时间 6min

实验二　促进有效排痰护理

一、指导有效咳嗽、叩背排痰法、体位引流法

【实验学时】2 学时。

【实验类型】演示性实验。

【教学目标】①掌握咳嗽咳痰病人的护理措施。②会操作叩背排痰法、体位引流法，会指导病人有效咳嗽。

【实验目的】①有效咳嗽有助于病人气道远端分泌物的排出和呼吸道通畅。②叩背排痰法可促使支气管内的痰液松动，向大气管引流并排出；促进心脏和肺部的血液循环，有利于支气管炎症的吸收。③体位引流法按病灶部位，采取适当体位，靠重力作用使支气管内痰液流入气管而咳出。常用于支气管扩张及肺脓肿的病人，或用于支气管碘油造影检查前后。

【实验用物】枕头 1 个，靠背架 1 个，小饭桌 1 张（以上摆体位用）；手消毒液 1 瓶，痰盂 1 个，听诊器 1 个，水杯 2 个（1 个盛冷开水漱口用，1 个接漱口水），纱布数块，薄毛巾 1 块，医嘱单，护理记录单。

【实验步骤】

1. 评估

（1）病人病情、意识状态及咳痰能力、影响咳痰的因素、合作能力，病人进餐时间是否适宜进行排痰操作。

（2）观察痰液的颜色、性质、量、气味，与体位的关系。

（3）评估肺部呼吸音情况。

（4）环境明亮、整洁、舒适，室温适合。

2. 核对解释：核对病人床号、姓名、住院号（手腕带），根据病人情况选择排痰方法，解释操作目的、方法、注意事项及配合要点。

3. 指导有效咳嗽

（1）病人取坐位或立位，上身可略前倾。

（2）缓慢深呼吸数次后，深吸气至膈肌完全下降，屏气数秒、继而缩唇呼吸，将余气尽

量呼出，然后再深吸一口气后屏气数秒，身体前倾，进行 2～3 声短促有力的咳嗽，咳嗽同时收缩腹肌或用手按压上腹部，帮助痰液咳出，循环做 2～3 次，休息或正常呼吸几分钟后可再重新开始。

4. 叩背排痰法

（1）根据病人病变部位采取相应体位。

（2）用薄毛巾覆盖病人胸廓。

（3）两手手指弯曲并拢，使掌侧呈杯状，用手腕力量，从下至上，从外至内，背部从第十肋间隙、胸部从第六肋间隙开始向上叩击至肩部。

（4）每个肺叶拍 1～3min，120～180 次/min。

（5）振颤法：双手交叉重叠，按在胸壁部，配合病人呼气时自下而上振颤、振动加压。

（6）鼓励病人间歇深呼吸并用力咳嗽。

（7）观察有无咯血、发绀、呼吸困难、疲劳、疼痛等。

5. 体位引流法

（1）根据病人病灶部位和病人的耐受程度选择合适的体位，病侧处于高处、引流支气管开口向下。

（2）引流顺序：先上叶，后下叶；若有两个以上炎性部位，应引流痰液较多的部位。

（3）鼓励病人间歇深呼吸并用力咳嗽。

（4）每次 15～30min，每天 1～3 次。

（5）引流过程中密切观察病情变化，出现心律失常、血压异常等并发症时，立即停止引流，及时处理。

（6）辅以有效咳嗽或胸部叩击或振颤，及时有效清除痰液。

6. 操作后处理

（1）协助病人擦净面部，清洁口腔，取舒适体位；整理床单位，清理用物；标本送检。

（2）询问病人操作后感受及需求。

（3）复查病人生命体征、肺部情况。

（4）洗手，记录痰量、性质、气味、颜色、排痰的效果及病人皮肤情况等。

【注意事项】

1. 指导有效咳嗽时，如有胸腹部外伤或手术后病人，为避免因咳嗽而加重伤口疼痛，可采用双手或用枕头轻压伤口两侧，起固定或扶持作用，以抑制咳嗽所致的伤口局部牵拉；对胸痛明显者，可遵医嘱服用止痛剂 30min 后再进行深呼吸和有效咳嗽，以减轻疼痛。

2. 叩背排痰时注意事项：有咯血、低血压、肺水肿、未经引流的气胸、肋骨骨折及病理性骨折史者禁用叩背排痰；宜用单层薄布保护胸廓部位，避免直接叩击；覆盖物也不宜过厚，以免降低叩击效果；叩击力度适中，以病人不感疼痛为宜；叩击时避开乳房、心脏、骨突部位及衣服拉链、纽扣；叩击宜在餐后 2h 至餐前 30min 完成；如出现呼吸困难、发绀等症状，应立即停止操作并采取相应措施。

3. 体位引流时注意事项：头外伤、胸部创伤、咯血、严重心血管疾病和病人状况不稳定者，不宜采用头低位进行体位引流；引流应在饭前 1h，饭后或鼻饲后 1～3h 进行，以免发生呕吐；可在引流前进行雾化吸入，引流时鼓励病人适当咳嗽，辅以胸壁叩击，促进痰液排出；引流过程中注意观察病人，有无出汗、脉搏细速、头晕、疲劳、面色苍白、咯血、呼吸困难等症状，如有上述症状应立即停止操作并采取相应措施；体位的选择要充分考虑病人的病情和耐受力。

【思考题】

1. 以上三种有效排痰方法的适应证是什么？
2. 如果病变位置在右肺中叶和下叶的侧面，应采取怎样的体位引流？

【评分标准】

项目		操作标准与细节
准备 （10分）	个人准备 （4分）	仪表端庄，着装整齐，洗手、戴口罩和帽子，修剪指甲
	物品准备 （6分）	枕头、靠背架、小饭桌、手消毒液、痰盂、听诊器、水杯、痰杯、纱布、薄毛巾、医嘱单、护理记录单
评估 （10分）	环境 （2分）	环境明亮、整洁、舒适，室温适合。关闭门窗，必要时放置屏风
	病人 （8分）	（1）病人病情、意识状态及咳痰能力、影响咳痰的因素、合作能力、病人进餐时间是否适宜进行排痰操作； （2）观察痰液的颜色、性质、量、气味，与体位卧位的关系； （3）评估肺部呼吸音情况
核对解释 （5分）	向病人解释 （5分）	核对病人床号、姓名、住院号（手腕带），解释操作目的、方法、注意事项及配合要点
指导有效 咳嗽 （15分）	体位 （5分）	病人取坐位或立位，上身可略前倾
	指导 （10分）	缓慢深呼吸数次后，深吸气至膈肌完全下降，屏气数秒，继而缩唇呼吸，将余气尽量呼出，然后再深吸一口气后屏气数秒，身体前倾，进行2~3声短促有力的咳嗽，咳嗽同时收缩腹肌或用手按压上腹部，帮助痰液咳出，循环做2次
叩背排 痰法 （20分）	体位 （5分）	根据病人病变部位采取相应体位
	扣背 （8分）	（1）用薄毛巾覆盖病人胸廓，两手手指弯曲并拢，使掌侧呈杯状，用手腕力量，从下至上，从外至内； （2）每个肺叶拍1min，120~180次/min
	观察 （2分）	（1）观察有无咯血、发绀、呼吸困难、疲劳、疼痛等； （2）鼓励病人间歇深呼吸并用力咳嗽
	振颤法 （5分）	双手交叉重叠，按在胸壁部，配合病人呼气时自下而上振颤、振动加压
体位引 流法 （20分）	体位 （10分）	根据病人病灶部位和病人的耐受程度选择合适的体位，病侧处于高处、引流支气管开口向下
	顺序 （5分）	（1）引流顺序：先上叶，后下叶； （2）若有两个以上炎性部位，应引流痰液较多的部位
	观察 （5分）	引流过程中密切观察病情变化，出现心律失常、血压异常等并发症时，立即停止引流，及时处理
操作后 处理 （10分）	整理、洗手、 记录 （10分）	（1）协助病人擦净面部，清洁口腔，取舒适体位； （2）整理床单位，清理用物，标本送检； （3）复查病人生命体征、肺部情况； （4）按"六步洗手法"洗手，记录痰量、性质、气味、颜色、排痰的效果及病人皮肤情况等
综合 评价 （10分）	整体素质 （5分）	动作迅速、准确、有效，爱伤观念强
	操作时间 （5分）	操作时间9min

二、氧气驱动雾化吸入

【实验学时】2学时。

【实验类型】演示性实验。

【教学目标】①会操作氧气驱动雾化吸入。②认识氧气驱动雾化吸入器。

【实验目的】①治疗呼吸道感染，消除炎症和水肿。②解痉。③稀化痰液，帮助祛痰。

【实验用物】氧气雾化吸入器及管道1套，面罩或口含嘴1个，氧气装置1套，听诊器1支，治疗盘1个，弯盘1个，5ml注射器1支，四防牌1个，药物，漱口水，纸巾，手消毒液1瓶，治疗卡，记录单。

【实验步骤】

1. 评估

（1）病人病情、治疗及用药情况、意识状态。

（2）病人呼吸道、口腔及面部情况。

（3）病人对雾化吸入法的认知及合作情况。

（4）检查雾化器及氧气装置性能。

（5）环境明亮、整洁、舒适，室温适合。

2. 核对解释：核对病人床号、姓名、住院号（手腕带），解释操作目的、方法、注意事项及配合要点。

3. 体位：协助病人取适当体位（半卧位或坐位）。

4. 安装

（1）安装氧气表及湿化瓶（瓶内无水），挂四防牌。

（2）根据医嘱加药至雾化器。

（3）取雾化管道分别与雾化器及氧气表连接，将面罩或口含嘴连接于雾化器上。

5. 雾化吸入

（1）调节氧气流量（6～8L/min）。

（2）将面罩扣于病人口鼻上，包紧病人口鼻或让病人用口紧包住口含嘴，嘱病人缓慢深吸气屏息片刻后（以便药物更好地沉积），用鼻轻轻呼气。

（3）观察病人吸入情况（有无喘憋加重、心慌等）。

（4）吸入完毕，取下雾化器，关闭氧气。

6. 操作后处理

（1）协助病人拍背，鼓励咳嗽咳痰，吸入激素类药物者指导漱口、洗脸。

（2）协助病人取舒适卧位，整理床单位，整理用物，再次交代注意事项，如不要将痰咽下，应咳出，吸入治疗后不要立刻外出，以防支气管痉挛，每次雾化完后病人需漱口等。

【注意事项】

1. 雾化器应垂直拿。婴幼儿可抱起，用面罩罩住口鼻。在吸入的同时应做深吸气，使气雾充分到达支气管和肺内。

2. 氧气湿化瓶内勿盛水，以免液体进入雾化器内使药液稀释影响疗效。氧流量调至6～8L/min，嘱病人不要擅自调节氧流量，禁止在有氧设备附近吸烟或燃明火。

3. 雾化前30min尽量不进食，避免雾化吸入过程中气雾刺激，引起呕吐。

4. 注意观察病人痰液排出情况，如痰液仍未咳出，可予以拍背、吸痰等方法协助排痰。

5. 雾化液现配现用。

6. 年龄较小患儿应保持安静，避免哭闹。

7. 每次雾化完后要及时洗脸，或用湿毛巾抹干净口鼻部留下的雾珠，防止残留雾滴刺激口鼻皮肤。

8. 每次雾化完后要帮病人喝水或漱口，防止口腔黏膜二重感染。

【思考题】

1. 为什么湿化瓶内勿放水？

2. 怎样做到让不同类型的病人深呼吸配合雾化？

【评分标准】

项目		操作标准与细节
准备 （10分）	个人准备 （4分）	仪表端庄、着装整齐、洗手、戴口罩和帽子，修剪指甲
	物品准备 （6分）	氧气雾化吸入器及管道、面罩或口含嘴、氧气装置、听诊器、治疗盘、弯盘、5ml注射器、四防牌、药物、漱口水、纸巾、手消毒液、治疗卡、记录单
评估 （10分）	环境 （2分）	环境明亮、整洁、舒适、室温适合
	病人 （8分）	(1)病人病情、治疗及用药情况、意识状态； (2)病人呼吸道、口腔及面部情况； (3)病人对雾化吸入法的认知及合作情况
核对解释 （5分）	向病人解释 （5分）	核对病人床号、姓名、住院号(手腕带)，解释操作目的、方法、注意事项及配合要点
操作 （55分）	体位 （5分）	协助病人取适当体位(半卧位或坐位)
	检查 （5分）	检查雾化器及氧气装置性能
	安装 （15分）	(1)安装氧气表及湿化瓶(瓶内无水)，挂四防牌； (2)根据医嘱加药至雾化器； (3)取雾化管道分别与雾化器及氧气表连接，将面罩或口含嘴连接于雾化器上
	雾化吸入 （15分）	(1)调节氧气流量(6~8L/min)； (2)将面罩扣于病人口鼻上，包紧病人口鼻或让病人将口含嘴用口紧包住； (3)指导病人闭唇深吸气、用鼻呼气，如此反复进行
	观察 （5分）	观察病人吸入情况(有无喘憋加重、心慌等)
	取下雾化器 （10分）	吸入完毕，先取下雾化器，再关闭氧气
操作后处理 （10分）	整理、洗手、记录 （10分）	(1)协助病人拍背，鼓励咳嗽咳痰，吸入激素类药物者指导漱口、洗脸； (2)协助病人取舒适卧位，整理床单位，整理用物，再次交代注意事项； (3)洗手，记录
综合评价 （10分）	整体素质 （5分）	动作迅速、准确、有效，爱伤观念强，加药符合无菌技术，操作规范
	操作时间 （5分）	操作时间7min

三、经气管插管（气管切开）吸痰

【实验学时】 3学时。

【实验类型】 演示性实验。

【教学目标】 ①掌握机械通气病人痰液过多的护理措施。②会操作经气管插管（气管切开）吸痰。③认识呼吸机与病人的连接方式。

【实验目的】 清除呼吸道分泌物，保持呼吸通畅，保证有效通气。

【实验用物】 电动吸引器1台，呼吸机1台，模拟人1具，听诊器1个，无菌盘1个，盛有无菌生理盐水的治疗碗 1 个（吸痰管试通畅用），500ml 无菌生理盐水 2 瓶（注明用途及开瓶时间，一瓶气管吸痰冲洗，一瓶口鼻吸痰冲洗，有效期 24h），盛放消毒液的无菌瓶 1 个（置于床头栏处，可消毒吸引器上玻璃接管），型号合适（吸痰管外径不得大于气管切开套管或气管插管内径的二分之一）的一次性吸痰管数根，无菌手套 2 副，一次性治疗巾 1 块，纱布 1 块，弯盘 1 个，剪刀 1 把，污物桶 1 个，医用垃圾袋 1 个，手消毒剂 1 瓶，起子 1 个，治疗卡，必要时备压舌板、开口器、舌钳。

【实验步骤】

1. 评估

（1）病人病情、意识状态，听诊呼吸音，判断病人是否需要吸痰。

（2）评估病人口鼻腔黏膜情况，有假牙者取下。

（3）评估病人呼吸机参数设置情况、湿化器的温度。

（4）检查电动吸引器性能及管道连接是否正确，调节负压适宜。

（5）环境明亮、整洁、舒适，室温适合。

2. 核对解释：核对病人床号、姓名、住院号（手腕带），向清醒病人解释操作目的、方法、注意事项及配合要点。

3. 体位：协助病人取仰卧位，头偏向一侧，铺无菌治疗巾于病人头部一侧。

4. 调节呼吸机：呼吸机的氧浓度调至 100％，给予病人纯氧 2min，以防止吸痰造成的低氧血症。

5. 吸痰

（1）检查吸痰管的型号、有效期、包装，用剪刀剪开吸痰管外包装前端，备用，打开无菌盘，右手戴无菌手套。

（2）关闭呼吸机报警。

（3）将吸痰管抽出并盘绕在右手中，连接于负压吸引管道，打开电动吸引器。避免污染右手，左手控制负压，试通畅并冲洗、润滑吸痰管。

（4）左手断开呼吸机与气管插管/气管切开管道连接处，将呼吸机接头放在无菌治疗巾上，方向不朝向病人。用右手迅速并轻轻地沿气管导管送入吸痰管，吸痰管遇阻力略上提后加负压，边上提边旋转吸引，避免在气管内上下提插（先插管后吸引，从深部左右旋转、上提吸引）。时间小于 15s。

（5）吸痰过程中密切观察病情变化、血氧饱和度及痰液的颜色、性状、量。

（6）吸痰结束后立即接呼吸机通气，给予病人 100％纯氧 2min，待血氧饱和度升至正常水平后再将氧浓度调至原来水平。

（7）冲洗吸痰管和负压吸引管，分离吸痰管，反脱手套，包裹吸痰管一并丢弃于污物桶内。如果再次吸痰应重新更换吸痰管（如果病人口鼻分泌物过多，可经口/鼻吸痰法吸出口腔或鼻腔分泌物）。

（8）关闭吸引器，将玻璃接管处置于床栏盛放消毒液的无菌瓶内。

（9）清洁病人口鼻，协助病人取合适卧位，听诊双肺呼吸音，了解吸痰效果，观察生命体征及血氧饱和度，监测呼吸机压力的变化。

6. 操作后处理

（1）整理床单元，清理用物。

（2）洗手，记录痰量、性质、气味、颜色、吸痰的效果等。

【注意事项】

1. 电动吸引器所用负压成人一般为 40.0～53.3kPa，儿童＜40.0kPa。

2. 吸痰前，检查电动吸引器性能是否良好，连接是否准确。

3. 插管时不可有负压，以免引起呼吸道黏膜损伤。

4. 若气管插管（气管切开）吸痰，注意无菌操作，先吸气管插管（气管切开）处，再吸口（鼻）部。

5. 痰液黏稠时，可配合叩击、蒸气吸入、雾化吸入，提高吸痰效果。

6. 吸痰动作应轻柔，避免损伤呼吸道黏膜。

7. 每次吸痰时间＜15s，以免造成缺氧。

8. 贮液瓶内吸出液应及时倾倒，不得超过 2/3。

【思考题】

1. 病人呼吸音粗，有鼾声，为保持病人呼吸道通畅，你将计划怎样处理？

2. 如果机械通气病人痰液黏稠不宜吸出，如何处理？

【评分标准】

项目		操作标准与细节
准备 (10分)	个人准备 (4分)	仪表端庄、着装整齐、洗手、戴口罩和帽子、修剪指甲
	物品准备 (6分)	电动吸引器、呼吸机、模拟人、听诊器、盛放无菌生理盐水的治疗碗、纱布、500ml无菌生理盐水、盛放消毒液的无菌瓶、一次性吸痰管数根、无菌手套、一次性治疗巾、弯盘、剪刀、污物桶、医用垃圾袋、手消毒剂、起子、治疗卡、必要时备压舌板、开口器、舌钳
评估 (10分)	环境 (2分)	环境明亮、整洁、舒适、室温适合
	病人 (8分)	(1)评估病人病情、意识状态，听诊呼吸音，判断病人是否需要吸痰； (2)评估病人口鼻腔黏膜情况，有假牙者取下； (3)评估病人呼吸机参数设置情况、湿化器的温度情况
核对解释 (5分)	向病人解释 (5分)	核对病人床号、姓名、住院号(手腕带)，向清醒病人解释操作目的、方法、注意事项及配合要点
操作 (60分)	体位 (5分)	协助病人取仰卧位，头偏向一侧，铺无菌治疗巾于病人头部一侧
	检查 (5分)	检查电动吸引器性能及管道连接是否正确，调节负压适宜
	调节呼吸机 (5分)	呼吸机的氧浓度调至100%，给予病人纯氧2min
	吸痰前 准备 (15分)	(1)检查吸痰管的型号、有效期、包装，用剪刀剪开吸痰管外包装前端，备用； (2)打开无菌盘，右手戴无菌手套； (3)关闭呼吸机报警
	吸痰 (15分)	(1)取吸痰管连接负压吸引管道，打开电动吸引器，试通畅； (2)断开呼吸机与气管插管/气管切开管道连接处，先插管后吸引，从深部左右旋转、上提吸引； (3)吸痰过程中密切观察病情变化、血氧饱和度及痰液的颜色、性状、量
	吸痰后 处理 (15分)	(1)吸痰结束后立即接呼吸机通气，给予病人100%纯氧2min； (2)冲洗吸痰管和负压吸引管，分离吸痰管，弃于污物桶内； (3)关闭吸引器，将玻璃接管处置于床栏盛放消毒液的无菌瓶内； (4)清洁病人口鼻，协助病人取合适卧位，听诊双肺呼吸音，了解吸痰效果，观察生命体征及血氧饱和度，监测呼吸机压力的变化
操作后 处理 (5分)	整理、洗手、 记录 (5分)	(1)整理床单元，清理用物； (2)洗手，记录痰量、性质、气味、颜色、吸痰的效果等

9

项目		操作标准与细节
综合评价（10分）	整体素质（5分）	动作迅速、准确、有效，无菌、爱伤观念强，操作规范
	操作时间（5分）	操作时间7min

实验三　肺功能检查操作技术

【实验学时】1学时。

【实验类型】演示性实验。

【教学目标】①掌握病人肺功能的评价。②会操作肺功能的测定。③认识肺功能仪及肺功能各项指标。

【实验目的】①测定胸部或胸外疾病病人的肺功能，有助于判断肺功能损害的性质和程度，协助疾病的诊断。②进行胸部或胸外疾病治疗的疗效评价、分娩或手术的安全性评价以及术后肺功能预测。

【实验用物】肺功能仪1台，打印机1台，一次性口含嘴1个，鼻夹1个，卫生纸，打印纸数张，多酶，"84"消毒液，特布他林气雾剂。

【实验步骤】

1. 评估

（1）病人意识状态、生命体征、血气分析、心理状况。

（2）取得病人知情同意、合作。

（3）检查肺功能检测仪是否完好，检查管路消毒有无过期、漏气。

（4）环境明亮、整洁、舒适、室温适合。

2. 核对解释：核对病人姓名等，向病人解释操作目的、方法、注意事项及配合要点。

3. 开机连接：输入病人资料，连接肺功能仪通道；指导病人取立位。

4. 鼻夹和口含嘴的使用：用鼻夹夹住鼻子，使呼吸的通道只有一个，通过嘴呼吸；尽可能含紧一次性口含嘴，保证测试过程中不漏气。

5. 测定

（1）肺通气功能检查：让病人接上咬口先平静呼吸，几个呼吸周期后指导病人将气缓慢吐出来，吐到不能再吐出为止，至少持续3s；让病人用力、快速吸饱气到肺总量位而不能停顿，马上开始以最大能力、最快速度用力呼气；最后深吸一口气或回到平静呼吸；让病人离开咬口等待检查结果，根据结果分析。

（2）肺最大通气功能检查、让病人接上咬口用力吸用力呼，以最快速度呼吸12s；让病人离开咬口等待检查结果，根据结果分析。

（3）支气管舒张试验：病人有气道阻塞时，可继续进行支气管舒张试验。在病人吸气初喷特布他林气雾剂，20min后，再进行肺通气功能检查，并与之前结果对比，得出诊断。

（4）采集数据，分析并打印报告。

6. 操作后处理

（1）一次性口含嘴扔到黄色垃圾袋内。

（2）每日做完最后一个病人后，进行终末消毒。肺功能仪管路先流动水冲洗后，放多酶洗液内浸泡 5min，后放入清水内，左右晃动清洗膜上的酶，再放含有效氯 1000mg/L 的消毒液内浸泡 30min，后放入更换后的清水内，左右晃动清洗膜上的消毒液，放置在无菌纱布上，晾干备用。

（3）整理，洗手，记录。

【注意事项】

1. 如果被怀疑为哮喘，在检查前须停用平喘药物，停药时间要遵照医嘱。

2. 凡是有血压不稳定或者心脏病发作等禁忌证的病人暂时不能做肺功能检查。

3. 在检查肺功能前，要调整呼吸，等呼吸稳定后再接受检查。

【思考题】

1. 肺功能检测的各项指标正常范围及临床意义？

2. 怎样鉴别限制性通气功能障碍与阻塞性通气功能障碍？

【评分标准】

项目		操作标准与细节
准备 （10分）	个人准备 （4分）	仪表端庄，着装整齐，洗手、戴口罩和帽子，修剪指甲
	物品准备 （6分）	肺功能仪，打印机，一次性口含嘴，鼻夹，卫生纸，打印纸，多酶，"84"消毒液
评估 （10分）	环境 （2分）	环境明亮、整洁、舒适，室温适合
	病人 （8分）	（1）病人意识状态、生命体征、血气分析、心理状况； （2）取得病人知情同意、合作
核对解释 （5分）	向病人解释 （5分）	核对病人姓名等，向病人解释操作目的、方法、注意事项及配合要点
肺功能 测定 （55分）	体位（5分）	指导病人取立位
	检查 （5分）	检查肺功能检测仪是否完好，检查管路消毒有无过期、漏气
	开机连接 （5分）	输入病人资料，连接肺功能仪通道
	鼻夹和口 含嘴的使用 （10分）	（1）用鼻夹夹住鼻子，通过嘴呼吸； （2）尽可能含紧一次性口含嘴，保证测试过程中不漏气
	指导病人 （20分）	（1）肺通气功能检查：让病人接上咬口先平静呼吸，几个呼吸周期后指导病人将气缓慢吐出来，吐到不能再吐出为止，至少持续 3s；让病人用力、快速吸饱气到肺总量位而不能停顿，马上开始以最大能力、最快速度用力呼气；最后深吸一口气或回到平静呼吸，让病人离开咬口等待检查结果； （2）肺最大通气功能检查：让病人接上咬口用力吸用力呼，以最快速度呼吸 12s；让病人离开咬口等待检查结果
	分析结果 （10分）	采集数据，分析并打印报告
操作后 处理 （10分）	整理、洗手、 记录（10分）	（1）一次性口含嘴扔黄色垃圾袋内； （2）进行肺功能仪管路的消毒处理； （3）按"六步洗手法"洗手，记录
综合评价 （10分）	整体素质 （5分）	动作迅速、准确、有效、爱伤观念强，操作规范
	操作时间 （5分）	操作时间 5min

实验四　动脉血标本采集技术

【实验学时】2 学时。

【实验类型】演示性实验。

【教学目标】①掌握动脉血标本采集的目的和注意事项。②学会经桡动脉或股动脉采集动脉血标本。③理解 Allen 试验的意义。

【实验目的】①采集动脉血标本做血气分析，判断患者机体是否存在酸碱平衡失调以及缺氧和缺氧程度等。②采集动脉血标本做血气分析，判断使用呼吸机患者的状况，协助调整呼吸机参数。

【实验用物】模拟动脉穿刺手臂 1 个，注射盘 1 个，独立包装动脉血气针（内有采血针1 副，橡皮塞 1 个，密封帽 1 个）2 套（若采用 2ml 注射器采血，需另备肝素抗凝剂 1 支，橡皮塞或密封帽 1 个），安尔碘 1 瓶，棉签 1 包，弯盘 1 个。

【实验步骤】

1. 评估患者

（1）评估患者整体情况：评估患者病情、意识、呼吸机参数、体温、SPO_2 情况。

（2）评估穿刺局部情况：评估患者穿刺部位、皮肤、动脉搏动情况，做 Allen 试验。

2. 核对解释：核对床号、姓名，清醒者告知操作目的及方法，消除紧张情绪，取得合作。

3. 选择动脉：选定合适穿刺部位，首选桡动脉，其次可选股动脉。

4. 穿刺前

（1）消毒：病人皮肤消毒，穿刺点周围直径 8cm×8cm，做圆形由内至外消毒。

（2）检查空针、剪开备用；再次消毒穿刺点。操作者左手食指及中指消毒。

（3）定位：消毒后左手食指、中指在动脉搏动最强处定位。

5. 穿刺采血：右手持针，进针点离左手食指 0.5cm 处，以 45°～90°角进行穿刺，缓慢进针，注意回血并判断是否为动脉血。见动脉血后取 0.5～1ml 血量，拔出针头后请人压迫穿刺部位，操作者即刻封住针孔，并搓动注射器，使血液与肝素混合（确定针筒内无气泡，若有气泡即刻排出）。

6. 穿刺后处理

（1）按压穿刺点：穿刺部位压迫止血 5～10min 后，贴上敷贴，继续观察。

（2）标本送检：在化验单上注明抽血病人的体温及吸氧浓度，立即送检。

（3）核对安置：再次核对，安置病人，整理用物。

【注意事项】

1. 操作熟练，动作轻柔、规范。

2. 定位要正确，边穿刺边注意回血，不要抽针芯，由动脉压顶出。

3. 严格执行查对制度和无菌操作制度。做好沟通解释，消除患者紧张情绪，避免因紧张吸气呼气改变导致的血气改变。

4. 拔针后局部用无菌纱布或沙袋加压止血，以免出血或形成血肿。

5. 抽出后用手轻轻揉搓针管以防标本凝固，立即封闭，立即送检，防止红细胞代谢耗氧，产生二氧化碳。

【思考题】

1. 请思考桡动脉和股动脉采血的特点和利弊？
2. 一次性 BD 动脉采血针的工作原理是什么？

【评分标准】

项目		操作标准与细节
准备 （10分）	个人准备 （4分）	仪表端庄，着装整齐
	物品准备 （6分）	模拟手臂1个，注射盘1个，独立包装动脉血气针（内有采血针1个，橡皮塞1个，密封帽1个）2套（若采用2ml注射器采血，需另备肝素抗凝剂1支，橡皮塞1个），安尔碘1瓶，棉签1包，弯盘1个
评估患者 （10分）	整体评估 （5分）	评估患者病情、意识、呼吸机参数、体温、SpO_2 情况
	局部评估 （5分）	评估患者穿刺部位、皮肤、动脉搏动情况，做 Allen 试验
核对解释 （5分）		核对患者姓名、床号
选择动脉 （5分）		选定合适穿刺部位，首选取桡动脉，其次可选股动脉
穿刺前 （20分）	消毒 （5分）	病人皮肤消毒，穿刺点周围直径 8cm×8cm，做圆形由内至外消毒
	准备空针 （5分）	检查空针、剪开备用
	消毒定位 （10分）	再次消毒穿刺点，消毒操作者左手食指及中指。消毒后左手食指、中指在动脉搏动最强处定位
穿刺采血 （15分）		右手持针，进针点离左手食指 0.5cm 处，以 45°～90°角进行穿刺，缓慢进针，注意回血并判断是否动脉血。见动脉血后取 0.5～1ml 血量，拔出针头后请人压迫穿刺部位，操作者即刻封住针孔，并搓动注射器，使血液与肝素混合
穿刺后 处理 （15分）	按压穿 刺点（5分）	穿刺部位压迫止血 5～10min 后，贴上敷贴，继续观察
	标本送检 （5分）	在化验单上注明抽血病人的体温及吸氧浓度，立即送检
	核对安置 （5分）	再次核对，安置病人。整理用物，洗手记录
效果评价 （10分）	判断效果 （5分）	采血一次成功，及时送检，患者穿刺部位无渗血肿胀
	洗手记录 （5分）	按"六步洗手法"洗手，记录签字
综合评价 （10分）	整体素质 （5分）	沟通到位，操作熟练，动作轻柔、规范，爱伤观念强
	操作时间 （5分）	5min

实验五　简易呼吸器的使用

【实验学时】2 学时。

【实验类型】演示性实验。

【教学目标】①掌握简易呼吸器辅助通气的目的和注意事项。②会操作简易呼吸器。③了解简易呼吸器工作原理。

【实验目的】①通过简易呼吸器辅助患者呼吸。②保证患者维持基础生命的氧供。

【实验用物】治疗盘 1 个，内放简易呼吸器 1 套（呼吸气囊 1 个，面罩 1 个，储氧袋 1 个，氧气管 1 个），吸氧装置 1 套（氧气表 1 个，湿化瓶 1 个，鼻导管吸氧管 1 个），治疗碗 1 个（适量水），棉签 1 包，纱布 1 块，弯盘 1 个，洗手液 1 瓶，必要时备口咽通气管 1 个，压舌板 1 个，舌钳 1 个。

【实验步骤】

1. 评估

（1）病情评估：携用物至床旁，轻拍、摇动或大声呼唤患者，判断患者意识；将耳部贴近患者口鼻，观察有无胸廓起伏动作，聆听有无呼吸音并感觉有无气流出入，判断时间 10s。患者呼吸微弱，立即通知医生抢救，记录时间。

（2）用物评估：将简易呼吸器与储氧袋连接，检查各部件衔接是否紧密，安装并检查吸氧装置性能，连接简易呼吸器。

（3）沟通解释：向清醒患者或家属解释使用简易呼吸器的目的及必要性，以取得患者及家属的理解与配合。

2. 开放气道

（1）清理呼吸道：使患者去枕平卧，双手拇指向下打开患者下唇，观察口腔内假牙及分泌物情况；将患者头偏向操作者，手缠纱布，将口腔分泌物由外向内清除，更换纱布清除鼻腔分泌物。

（2）开放气道：一手置于患者前额，手掌向后下方施力，使头呈后仰位，另一手托起下颌部，使下颌尖与耳垂的连线与地面垂直。

3. 辅助呼吸

（1）固定呼吸器面罩：打开氧气开关并将氧流量调至 8～10L/min，操作者位于患者头侧，将面罩扣住患者口鼻，使三角形面罩底部位于患者下颌，左手食指、拇指"C"形固定并下压面罩，使其与面部皮肤紧贴。中指、无名指、小指抬起下颌，保持气道开放。

（2）挤压气囊送气：右手捏住呼吸囊中间部分，拇指在上，四指并拢或略分开，用力均匀挤压呼吸囊，以挤压气囊的 1/3～2/3 为宜，节律均匀，勿时快时慢，待呼吸囊重新膨起后开始下一次挤压。病人有自主呼吸时，应与自主呼吸同步。成人频率 10～12 次/分，儿童 12～20 次/分，新生儿 40～60 次/分；每次送气时间 1s，吸呼比为 1：（1.5～2）；潮气量按 8～10ml/kg，一般 400～600ml。

（3）观察呼吸效果：挤压呼吸囊过程中观察患者的胸廓起伏，面罩内有无气雾，面色、口唇、甲床末梢循环情况，必要时听诊呼吸音，监测血氧饱和度（口述）。

（4）停用呼吸器：挤压＞5 次，口述患者通气改善，生命体征平稳，SPO_2 在 95％以上，遵医嘱停用呼吸器，分离面罩，关闭氧气开关，取下简易呼吸器，擦净口鼻。

（5）改鼻塞或鼻导管吸氧：清洁鼻孔，取鼻塞或鼻导管，与氧气表相连，打开氧气开关并根据病情调节氧气流量，试通畅，插入鼻孔，固定。

4. 整理用物

（1）安置患者：根据病情取合适的卧位，整理床单元。

（2）整理用物：分类，正确处理用物。

（3）洗手记录：取手消毒剂，按"六步洗手法"的正确顺序洗手；密切观察并及时记录生命体征变化情况。

【注意事项】

1. 呼吸气囊备用状态：将简易呼吸器与储氧袋连接，检查各部件衔接是否紧密，安装并检查吸氧装置性能，连接简易呼吸器。

2. 畅通气道：协助患者取仰卧位，将枕垫于颈部，头部充分后仰，使口、咽、喉三点呈一直线。

3. "CE"手法固定面罩：左手食指、拇指"C"形固定并下压面罩，使其与面部皮肤紧贴。中指、无名指、小指"E"形抬起下颌，保持气道开放。

4. 挤压气囊：右手捏住呼吸囊中间部分，拇指在上，四指并拢或略分开，用力均匀挤压呼吸囊，约挤压气囊的1/3～2/3为宜，节律均匀，勿时快时慢，待呼吸囊重新膨起后开始下一次挤压。

【思考题】

1. 简易呼吸气囊使用过程中，患者的吸入气体和呼出气体是什么流向？

2. 若是双人配合使用简易呼吸气囊，如何分工合作较为合理？

3. 请思考患者的吸气动作流程、呼气动作流程以及简易呼吸器囊的送气原理、呼气原理、复原原理、安全原理。

【评分标准】

项目		操作标准与细节
准备 (10分)	个人准备 (4分)	仪表端庄，着装整洁
	物品准备 (6分)	治疗盘内放简易呼吸器1套(呼吸囊、面罩、储氧袋)、吸氧装置一套、治疗碗(适量水)、棉签、纱布、弯盘、洗手液、手表、笔。必要时备口咽通气管
评估 (15分)	病情评估 (5分)	携用物至床旁，轻拍、摇动或大声呼唤患者，判断患者意识；将耳部贴近患者口鼻，观察有无胸廓起伏动作，聆听有无呼吸音并感觉有无气流出入，判断时间为10s。患者呼吸微弱，立即通知医生抢救，记录时间
	用物评估 (5分)	将简易呼吸器与储氧袋连接，检查各部件衔接是否紧密，安装并检查吸氧装置性能，连接简易呼吸器
	沟通解释	向清醒患者或家属解释使用简易呼吸器的目的及必要性，以取得患者及家属的理解与配合
开放气道 (20分)	清理呼吸道 (10分)	使患者去枕平卧，双手拇指向下打开患者下唇，观察口腔内假牙及分泌物情况；将患者头偏向操作者，手缠纱布，将口腔分泌物由外向内清除，更换纱布清除鼻腔分泌物
	开放气道 (10分)	仰面举颏法打开气道：一手置于患者前额，手掌向后下方施力，使头呈后仰位，另一手托起下颌部，使下颌尖与耳垂的连线与地面垂直
辅助呼吸 (35分)	固定呼吸器面罩 (10分)	打开氧气开关并将氧流量调至8～10L/min，操作者位于患者头侧，将面罩扣住患者口鼻，使三角形面罩底部位于患者下颌，左手食指、拇指"C"形固定并下压面罩，使其与面部皮肤紧贴。中指、无名指、小指抬起下颌，保持气道开放
	挤压气囊送气 (10分)	右手捏住呼吸囊中间部分，拇指在上，四指并拢或略分开，用力均匀挤压呼吸囊，以挤压气囊的1/3～2/3为宜，节律均匀，勿时快时慢，待呼吸囊重新膨起后开始下一次挤压。病人有自主呼吸时，应与自主呼吸同步。成人频率10～12次/分，儿童12～20次/分，新生儿40～60次/分；每次送气时间1s，吸呼比为1:(1.5～2)；潮气量按8～10ml/kg，一般400～600ml
	观察呼吸效果 (5分)	挤压呼吸囊过程中观察患者的胸廓起伏，面罩内有无气雾，面色、口唇、甲床末梢循环情况，必要时听诊呼吸音，监测血氧饱和度(口述)
	停用呼吸器 (5分)	挤压>5次：口述患者通气改善、生命体征平稳、SPO₂在95%以上，遵医嘱停用呼吸器，分离面罩，关闭氧气开关，取下简易呼吸器，擦净口鼻
	改鼻塞或鼻导管吸氧 (5分)	清洁鼻孔，取鼻塞或鼻导管，与氧气表相连，打开氧气开关并根据病情调节氧气流量，试通畅，插入鼻孔，固定

项目		操作标准与细节
整理用物 （10分）	安置患者及 整理（10分）	根据病情取合适的卧位，整理床单元。分类并正确处理用物。取手消毒剂，按"六步洗手法"的正确顺序洗手；密切观察并及时记录生命体征变化情况
综合评价 （10分）	整体素质 （5分）	操作熟练、方法正确、关爱患者；熟悉简易呼吸器性能
	时间要求 （5分）	操作时间 3min

实验六 心电图检查技术

【实验学时】2 学时。

【实验类型】演示性实验。

【教学目标】①掌握心电图机的使用方法和注意事项。②会操作心电图机，做出一份基线稳定、图形清晰、无干扰的心电图。③认识正常心电图与异常心电图。

【实验目的】①记录心脏的电活动变化，反映心脏的情况。②辅助临床诊断：包括各型心律失常的诊断，心肌缺血、心肌受损、心包炎及电解质紊乱等的辅助诊断。

【实验用物】心电图机 1 台（及其导联线、电源线、心电图记录纸），治疗盘 1 个，治疗碗 1 个，75％乙醇棉球若干，镊子 1 把，纱布 1 块，弯盘 1 个，记录笔 1 支，洗手液 1 瓶，必要时备屏风 1 个和电源插板 1 个。

【实验步骤】

1. 评估

（1）评估病人意识状态及配合情况。

（2）评估病人胸前皮肤情况。

2. 核对解释：核对病人床号、姓名、住院号（手腕带），解释心电图检查的目的及方法，取得病人合作。

3. 体位与安全：病人取平卧位，安静休息 1~2min，注意保暖（室温不低于 18℃），以免因寒冷引起肌电干扰；检查床宽度适宜（不窄于 80cm）；心电图机旁边不要摆放其他电器；嘱病人不要携带手机、手表或金属饰品，肢体不要接触铁床；拉屏风遮挡。

4. 安装与调试

（1）安装心电图纸。

（2）接通电源，打开电源开关，检查机器性能及导线；校对标准电压与走纸速度（标准电压为 1mV；走纸速度为 25mm/s）。

5. 皮肤处理与电极安置

（1）解开上衣，暴露胸部、手腕、脚腕处皮肤，如胸部毛发过多，予以剃除。

（2）安置肢体导联：病人两手腕屈侧腕关节上方 3cm 处及两内踝上方约 7cm 处，用75％乙醇棉球擦拭，将导联电极按规定连接肢体（见下页表）。

（3）安置胸导联：在胸前按规定位置用 75％乙醇棉球擦拭，准确安放胸导联电极。胸导联的导线末端接电极处的颜色排列依次为红、黄、绿、褐、黑、紫，分别代表 V_1~V_6 导联（见下页表）。

电极的位置、标志及色码的配置

导联电极位置	电极标志符号	色码	在人体表面的位置
肢体	R	红	右臂
	L	黄	左臂
	F	绿	左腿
	BF	黑	右腿
前胸	V_1	红	胸骨右缘第四肋间
	V_2	黄	胸骨左缘第四肋间
	V_3	绿	V_2 与 V_4 导联的中点
	V_4	褐	左锁骨中线第五肋间
	V_5	黑	左腋前线与 V_4 同一水平
	V_6	紫	左腋中线与 V_4 同一水平

6. 描记心电图

（1）病人准备：嘱病人全身放松，平静呼吸；观察心电图机屏幕上所显示的心电图，若基线平稳，即可开始描记心电图。

（2）描记心电图：若为自动操作模式，按下开始键后，心电图机即可自动记录 12 导联心电图；若为手动操作模式，先按导联切换键选择Ⅰ导联，继续按下该键进行导联切换，依次记录Ⅰ、Ⅱ、Ⅲ、aVR、aVL、aVF、$V_1 \sim V_6$ 导联。一般各导联记录 3～5 个完整波形即可。

7. 操作后处理

（1）整理病人：取下电极，擦净局部皮肤，协助病人整理衣服及床单元，关电源开关。

（2）标记心电图纸：撕下心电图纸，在心电图纸的前方注明病人床号、姓名、性别、年龄、测定时间等，标记各导联。

（3）整理用物：妥善放置各导联线，洗手，记录，向医生汇报。

【注意事项】

1. 心电图检查前，病人不应剧烈运动、饱餐、饮茶、饮酒或吸烟。

2. 放置导联电极片时，应避开伤口、瘢痕部位。

3. 注意减少或消除伪差。产生伪差的常见原因有：①周围环境有交流电设备或仪器；②肌肉震颤；③在描记心电图时，病人移动身体或呼吸不平稳；④导联线连接错误、松脱或断离；⑤电极板生锈、不清洁或皮肤准备不当而导致电极板与皮肤接触不良；⑥心电图仪陈旧老化等。

4. 如有急性下壁心肌梗死图形，需加做右胸导联（$V_3R \sim V_5R$）及 $V_7 \sim V_9$ 导联。

5. 分析心电图时，要结合患者的症状、体征、曾用药物、实验室检查结果及临床诊断，以做出正确的心电图诊断。

【思考题】

1. 描记心电图的目的是什么？

2. 操作前为什么要关闭门窗以保持适宜温度？

3. 若描图过程中出现基线不稳或描记笔震动，其可能的原因是什么？

【评分标准】

	项目	操作标准与细节
准备 (10分)	个人准备 (3分)	仪表端正,服装整洁,修剪指甲,洗手
	物品准备 (7分)	心电图机1台(及其导联线、电源线、心电图记录纸),治疗盘1个,治疗碗1个,75%乙醇棉球若干,镊子1把,纱布1块,弯盘1个,记录笔1支,洗手液1瓶,必要时备屏风1个和电源插板1个
评估 (10分)	环境评估 (3分)	环境整洁,室温适宜,女性病人使用屏风遮挡
	病人评估 (7分)	评估病人意识及配合情况;评估病人胸前皮肤情况;告知病人勿携带手机、手表或金属饰品,肢体勿接触铁床
核对解释 (10分)	核对 (3分)	核对病人床号、姓名、住院号(手腕带)
	解释 (7分)	解释心电图检查的目的及方法,取得病人合作
安装与 调试 (10分)	安装 (3分)	安装心电图纸
	调试 (7分)	接通电源,打开电源开关,检查机器性能及导线;校对标准电压与走纸速度
皮肤处理 与电极 安置 (20分)	皮肤处理 (4分)	解开上衣,暴露胸部、手腕、脚腕处皮肤,如胸部毛发过多,予以剃除
	安置肢体导联 (8分)	两手腕屈侧腕关节上方3cm处及两内踝上方约7cm处,用75%乙醇棉球擦拭,连接肢体导联电极(右手腕-红色,左手腕-黄色,左脚腕-绿色,右脚腕-黑色)
	安置胸导联 (8分)	胸前规定位置75%乙醇棉球擦拭,安放胸导联电极(V_1:胸骨右缘第四肋间;V_2:胸骨左缘第四肋间;V_3:V_2与V_4连线的中点;V_4:左锁骨中线第五肋间;V_5:左腋前线与V_4同一水平;V_6:左腋中线与V_4同一水平)
描记心 电图 (15分)	放松准备 (5分)	嘱病人全身放松,平静呼吸,基线平稳后开始描记心电图
	描记心 电图 (10分)	(1)自动操作模式:按下开始键后心电图机即可自动记录12导联心电图; (2)手动操作模式:先按导联切换键选择Ⅰ导联,继续按下该键进行导联切换,依次记录Ⅰ、Ⅱ、Ⅲ、aVR、aVL、aVF、$V_1 \sim V_6$导联,各导联记录3~5个完整波形即可
操作后 处理 (15分)	整理病人 (5分)	撤离胸部与四肢导联线,关电源,擦净局部皮肤,整理衣服及床单元,协助病人取舒适卧位
	标记心电图纸 (5分)	撕下心电图纸,在前方注明病人床号、姓名、性别、年龄、测定时间等,标记各导联
	整理用物 (5分)	整理用物,洗手,记录,向医生汇报
综合评价 (10分)	整体素质 (5分)	操作准确、熟练,查对规范;与患者沟通有效;操作中态度和蔼,使患者感到亲切;爱伤观念强
	操作时间 (5分)	操作时间5min

实验七　心电监护技术

【实验学时】2学时。

【实验类型】演示性实验。

【教学目标】①掌握心电监护仪的使用方法及注意事项。②熟悉心电监护仪的结构、功能与维护保养方法。

【实验目的】连续监测患者心率、心律变化。

【实验用物】心电监护仪 1 台，电极片 5 个，治疗盘 1 个，75% 乙醇 1 瓶，棉签 1 包，弯盘 1 个，纱布 1 块，必要时备电源插板 1 个。

【实验步骤】

1. 评估

（1）评估病人的病情、意识状态、心前区皮肤情况。

（2）评估病人的周围环境、光照情况及有无电磁波干扰。

2. 核对解释：核对病人床号、姓名、住院号（手腕带），向病人及家属解释监测目的及方法，取得病人合作。

3. 心电监护

（1）连接、打开电源，打开主机开关，检查机器性能及导线连接是否正常。

（2）平卧位，暴露患者胸部，用 75% 乙醇棉签擦拭脱脂，以减少皮肤阻力。正确定位五电极导联（见下表）。

电极的位置、标志及色码的配置

导联电极位置	电极标志符号	色码	在人体表面的位置
右上	RA	白	右锁骨下缘外侧
左上	LA	黑	左锁骨下缘外侧
右下	RL	绿	右下腹
左下	LL	红	左下腹
中央	C/V	棕	胸骨左缘第四肋间

（3）安置电极：将电极片连接至监护仪导联线上，再贴于患者胸部正确位置，避开伤口，必要时避开除颤部位。

（4）连接血压袖带：被测量肢体与心脏处于同一水平，伸肘并稍外展，将袖带平整的缠于上臂中部，松紧以能容纳一指为宜，袖带下缘应距肘窝 2～3cm，按下血压启动键。

（5）连接经皮血氧饱和度探头于患者指（趾）端，红外线光源对准指甲，指套应松紧适宜，避免造成局部压疮。

（6）选择导联，设置合理的报警参数（心率、血压、脉搏、呼吸、血氧饱和度）。

4. 操作后整理

（1）协助病人取舒适卧位，整理床单位。

（2）指导病人及家属学会观察电极片周围皮肤情况，如有痒痛感及时通知医护人员，不要自行移动或摘除电极片，避免在监护仪附近使用手机，以免干扰电磁波形。

（3）洗手，记录病人情况及开始监护时间。

5. 停止监护

（1）核对医嘱，推治疗车至床旁，向病人解释，关闭电源，撤除导联线，清洁粘贴电极部位的皮肤，帮助病人取舒适卧位，整理床单位。

（2）记录病人情况及停止监护时间。

（3）对监护仪及导联线进行清洁和维护。

【注意事项】

1. 心电监护不具有诊断意义，如需更详细了解心电图变化需做常规心电图。

2. 密切观察病人心电图波形，及时处理干扰和电极脱落。造成干扰的原因有：①交流电干扰；②皮肤清洁脱脂不彻底；③电极固定不良或脱落；④导线断裂；⑤导电糊干涸；⑥严重的肌电干扰。

3. 正确设定报警界限。监护仪报警设定的原则：①病人的安全；②尽量减少噪音干扰；③不允许关闭报警功能，除非在抢救时才可以暂时关闭；④报警范围的设定，一般为实际测得的数值±20%。

4. 放置电极片时，应避开伤口、瘢痕、中心静脉插管、起搏器及电除颤时电极板的放置部位；定期观察病人电极片粘贴处的皮肤，定时更换电极片和电极片位置。

5. 对躁动患者应当固定电极和导线，避免电极脱位和导线缠绕。

6. 注意心电监护仪的清洁和保养：①使用过程中，周围应留出至少5cm空间以保证空气流通，监护仪上禁止覆盖任何物品；②使用结束后，用清洁微湿的软布或酒精棉球擦拭机壳外部和各导联线，再用干布拭净；血压袖带的布套可取下清洗、浸泡消毒或高压消毒；线缆应无角度盘旋，妥善固定放置；③定期进行心电监护仪的功能测试。

【思考题】

1. 心电监护报警设定的原则是什么？
2. 如何对心电监护仪进行清洁、保养？
3. 三电极导联心电监护的电极粘贴位置在哪？三导联监护和五导联监护有哪些异同？

【评分标准】

项目		操作标准与细节
准备 （10分）	个人准备 （3分）	仪表端正,服装整洁,修剪指甲,洗手
	物品准备 （7分）	心电监护仪1台,电极片5个,治疗盘1个,75%乙醇1瓶,棉签1包,弯盘1个,纱布1块,必要时备电源插板1个
评估 （10分）	环境评估 （3分）	评估病人的周围环境、光照情况及有无电磁波干扰
	病人评估 （7分）	评估病人的病情、意识状态、心前区皮肤情况
核对解释 （10分）	核对 （3分）	核对病人床号、姓名、住院号(手腕带)
	解释 （7分）	向病人及家属解释监测目的及方法,取得病人合作
心电监护 （35分）	开机 （5分）	连接、打开电源,打开主机开关,检查心电监护仪的性能及导线连接是否正常
	皮肤准备 （5分）	平卧位,暴露患者胸部,用75%乙醇棉签擦拭脱脂
	安置电极 （10分）	正确定位五导联电极(RA:胸骨右缘锁骨中线第一肋间;LA:胸骨左缘锁骨中线第一肋间;RL:右下腹;LL:左下腹;C:胸骨左缘第四肋间)。将电极片连接至监护仪导联线上,再贴于患者胸部正确位置,避开伤口,必要时避开除颤部位
	连接血压袖带 （5分）	被测量肢体与心脏处于同一水平,伸肘并稍外展,袖带平整缠于上臂中部,松紧以能容纳一指为宜,袖带下缘距肘窝2~3cm,按下血压启动键
	连接血氧饱和度探头 （5分）	连接经皮血氧饱和度探头于患者指(趾)端,红外线光源对准指甲,指套松紧适宜
	参数设置 （5分）	选择导联,设置合理的报警参数(心率、血压、脉搏、呼吸、血氧饱和度)

项目		操作标准与细节
操作后整理（15分）	整理病人（5分）	协助病人取舒适卧位,整理床单位
	指导（5分）	指导患者学会观察电极片周围皮肤情况,如有痒痛感及时通知医护人员,不要自行移动或摘除电极片,避免在监护仪附近使用手机
	记录（5分）	洗手,记录病人情况及开始监护时间
停止监护（10分）	核对解释（4分）	核对医嘱,向病人解释
	整理病人（3分）	关闭电源,撤除导联线,清洁粘贴电极部位的皮肤,帮助病人取舒适卧位,整理床单位
	整理用物（3分）	对监护仪及导联线进行清洁和维护,记录病人情况及停止监护时间
综合评价（10分）	整体素质（5分）	操作准确、熟练,查对规范;与患者沟通有效;操作中态度和蔼,使患者感到亲切;爱伤观念强
	操作时间（5分）	操作时间 5min

实验八　三腔二囊管压迫止血术

【实验学时】3 学时。

【实验类型】演示性实验。

【教学目标】①掌握食管-胃底静脉曲张破裂出血病人的护理措施。②会操作三腔二囊管压迫止血术。

【实验目的】用于抢救食管-胃底静脉曲张破裂出血的病人。

【实验用物】　三腔二囊管 1 个,血压计 1 台,牵引架 1 个,滑轮 1 个,牵引绳 1 条,0.5kg 重沙袋（或盐水瓶）1 个,绷带,50ml 注射器 2 个,止血钳 3 把,治疗盘 1 个,治疗碗 1 个,手套 2 副,治疗巾 1 个,弯盘 1 个,手电筒 1 个,听诊器 1 个,剪刀 1 把,胶布,石蜡油,棉签,纱布。

【实验步骤】

1. 评估

(1) 评估病人病情（出血原因、出血量、出血部位等）,治疗情况。

(2) 检查病人有无鼻息肉、鼻甲肥厚和鼻中隔弯曲,选择鼻腔较大侧插管,清除鼻腔内的结痂及分泌物。

(3) 评估病人意识状态,对治疗计划的了解,心理状态及合作程度。

(4) 环境明亮、整洁、舒适,室温适合。

2. 核对解释

(1) 核对病人床号、姓名、住院号（手腕带）,向清醒病人及家属解释插管的目的、方法、注意事项及配合要点。

(2) 指导病人练习吞咽及深呼吸动作;对躁动不安或不合作的病人,可肌注异丙嗪或地西泮;若戴眼镜或义齿,应取下妥善放置。

(3) 消除病人的紧张、恐惧心理;征得病人和家属的签字同意。

3. 检查三腔二囊管

（1）检查有效期，有无破裂、老化，打开。

（2）操作者戴手套，打入胃囊 250ml、食管囊 150ml 气体，夹闭尾端，分别进行测压，并贴标记记录，同时置水中认真检查双气囊有无漏气和充气后有无偏移，通向双气囊和胃腔的管道是否通畅。远端 45cm、60cm、65cm 处管外有记号，标明管外端至贲门、胃、幽门的距离，以判断气囊所在位置。检查合格后抽尽双囊内气体，应使抽出气量与注入量相一致。

4. 体位：病人取半卧位或坐位，无法坐起者取右侧卧位或平卧位并将头偏向一侧，颌下铺治疗巾，置弯盘于口角边。

5. 插管：用液状石蜡油充分润滑三腔囊管表面，协助病人口服液状石蜡油 20～30ml后，从病人鼻腔慢慢插入，嘱病人做深呼吸。插入至 10～15cm（咽喉部）时，嘱病人吞咽配合，使三腔囊管顺利进入 65cm 标记处。嘱病人张口确认无盘绕，抽吸胃液、听诊气过水声、末端置于水中观察是否有气泡，判断管是否顺利插入胃内。

6. 充气牵引

（1）用注射器先注入胃气囊空气 250～300ml，使胃气囊充气，并使用血压计测定胃囊内压力在 40～60mmHg，即用止血钳将此管腔钳住。

（2）将三腔囊管向外牵引，感觉有中等弹性阻力时，表示胃气囊已压于胃底部，适度拉紧三腔囊管，系上牵引绳，再以 0.5kg 重沙袋（或盐水瓶）通过滑车固定于床头架上作持续牵引，以达到充分压迫的目的（牵引物距离地面 30cm，绳结系于三管交汇处，而不要将某管扎闭，保证线与地面呈 45°）。用宽胶布将三腔二囊管固定于病人面部。

（3）若出血未能停止，则再向食管囊内注入空气 100～200ml，压力维持 20～40mmHg，以压迫食管静脉，然后钳住此管腔。

7. 抽吸：压迫止血后，利用胃管抽吸胃内容物，观察有无活动出血，并用生理盐水冲洗胃管，防止管腔内血液凝集，遵医嘱注药（8％去甲肾上腺素或凝血酶局部止血），接胃肠减压妥善固定或胃管开口返折、用纱布包裹固定。

8. 观察：观察操作过程中病人的反应，生命体征，抽吸胃内容物量、色、质。

9. 操作后处理

（1）协助病人擦净面部，清洁口腔，取舒适体位；整理床单位，清理用物。

（2）询问病人操作后感受及需求，并告知相关注意事项。

（3）洗手；记录插管时间、操作过程中病人的反应、生命体征及抽吸胃内容物量、色、质。

10. 拔管操作

（1）首次胃囊充气压迫可持续 24h，24h 后必须减压 15～30min。减压前先服石蜡油 20ml，10min 后，将管向内略送入，使气囊与胃底黏膜分离，然后去除止血钳，让气囊逐渐缓慢自行放气，抽吸胃管观察是否有活动出血，一旦发现活动出血，立即再行充气压迫。如无活动出血，仍需再度充气压迫 12h，再喝石蜡油，放气减压，留管观察 24h，如无出血，即可拔管。拔管前必须先喝石蜡油 20ml，以防胃黏膜与气囊粘连，尽量抽瘪气囊，以缓慢、轻巧的动作拔管。

（2）洗手，记录拔管时间，并继续观察有无再出血情况。

【注意事项】

1. 用前应该检查管和囊的质量。气囊不通畅或漏气、橡胶老化或气囊充盈后囊壁不均匀者不宜使用。

2. 经常抽吸胃内容物，防止胃膨胀而引起呕吐及三腔二囊管脱出而再次出血。

3. 注意口腔与鼻腔清洁，嘱病人不要将唾液、痰液咽下，以免误入气管引起吸入性肺炎。每日 2 次向鼻腔滴入少量石蜡油，减少三腔二囊管对鼻黏膜的损伤。

4. 留置三腔二囊管期间，应定时测气囊内压力，以防压力不足而不能有效止血或压力过高而引起组织坏死。

5. 留置三腔二囊管期间，每隔 12～24h 应将食管气囊放气及缓解牵引 1 次，以防发生压迫性溃疡，放气前应先口服石蜡油 20ml。同时将三腔二囊管向胃内送入少许，使胃底也减轻压力，并抽取胃内容物了解有无出血。一般放气 30min 后可再充气。

6. 留置三腔二囊管期间，密切观察病人面色、脉搏、呼吸、血压、心率以及抽出液的颜色变化等。

7. 三腔二囊管固定后，不可随意拉动，以免气囊从填塞部位滑入胃腔内或向上滑脱，引起再出血或挤压心脏引起早搏。更严重时，滑脱至咽喉部而引起窒息时，必须备剪刀于床旁立即放气。

8. 三腔二囊管压迫，一般以 3～5 天为限，如有继续出血，可适当延长时间。

【思考题】

1. 若插管后数小时出现血压进行性下降，如何处理？

2. 如何判断食管囊有无破裂？

3. 继续出血判断方法是什么？

【评分标准】

项目		操作标准与细节
准备 (10分)	个人准备 (4分)	仪表端庄,着装整齐,洗手、戴口罩和帽子,修剪指甲
	物品准备 (6分)	三腔二囊管,血压计,牵引架,滑轮,牵引绳,0.5kg 重沙袋(或盐水瓶),绷带,50ml 注射器,止血钳,治疗盘,治疗碗,手套,治疗巾,弯盘,手电筒,听诊器,剪刀,胶布,石蜡油,棉签,纱布
评估 (10分)	环境 (2分)	环境明亮、整洁、舒适,室温适合
	病人 (8分)	①评估病人病情,治疗情况,评估病人意识状态,心理状态及合作程度;②检查病人鼻腔情况,清除鼻腔内的结痂及分泌物
核对解释 (5分)	向病人解释 (5分)	①核对病人床号、姓名、住院号(手腕带),向清醒病人及家属解释插管的目的、方法、注意事项及配合要点;②指导病人练习吞咽及深呼吸动作;③消除病人的紧张、恐惧心理,征得病人和家属的签字同意
插管操作 (30分)	检查 (10分)	①检查三腔二囊管有效期、有无破裂、老化,打开;②戴手套,打入胃气囊 250ml,食管囊 150ml 气体,夹闭尾端,分别进行测压,并贴标记记录,同时置水中认真检查双气囊有无漏气和充气后有无偏移,通向双气囊和胃腔的管道是否通畅,标明管外端至贲门、胃、幽门的距离;③检查合格后抽尽双囊内气体
	体位 (5分)	病人取半卧位或坐位,无法坐起者取右侧卧位或平卧位并将头偏向一侧,颌下铺治疗巾,置弯盘于口角边
	插管 (15分)	①用液状石蜡油充分润滑三腔囊管表面,协助病人口服液状石蜡油 20～30ml 后,从病人鼻腔慢慢插入,嘱病人做深呼吸;②插入至 10～15cm(咽喉部)时,嘱病人吞咽配合,使三腔囊管顺利进入 65cm 标记处;③嘱病人张口确认无盘绕,抽吸胃液,听诊气过水声,末端置于水中观察是否有气泡,判断管是否顺利插入胃内
充气牵引 (20分)	胃囊注气 (5分)	用注射器先注入胃气囊空气 250～300ml,使胃气囊充气,并使用血压计测定胃囊内压力在40～60mmHg,即用止血钳将此管腔钳住

项目		操作标准与细节
充气牵引 （20分）	牵引 （5分）	将三腔管向外牵引,适度拉紧三腔管,系上牵引绳,再以 0.5kg 重沙袋(或盐水瓶)通过滑车固定于床头架上作持续牵引(牵引物距离地面 30cm,绳结系于三管交汇处,而不将某管扎闭,保证线与地面呈 45°);将三腔二囊管固定于病人面部
	食管囊注气 （5分）	若出血未能停止,则再向食管囊内注入空气 100～200ml,压力维持 20～40mmHg,然后钳住此管腔
	抽吸 （5分）	①压迫止血后,利用胃管抽吸胃内容物,观察有无活动出血,并用生理盐水冲洗胃管,防止管腔内血液凝集;②遵医嘱注药止血,接胃肠减压妥善固定或胃管开口返折,用纱布包裹固定
操作后处理 （5分）	整理、洗手、 记录（5分）	①协助病人擦净面部,清洁口腔,取舒适体位;②整理床单位,清理用物;③洗手,记录插管时间及抽吸胃内容物量、色、质等
拔管操作 （10分）	拔管 （10分）	首次胃囊充气压迫可持续 24h,24h 后必须减压 15～30min;减压前先服石蜡油 20ml,10min后,将管向内略送入,使气囊与胃底黏膜分离,然后去除止血钳,让气囊逐渐缓慢自行放气,抽吸胃管观察是否有活动出血,一旦发现活动出血,立即再行充气压迫。如无活动出血,仍需再度充气压迫 12h,再喝石蜡油,放气减压,留管观察 24h,如无出血,即可拔管,拔管前必须先喝石蜡油 20ml,将气囊内气体抽净,然后才能缓缓拔出;洗手,记录拔管时间,并继续观察有无再出血情况
综合 评价 （10分）	整体素质 （5分）	动作迅速、准确、有效,爱伤观念强,操作规范
	操作时间 （5分）	操作时间 10min

实验九　经外周静脉置入中心静脉导管（PICC）穿刺置管术

【实验学时】3 学时。

【实验类型】演示性实验。

【教学目标】①掌握 PICC 穿刺置管术的操作流程与注意事项。②会配合 PICC 专科护士完成 PICC 置管。③了解 PICC 穿刺置管术中及术后的并发症。

【实验目的】①为需长期、反复静脉输液、输血或血制品的患者提供静脉通道,减少反复穿刺的痛苦。②为输注高渗性或黏稠性液体提供静脉通道,如胃肠外营养液。③为输注具有刺激性或毒性的药物提供静脉通道,如化疗药物。

【实验用物】三向瓣膜式 PICC 套件 1 个,无菌手术衣 1 件,无菌直剪 1 把,无菌手套2 副,无菌透明敷料 1 张,10ml 注射器 2 支,无菌胶布（可用无菌输液帖）1 块,肝素帽 1个,无菌生理盐水 1 瓶,PICC 穿刺包 1 个（无菌大单 1 块,治疗巾 5 块,卵圆钳 1 把,纱布 12 块,治疗碗 2 个,弯盘 1 个,止血带 1 条）,0.5％碘伏 1 瓶,75％乙醇 1 瓶,皮尺 1条,止血带 1 条,胶布 1 卷,记号笔 1 支,根据需要准备:弹力绷带 1 卷,2％利多卡因 1支,1ml 注射器 1 支。

【实验步骤】

1. 核对、评估及解释

（1）评估病人:年龄、病情、体温、血常规、凝血功能、心肺功能、意识状态等;穿刺侧肢体的活动度、穿刺部位皮肤组织、血管情况;病人的心理状况及配合态度。

（2）向病人解释留置 PICC 的目的、方法、置管过程及配合要点。

（3）获得医嘱及 X 线检查单,签署知情同意书。

2. 准备

（1）个人准备:护士仪表端庄,着装整洁,洗手,戴口罩和帽子。

（2）物品准备：按照实验用物内容准备物品，检查物品的有效期、包装是否完好、无菌物品的灭菌效果及有无潮湿、污染。

（3）环境准备：环境清洁，光线充足，保证病人舒适、安全。

3. 核对、摆体位

（1）再次核对解释：推车至病人床旁，再次核对医嘱、置管协议书，查对病人的床号、姓名、住院号等，向病人解释取得合作。

（2）摆体位：病人平卧、半卧位、坐位，术侧手臂外展与躯干呈 90°。暴露穿刺区域，根据病情，病人可戴口罩、帽子。

4. 置管过程

（1）选择静脉及穿刺点：在预期穿刺部位 10cm 以上扎止血带；根据病人的静脉情况，首选贵要静脉，其次为肘正中静脉，最后为头静脉；穿刺点的选择：肘窝下 2 横指处或前臂肘上；松开止血带。

（2）测量定位：①上腔静脉测量法：从预穿刺点沿静脉走向到右胸锁关节再向下至第三肋间隙。头静脉要长于贵要静脉，左臂应长于右臂。②测臂围：肘窝以上 10cm 处（患儿 5cm）测量臂围并记录。

（3）建立无菌区：打开 PICC 穿刺包外包装，穿无菌手术衣，戴无菌手套，助手倒无菌生理盐水冲洗手套滑石粉（无粉手套除外），并分别将 75％乙醇、碘伏倒入治疗碗内浸透折叠好的纱布；病人手臂下铺第一块无菌治疗巾。

（4）穿刺部位皮肤消毒：以穿刺点为中心环形消毒，先用 75％乙醇消毒 3 遍（第一遍顺时针，第二遍逆时针，第三遍顺时针），再用 0.5％碘伏消毒 3 遍（方法同 75％乙醇）；消毒范围上至穿刺点上 15cm，下至穿刺点下 20cm，肘上肘下整臂一圈消毒，待干。

（5）扩大无菌区：铺第二块治疗巾在手臂下，将灭菌止血带放在手臂下松松打结；助手协助铺无菌大单遮盖病人全身（穿刺侧手臂除外）；第三块治疗巾铺在前臂距穿刺点以下 5cm 左右；第四块斜铺在手臂的外侧缘，上与无菌大单在距止血带的上缘 2cm 处交汇；第五块斜铺在手臂的内侧缘，上与无菌大单在距止血带的上缘 2cm 处交汇。脱手套，戴第二副无菌手套，并用生理盐水冲洗干净手套上的滑石粉，用干纱布擦干。

（6）投递物品，浸泡导管：助手按无菌原则投递 PICC 导管、注射器、透明敷料、肝素帽、无菌剪刀、无菌胶布等于无菌区内；助手倾倒生理盐水于 PICC 内包装内，使导管浸入生理盐水中，注射器抽吸满生理盐水。

（7）预冲管道：预冲 PICC 导管，注意观察导管的完整性；再预冲连接器、减压套筒、肝素帽；预冲穿刺针（如不带注射器穿刺则不冲）。

（8）扎止血带：距穿刺点至少 10cm 处扎止血带，嘱病人握拳，使静脉充盈。

（9）静脉穿刺：绷紧皮肤，以 20°～30°角实施穿刺；见回血，减小穿刺角度，推进 0.5cm，右手保持钢针针芯位置，左手单独向前推进外套管，放松止血带，嘱病人松拳。

（10）撤出穿刺针针芯：操作者左手拇指固定插管鞘，食指、中指按压插管鞘末端处上方的静脉止血，右手撤出针芯。

（11）置入导管：固定好插管鞘，插管鞘下方垫无菌纱布，将导管自插管鞘内缓慢、短距离、匀速置入；导管进入约 15cm，嘱病人将头转向静脉穿刺侧，并低头使下颌贴近肩部，以防止导管误入颈静脉。

（12）撤出插管鞘：插管至预定长度后，取无菌纱布在鞘的末端处压迫止血，从血管内撤出插管鞘并校对插管长度。

（13）撤出支撑导丝：将导管与支撑导丝的金属柄分离；轻压穿刺点以保持导管的位置；缓慢平直撤出支撑导丝；再从导管上撤出插管鞘。

（14）修剪导管长度：清洁导管上血渍；至少保留体外导管 6cm，用无菌直剪与导管保持直角（90°）剪断导管，注意不要剪出斜面或毛碴；导管的最后 1cm 一定要剪掉，否则导管与连接器固定不牢。

（15）安装连接器：将减压套筒安装到导管上；再将导管连接到连接器翼形部分的金属柄上，注意一定要推进到底，导管不能起皱褶；最后沿直线将翼形部分的倒钩和减压套筒上的沟槽对齐，锁定两部分。

（16）抽回血和冲管：抽回血，在透明延长管处见到回血即可；用 10ml 生理盐水脉冲方式冲管，正压封管。

（17）安装肝素帽。

（18）穿刺部位清洁：清理干净穿刺点及周围皮肤的血渍。

（19）固定导管：将导管摆成"S"状，用无菌胶布固定 PICC 导管的连接器翼形部分，穿刺点置纱布（对折叠），透明敷料无张力粘贴；第 2 条胶布蝶形交叉固定，第 3 条覆盖第 1 条透明敷料接壤处。胶布横向固定延长管。

5. 置管后处理

（1）整理记录：整理用物，脱手套；在胶布上注明导管置入长度、外露长度、穿刺日期和时间、穿刺者姓名；根据需要弹力绷带包扎。

（2）查对：再次查对，向病人交代有关注意事项；处理用物，洗手。

（3）确定导管位置：胸部 X 线拍片确定导管尖端位置并记录检查结果。

（4）记录：填写《PICC 穿刺记录单》；记录置入导管的长度、胸片位置；导管的型号、规格、批号；所穿刺的静脉名称、臂围；穿刺过程描述包括是否顺利、病人任何不适的主诉等。

6. 健康教育：向病人或家属讲解可能出现的并发症、日常护理要点等。

【注意事项】

1. 护士取得 PICC 穿刺置管的资质后方可进行独立操作。

2. PICC 置管的禁忌证：①确诊或疑似导管相关性感染、菌血症、败血症。②预插管途径有外伤史、血管外科手术史、放射治疗史、静脉血栓形成史、乳腺癌术后患侧上肢、动静脉造瘘、肢体肿胀者。③预插管部位不能完成穿刺或固定。④有严重的出血性疾病、严重凝血障碍者。⑤穿刺侧有其他导管者。⑥配合能力及依从性差者。⑦上腔静脉压迫综合征患者。⑧确诊或疑似对器材的材质过敏者。

3. 穿刺前应了解静脉走向及静脉情况，避免在瘢痕及静脉瓣处穿刺。

4. 做好解释工作，帮助患者放松，以免因紧张和激动情绪使血管收缩。

5. PICC 的型号从 1.9～5Fr，在输液流速允许的情况下，应尽量选择最小型号、最少管腔的导管穿刺为佳，较粗的导管可增加静脉炎或血管阻塞的可能。成人通常选 4Fr，儿童选 3Fr，婴儿选 1.9Fr。

6. 穿刺点的位置应在肘下两横指处，如果进针位置偏下，血管相对较细，易导致回流受阻或导管与血管发生摩擦而引起一系列并发症；如果进针位置过上，易损伤淋巴系统或神经系统。此外上臂静脉瓣较多，不宜做穿刺点。

7. 在置入导管及撤出支撑导丝的过程中应避免使用暴力，以免损伤静脉内、外膜。

8. 撤出穿刺针针芯之前，务必先松开止血带，套管尖端加压后再撤出针芯。

9. 穿刺部位会有少许渗血，需用纱布加压止血，有出血倾向的患者，加压止血时间要延长。

10. 免疫低下的患者易感染，置管后应加强观察。

11. 整个穿刺置管过程应严格无菌操作。

12. 做好置管后的健康宣教，告知病人 PICC 导管的日常护理要点。

【思考题】

1. PICC 置管过程中可能出现哪些并发症？应如何避免？如果出现了应如何处理？

2. 给予 PICC 置管病人的健康宣教应包括哪些内容？

【评分标准】

项目		操作标准与细节
评估解释 (10分)	评估病人 (6分)	评估病人身体状况(体温、血常规、血凝、心肺功能等)
		评估病人的心理反应
		评估病人皮肤及浅表静脉情况
	向病人解释 (2分)	向病人解释留置 PICC 的目的、方法、置管过程
	获得医嘱、 知情书(2分)	获得医嘱及 X 线检查单，签署知情告知书
准备 (10分)	个人准备 (2分)	护士仪表端庄,着装整洁,洗手,戴口罩和帽子
	物品准备 (6分)	三向瓣膜式 PICC 套件 1 个,无菌手术衣 1 件,无菌直剪 1 把,无菌手套 2 副,无菌透明敷料 1 张,10ml 注射器 2 支,无菌胶布(可用无菌输液帖)1 块,肝素帽 1 个,无菌生理盐水 1 瓶,PICC 穿刺包 1 个,0.5%碘伏 1 瓶,75%乙醇 1 瓶,皮尺 1 条,止血带 1 条,胶布 1 卷,记号笔 1 支,根据需要准备:弹力绷带 1 卷、2%利多卡因 1 支、1ml 注射器 1 支
	环境准备 (2分)	环境清洁,光线充足,保证病人舒适,安全
核对、摆 体位 (5分)	再次核对 (2分)	核对医嘱、置管协议书,查对床号姓名
	解释 (1分)	向病人解释取得合作
	体位 (2分)	摆体位,病人平卧、半卧位、坐位,术侧手臂外展 90°。暴露穿刺区域,根据病情,病人可戴口罩、帽子
置管过程 (63分)	选择静脉及 穿刺点(2分)	在预期穿刺部位 10cm 以上扎止血带;根据病人的静脉情况,首选贵要静脉,其次为肘正中静脉,最后为头静脉;穿刺点的选择:肘窝下 2 横指处或前臂肘上;松开止血带
	测量定位 (2分)	(1)上腔静脉测量法:从预穿刺点沿静脉走向到右胸锁关节再向下至第三肋间隙。 (2)测臂围:肘窝以上 10cm 处(患儿 5cm);记录
	建立无菌区 (5分)	打开 PICC 穿刺包外包装,穿无菌手术衣,戴无菌手套;助手倒无菌生理盐水冲洗手套滑石粉(无粉手套除外),并分别将 75%乙醇、碘伏倒入治疗碗内浸透折叠好的纱布;病人手臂下铺第一块无菌治疗巾
	穿刺部位皮肤 消毒(5分)	以穿刺点为中心环形消毒,先用 75%乙醇消毒 3 遍(第一遍顺时针,第二遍逆时针,第三遍顺时针),再用 0.5%碘伏消毒 3 遍(方法同 75%乙醇);消毒范围上至穿刺点上 15cm,下至穿刺点下 20cm,肘上肘下整臂一圈消毒,待干
	扩大无菌区 (5分)	①铺第二块治疗巾在手臂下,将灭菌止血带放在手臂下松松打结;②助手协助铺无菌大单遮盖病人全身(穿刺侧手臂除外);③第三块治疗巾铺在前臂距穿刺点以下 5cm 左右;④第四块斜铺在手臂的外侧缘,上与无菌大单在距止血带的上缘 2cm 处交汇;⑤第五块斜铺在手臂的内侧缘,上与无菌大单在距止血带的上缘 2cm 处交汇;⑥脱手套,戴第二副无菌手套,并用生理盐水冲洗干净手套上的滑石粉,用干纱布擦干

27

内科护理学

项目		操作标准与细节
置管过程 （63分）	投递物品，浸泡 导管（4分）	助手按无菌原则投递 PICC 导管、注射器、透明敷料、肝素帽、无菌剪刀、无菌胶布等于无菌区内；助手倾倒生理盐水于 PICC 内包装内，使导管浸入生理盐水中，注射器抽吸满生理盐水
	预冲管道 （4分）	预冲 PICC 导管，注意观察导管的完整性；再预冲连接器、减压套筒、肝素帽；预冲穿刺针（如不带注射器穿刺则不冲）。注意：穿刺针始终不要放在导管盒中，以免误伤导管
	扎止血带 （2分）	距穿刺点至少 10cm 处扎止血带，嘱病人握拳，使静脉充盈
	静脉穿刺 （5分）	绷紧皮肤，以 20°～30°角实施穿刺，见回血，减小穿刺角度，推进 0.5cm，右手保持钢针针芯位置，左手单独向前推进外套管，放松止血带，让病人松拳
	撤出穿刺针 针芯（2分）	操作者左手拇指固定插管鞘，食指、中指按压插管鞘末端处上方的静脉止血，右手撤出针芯
	置入导管 （5分）	固定好插管鞘，插管鞘下垫无菌纱布，将导管自插管鞘内缓慢、短距离、匀速置入；导管进入约 15cm，嘱病人将头转向静脉穿刺侧，并低头使下颌贴近肩部，以防止导管误入颈静脉
	撤出插管鞘 （2分）	插管至预定长度后，取无菌纱布在鞘的末端处压迫止血，从血管内撤出插管鞘并校对插管长度
	撤出支撑导丝 （2分）	将导管与支撑导丝的金属柄分离；轻压穿刺点以保持导管的位置；缓慢平直撤出支撑导丝；再从导管上撤出插管鞘
	修剪导管长度 （4分）	清洁导管上血渍；至少保留体外导管 6cm，用无菌直剪与导管保持直角（90°）剪断导管，注意不要剪出斜面或毛碴；导管的最后 1cm 一定要剪掉，否则导管与连接器固定不牢。
	安装连接器 （4分）	将减压套筒安装到导管上；再将导管连接到连接器翼形部分的金属柄上，注意一定要推进到底，导管不能起皱褶；最后沿直线将翼形部分的倒钩和减压套筒上的沟槽对齐，锁定两部分
	抽回血和冲管 （2分）	抽回血，在透明延长管处见到回血即可；用 10ml 生理盐水脉冲方式冲管，正压封管
	安装肝素帽 （2分）	安装肝素帽
	穿刺部位清洁 （2分）	清理干净穿刺点及周围皮肤的血渍
	固定导管 （4分）	将导管摆成"S"状，用无菌胶布固定 PICC 导管的连接器翼形部分，穿刺点置纱布（对折叠），透明敷料无张力粘贴；第 2 条胶布蝶形交叉固定，第 3 条覆盖第 1 条透明敷料接壤处。胶布横向固定延长管
置管后 处理 （10分）	整理记录 （4分）	整理用物，脱手套；在胶布上注明导管置入长度、外露长度、穿刺日期和时间、穿刺者姓名；根据需要弹力绷带包扎
	查对 （2分）	再次查对，向病人交代有关注意事项；处理用物，洗手
	确定导管位置 （2分）	X 线拍片确定导管尖端位置并记录检查结果
	记录 （2分）	填写《PICC 穿刺记录单》；记录置入导管的长度、胸片位置；导管的型号、规格、批号；所穿刺的静脉名称、臂围；穿刺过程描述—是否顺利、病人任何不适的主诉等
健康教育 （2分）	指导病人 （2分）	向病人或家属解释日常护理要点

实验十　经外周静脉置入中心静脉导管（PICC）的换药

【实验学时】2 学时。

【实验类型】演示性实验。

【教学目标】①掌握 PICC 换药的操作流程与注意事项。②会操作 PICC 换药。

【实验目的】①预防感染，减少并发症的发生。②日常维护，观察导管功能。③延长导管在体内的留置时间。

【实验用物】PICC 换药包 1 个（内有治疗碗 2 个、无菌治疗巾 1 块、无菌纱布 2 块、无菌棉球若干、血管钳 1 把、镊子 1 把），一次性治疗巾 1 块，无菌敷料贴 1 块，无菌胶带 1 卷，肝素帽 1 个，10ml 注射器 1 个，无菌手套 1 副，75％乙醇 1 瓶，0.5％碘伏 1 瓶，无菌生理盐水 2 支，手消毒剂 1 瓶，治疗盘 1 个，弯盘 1 个。

【实验步骤】

1. 核对、评估及解释

（1）核对医嘱及患者，对清醒患者告知换药的目的及方法，取得患者合作。

（2）评估患者置管侧肢体情况；导管及敷贴、管周皮肤情况；换药环境的清洁、温度及照明情况。

2. 准备

（1）个人准备：护士仪表端庄，着装整洁，洗手，戴口罩和帽子。

（2）物品准备：按照实验用物内容准备物品，检查物品的有效期、包装是否完好、无菌物品的灭菌效果及有无潮湿、污染。

（3）环境准备：环境清洁，光线充足，保证病人舒适，安全。

3. 换药前操作

（1）再次核对：携用物至床旁，再次核对医嘱，查对病人的床号、姓名等。

（2）去除敷料：暴露导管穿刺部位，肘上 10cm 处测量上臂围。在手臂下垫一次性治疗巾，以 "0" 角度自下而上去除敷料，注意固定导管，观察穿刺点情况。

（3）开包投递物品：用快速手消毒液消毒双手，打开 PICC 换药包。将无菌敷料贴、无菌胶带、肝素帽、10ml 注射器去除包装置入换药包内。

（4）铺治疗巾：戴无菌手套。嘱患者抬起手臂，将无菌治疗巾垫于一次性治疗巾上。

（5）肝素帽排气：抽吸无菌生理盐水后与肝素帽相连，并排气。

4. 消毒换药

（1）穿刺点周围皮肤消毒：助手将 75％乙醇、0.5％碘伏溶液分别倒于治疗碗内。操作者取无菌纱布覆盖导管末端，左手提起导管末端，右手夹取 75％乙醇棉球以顺时针、逆时针、顺时针顺序消毒穿刺周围皮肤 3 次（避开穿刺点及导管），再用 0.5％碘伏棉球以穿刺点为中心，顺时针、逆时针、顺时针顺序消毒皮肤，消毒范围均不小于 10cm×10cm。再取一碘伏棉球消毒导管及连接器（自近端至远端，上下各一次），待干。

（2）更换肝素帽：用无菌纱布衬垫取下原有肝素帽，酒精棉球消毒导管内口（酒精棉球以不滴水为宜，包裹连接管末端，左右快速旋转至少 15 次）。更换连接肝素帽，并用脉冲式方法冲洗导管。

（3）固定导管：将体外导管放置呈 "L" 或 "S" 状弯曲，用无菌胶带第 1 条固定连接器后覆盖无菌敷料贴，第 2 条自连接器下向上蝶形交叉固定在敷料上，第 3 条覆盖在第 1 条与敷料接壤处。用无菌纱布包裹肝素帽并用胶带固定。

5. 换药后处理

（1）注明时间：在胶带或透明敷料上注明换药时间。

（2）妥善安置患者，介绍导管维护的注意事项。

（3）整理记录：洗手，整理用物。在护理记录单上注明换药者姓名、日期、时间及换药情况。

【注意事项】

1. PICC 置管后应保持穿刺部位的清洁干燥，置管一天后更换敷料，以后每 3～7 天更换一次。当穿刺处局部皮肤感染，或出现敷料污染、脱落、破损时，应缩短敷料更换时间，必要时随时更换。

2. 操作注意无菌原则，体外导管需完全覆盖在透明敷贴下，敷贴边缘不得直接贴于导管上，防止撕破导管及感染。

3. 不得用 75％乙醇消毒导管，以防导管脆性增加。

4. 去除敷料贴和消毒导管时方法正确，动作轻柔，防止导管脱出。

【思考题】

1. PICC 换药过程应如何避免导管被拉出？

2. 如果 PICC 换药过程中发现导管外露长度增加，应如何处理？

【评分标准】

项目		操作标准与细节
评估解释 (10分)	向病人解释 (3分)	核对医嘱及患者,对清醒患者,告知换药的目的及方法,取得患者合作
	评估病人 (4分)	评估患者置管侧肢体情况、导管情况及管周皮肤情况
	评估环境 (3分)	评估患者换药环境的清洁、温度及照明情况
准备 (10分)	个人准备 (2分)	仪表端正,服装整洁,修剪指甲,洗手,戴口罩和帽子
	物品准备 (6分)	PICC 换药包1个(内有治疗碗2个、无菌治疗巾1块、无菌纱布2块、无菌棉球若干、血管钳1把、镊子1把)、一次性治疗巾1块,无菌敷料贴1块,无菌胶带1卷,肝素帽1个,10ml注射器1个,无菌手套1副,75％乙醇1瓶,0.5％碘伏1瓶,无菌生理盐水2支,手消毒剂1瓶,治疗盘1个,弯盘1个
	环境准备 (2分)	环境清洁,光线充足,保证病人舒适,安全
换药前操作 (20分)	去除敷料 (5分)	携用物至床旁,暴露导管穿刺部位,测量上臂围。在手臂下垫一次性治疗巾,"0"角度自下而上去除敷料
	开包投递物品 (5分)	用快速手消毒液消毒双手,打开 PICC 换药包。将无菌敷料贴、无菌胶带、肝素帽、10ml注射器去除包装置入换药包内
	铺治疗巾 (5分)	戴无菌手套。嘱患者抬起手臂,将无菌治疗巾垫于一次性治疗巾上
	肝素帽排气 (5分)	抽吸无菌生理盐水后与肝素帽相连,并排气
消毒换药 (35分)	穿刺点周围皮肤 消毒(15分)	助手将 75％乙醇、0.5％碘伏溶液分别倒入治疗碗内。操作者取无菌纱布覆盖导管末端,左手提起导管末端,右手夹取 75％乙醇棉球以顺时针、逆时针、顺时针顺序消毒穿刺点周围皮肤3次(避开穿刺点及导管),再用 0.5％碘伏棉球以穿刺点为中心,顺时针、逆时针、顺时针顺序消毒皮肤,消毒范围均不小于 10cm×10cm。再取一碘伏棉球消毒导管及连接器(自近端至远端,上下各一次),待干
	更换肝素帽 (10分)	用无菌纱布衬垫取下原有肝素帽,酒精棉球消毒导管内口(酒精棉球以不滴水为宜,包裹连接管末端,左右快速旋转至少15次)。更换连接肝素帽,并用脉冲式方法冲洗导管
	固定导管 (10分)	将体外导管放置呈"L"或"S"状弯曲,用无菌胶带第1条固定连接器后覆盖无菌敷料贴,第2条自连接器下向上蝶形交叉固定在敷料上,第3条覆盖在第1条与敷料接壤处。用无菌纱布包裹肝素帽并用胶带固定

项目		操作标准与细节
换药后处理（15分）	注明时间（5分）	在胶带或透明敷料上注明换药时间
	安置患者（5分）	妥善安置患者，介绍注意事项
	整理记录（5分）	整理用物，洗手。在护理记录单上注明换药者姓名、日期、时间及换药情况
综合评价（10分）	整体素质（5分）	无菌观念强，操作熟练，动作轻柔、规范
	操作时间（5分）	操作时间12min

实验十一　血液透析操作技术

【实验学时】3学时。

【实验类型】演示性实验。

【教学目标】①掌握血液透析病人的护理措施。②会操作自体动静脉内瘘病人的血液透析。

【实验目的】血液透析能部分代替肾脏功能，清除血液中的有害物质，纠正体内电解质紊乱，维持酸碱平衡。

【实验用物】血液透析器及血液透析管路1套，穿刺包内有无菌治疗巾1个、动脉和静脉穿刺针各1支、止血带1根，无菌生理盐水1000～2000ml，一次性冲洗管1套，碘伏1瓶，棉签1包，网套1个，止血绷带2个，听诊器1个，弯盘1个，20ml注射器2支，创可贴2个，废液收集袋1个，无菌手套，透析液，抗凝剂，胶布，止血棉球，锐器盒，手消毒液，污物桶。

【实验步骤】

1. 评估

（1）评估病人病情，生命体征，血常规、血生化、传染病指标，体重，原发病，有无贫血、出血、水肿等。

（2）评估血管通路，视诊有无红肿、渗血、硬结，触诊摸清血管走向和搏动，听诊杂音、震颤。

（3）评估病人对疼痛的敏感性与合作程度。

（4）操作环境干净、整洁、宽敞，操作前30min内不得清洁打扫，避免无关人员进入治疗间。

2. 核对

（1）核对医嘱、病人姓名、血液透析知情同意书等，向病人及家属解释操作的目的、方法、注意事项及配合要点。协助病人大小便。

（2）注意查对以下内容：①查对A、B浓缩液的浓度、有效期；②查对透析器机号；③查对抗凝剂种类；④查对血管通路的建立方式；⑤查对透析器、管道等物品有无漏气、破损及有效期。

3. 开机自检

（1）检查透析机电源线连接是否正常，打开透析机开关，自检。

（2）将 A、B 液插头分别轻轻插入 A、B 液桶内，并检查是否插好。

4. 血液透析器和管路的安装

（1）戴手套，打开外包装，将血液透析器固定在透析机架上。

（2）安装管路，顺序按照体外循环的血流方向依次安装。

（3）将生理盐水挂于输液架上，把废液收集袋挂于输液架上。将生理盐水与动脉管路连接，将废液收集袋与静脉管路连接。

5. 预冲

（1）采用密闭式预冲法，从生理盐水→透析管路（动脉端）→透析器→透析管路（静脉端）→废液收集袋形成闭式体外循环系统，不得逆向预冲。启动透析机，泵速80～100ml/min，用生理盐水先排净透析管路和透析器血室（膜内）气体。将泵速提高，调至200～300ml/min，连接透析液接头与透析器旁路，排净透析器透析液室（膜外）气体。

（2）生理盐水预冲量应严格按照透析器说明书中的要求，大约1.5L。推荐预冲生理盐水直接流入废液收集袋中，并且废液收集袋放于机器液体架上，不得低于操作者腰部以下，不建议预冲生理盐水直接流入开放式废液桶中。

（3）冲洗完毕后根据医嘱设置治疗参数（血流量、脱水总量、透析时间和抗凝剂维持剂量、透析液流量、透析液温度、电导度等）。

6. 自体动静脉内瘘的血液透析操作

（1）确定穿刺点：动脉穿刺点以距动静脉内瘘口3cm以上、距静脉穿刺点10cm以上为宜（以减少通路再循环）。通常静脉穿刺点在近心端，顺血流方向穿刺；动脉穿刺点在近瘘口侧，逆血流方向穿刺。

（2）准备粘贴用胶布，戴手套，打开透析穿刺包，将肝素盐水、生理盐水针备好放在打开的透析穿刺包中。

（3）将生理盐水针与动脉穿刺针连接，肝素盐水针与静脉穿刺针连接，排空气体。

（4）将治疗巾铺于病人穿刺侧肢体下面，用安尔碘消毒穿刺部位皮肤2遍，消毒皮肤面积≥6cm，待干。

（5）穿刺静脉（顺血流方向），固定后推注首剂量肝素；穿刺动脉（逆血流方向或顺血流方向），以合适的角度穿刺，固定。

（6）检查管道与透析机状态是否正常，各管路之间是否连接紧密，各路监测器是否安装良好。

（7）连接：①不预冲连接方法：将透析动脉管路与动脉穿刺针连接，打开血泵以＜100ml/min的泵速运行，将管路、透析器中的生理盐水排出，待病人血液流入透析管路静脉除泡器（即静脉小壶）时，停血泵，将透析静脉管路与静脉穿刺针连接；②预冲连接方法：将透析静脉管路与静脉穿刺针连接，将透析动脉管路与动脉穿刺针连接，打开血泵，以＜100ml/min的泵速运行。

7. 血液透析中的监测

（1）体外循环建立后，立即测量血压、脉搏，询问病人的自我感觉，详细记录在血液透析记录单上。

（2）注意与病人血管连接前，依次查对体外循环管路系统各连接处和管路开口处，未使用的管路开口应处于加帽密封和夹闭管夹的双保险状态。自我查对后，与另一名护士同时再次查对上述内容及设置参数，并在治疗记录单上签字。

（3）血液透析治疗过程中，1次/小时仔细询问病人自我感觉，测量血压、脉搏，观察穿刺部位有无渗血、穿刺针有无脱出移位，并准确记录。

8. 回血下机

（1）当透析机发出完成透析警报，提示治疗结束，调整血流速＜100ml/min，戴手套。

（2）首先关闭动脉穿刺针和动脉管路夹子，打开生理盐水预冲液和预冲侧管开关，将残侧管内的血液回输至透析管路的动脉除泡器（即动脉小壶）外，停血泵。

（3）打开动脉穿刺针夹子和动脉管路夹子，用自然重力回输动脉管血液，可用手揉搓管路，动脉端回输干净后，关闭动脉穿刺夹子和动脉管路夹子。

（4）开血泵，当管路内血液颜色变浅，表示已用生理盐水回血干净，关闭血泵，夹闭静脉管路夹子和静脉穿刺针夹子。

（5）先拔动脉穿刺针，再拔静脉穿刺针，用弹力绷带或胶布加压包扎止血。

9. 下机后处理

（1）加压包扎穿刺部位 10～20min 后，检查动、静脉穿刺针部位无出血或渗血后松开包扎带。

（2）整理用物，测量生命体征、透后体重，并分析体重误差，如有异常应及时报告医生。洗手，记录治疗单，签名。

（3）治疗结束嘱病人平卧 10～20min，生命体征平稳、穿刺点无出血、听诊内瘘杂音良好、向病人交代注意事项后方可送病人离开血液净化中心。

10. 血液透析机的清洁、消毒

（1）每人次透析结束后，应对机器外部进行清洁与消毒擦拭。分别准备清洁毛巾和消毒毛巾；机器屏幕用清洁软毛巾轻轻擦拭；其他部位用有效氯（0.1％）消毒软毛巾擦拭。擦拭机器顺序：从上到下、从左到右、从前到后，对于难以接近部位，可以用软毛刷给予清洁，必要时拆卸开进行消毒擦拭。

（2）透析机的内部消毒：按照设备要求，透析结束后进行有效的透析机内部消毒。

【注意事项】

1. 严格执行无菌操作及查对制度。

2. 血液透析器和管路的安装时，按照血流方向顺序连接，注意避免接头的污染及暴露时间过长。

3. 预冲时透析器及血路内气泡要完全排净。

4. 穿刺前重新换一副无菌手套，无菌操作，确保穿刺成功，消毒范围≥6cm。

5. 连接病人前要确保透析管路内无气泡，管路无扭曲。

6. 体外循环建立后及下机后测量病人生命体征情况，严防发生低血压。

7. 根据医嘱决定是否使用抗凝剂及抗凝剂类型。

【思考题】

1. 血液透析常见并发症主要有哪些？

2. 怎样预防低血压的发生？

3. 怎样向维持性血液透析病人作健康指导？

【评分标准】

项目		操作标准与细节
准备 (10分)	个人准备 (4分)	仪表端庄,着装整齐,洗手、戴口罩和帽子,修剪指甲
	物品准备 (6分)	血液透析器及血液透析管路,穿刺包(无菌治疗巾、动脉和静脉穿刺针各1支、止血带),无菌生理盐水1000～2000ml,一次性冲洗管,碘伏,棉签,网套,止血绷带,听诊器,弯盘,20ml注射器,创可贴,废液收集袋,无菌手套,透析液,抗凝剂,胶布,止血棉球,锐器盒,手消毒液,污物桶
评估 (10分)	环境 (2分)	操作环境干净、整洁、宽敞,操作前30min内不得清洁打扫,避免无关人员进入治疗间
	病人 (8分)	(1)评估病人病情,生命体征,血常规、血生化、传染病指标,体重,原发病,有无贫血、出血、水肿等; (2)检查血管通路,视诊有无红肿、渗血、硬结,触诊摸清血管走向和搏动,听诊杂音、震颤; (3)评估病人对疼痛的敏感性与合作程度
查对 (5分)	查对、解释 (5分)	(1)核对医嘱,病人姓名、血液透析知情同意书等,向病人及家属解释操作的目的、方法、注意事项及配合要点,协助病人大小便; (2)另查对以下:①查对A、B浓缩液的浓度、有效期;②查对透析器机号;③查对抗凝剂种类;④查对血管通路的建立方式;⑤查对透析器、管道等物品有无漏气、破损及有效期
上机前 准备 (25分)	开机自检 (5分)	打开透析机开关,自检;将A、B液插头分别轻轻插入A、B液桶内
	安装 (5分)	(1)戴手套,固定血液透析器; (2)安装管路,顺序按照体外循环的血流方向依次安装; (3)将生理盐水挂于输液架上,把废液收集袋挂于输液架上,将生理盐水与动脉管路连接,将废液收集袋与静脉管路连接
	预冲 (10分)	(1)启动透析机,泵速80～100ml/min,用生理盐水先排净透析管路和透析器血室(膜内)气体,生理盐水流向为动脉端→透析器→静脉端,不得逆向预冲; (2)将泵速调至200～300ml/min,连接透析液接头与透析器旁路,排净透析器透析液室(膜外)气体
	设置参数 (5分)	根据医嘱设置治疗参数
上机 (30分)	确定穿刺点 (5分)	动脉穿刺点以距动静脉内瘘口3cm以上、距静脉穿刺点10cm以上为宜
	穿刺 (10分)	(1)准备粘贴用胶布,戴手套,打开透析穿刺包; (2)消毒、穿刺静脉(顺血流方向),固定后推注首剂量肝素;穿刺动脉(逆血流方向或顺血流方向),以合适的角度穿刺,固定
	检查 (5分)	检查管道与透析机状态是否正常,各管路之间是否连接紧密,各路监测器是否安装良好
	连接 (5分)	(1)不预冲连接方法:将透析动脉管路与动脉穿刺针连接,打开血泵以<100ml/min的泵速运行,将管路、透析器中的生理盐水排出,待病人血液流入透析管路静脉除泡器(即静脉小壶)时,停血泵,将透析静脉管路与静脉穿刺针连接; (2)预冲连接方法:将透析静脉管路与静脉穿刺针连接,将透析动脉管路与动脉穿刺针连接,打开血泵,以<100ml/min的泵速运行
	监测 (5分)	体外循环建立后,立即测量血压、脉搏,询问病人的自我感觉,详细记录在血液透析记录单上
回血下机 (15分)	下机操作 (10分)	(1)当透析机发出完成透析警报,提示治疗结束,调整血流速<100ml/min,戴手套; (2)首先关闭动脉管路,打开生理盐水预冲液和预冲侧管开关,将残留管内的血液回输至透析管路的动脉小壶,停血泵; (3)打开动脉管路,用自然重力回输动脉管血液,动脉端回输干净后,关闭动脉管路; (4)开血泵,用生理盐水回血干净后,关闭血泵,夹闭静脉管路; 先拔动脉穿刺针,再拔静脉穿刺针,用弹力绷带或胶布加压包扎止血
	下机后处理 (5分)	(1)整理用物,测量生命体征、透后体重并分析体重误差,如有异常应及时报告医生; (2)洗手,记录治疗单,签名

项目		操作标准与细节
综合评价 （5分）	整体素质 （5分）	动作迅速、准确、有效，无菌、爱伤观念强，操作规范

实验十二　末梢血糖监测技术

【实验学时】2 学时。

【实验类型】演示性实验。

【教学目标】掌握血糖仪的使用方法及注意事项。

【实验目的】①监测糖尿病病人血糖的变化。②判断糖尿病病人的治疗效果。

【实验用物】治疗盘 1 个，血糖仪 1 个，同型号的血糖试纸 1 瓶，采血笔 1 支，采血针头 1 个，75％乙醇 1 瓶，无菌棉签 1 包，弯盘 1 个，锐器回收盒 1 个，血糖记录单 1 张，记录笔 1 支。

【实验步骤】

1. 评估

（1）评估病人身体状况及穿刺部位的皮肤情况。

（2）评估病人进食与饮水情况，是否符合空腹或者餐后 2h 血糖测定的要求。

2. 核对解释：核对病人床号、姓名、住院号，解释末梢血糖监测的目的及方法，取得病人配合。

3. 采血前准备

（1）选择与消毒穿刺手指：选择穿刺手指，配以适当按摩以促进血液循环。用 75％乙醇棉签消毒指腹，待干。

（2）安装采血针：转开采血笔套，插入采血针，转开采血针护套，盖好采血笔套，选择进针深度并调整刻度。

（3）安装血糖试纸：开启血糖仪，将试纸插入试纸插槽中，检查显示密码值是否与试纸瓶上标示的密码值一致。见显示屏出现闪烁的滴血符号后，表示试纸已安装完毕。

4. 采血和读取血糖值

（1）采血：采血笔紧压已消毒指腹外侧，按下采血键，拭去第一滴血后，将试纸反应槽对准血滴采血，采血后用无菌棉签按压采血部位 1～2min。

（2）读取血糖值：血糖仪在采血后 20s，自动显示血糖值，告知病人血糖值，若有异常，及时通知医生。

5. 采血后整理

（1）协助病人取舒适体位，整理床单位。

（2）整理用物，将废弃针头放入锐器回收盒，洗手。

【注意事项】

1. 对需要长期监测血糖的患者，注意采血部位的轮换，并教会病人自我监测血糖的方法。

2. 确认血糖仪的型号与试纸型号一致，确认监测血糖的时间（如空腹、餐后 2h）。

3. 避免试纸受潮、污染，由试纸瓶中取出后，应迅速将瓶盖旋紧。

4. 采血前用酒精消毒，须等酒精挥发后再采血，以避免酒精与试纸条上的物质发生化学反应，导致血糖值不准确；勿用安尔碘消毒。

5. 采血点易选择手指指腹外侧，疼痛较小且采血量足。

6. 采血时应拭去第一滴血，第一滴血含组织液较多，会影响测量值；切勿用力挤压采血点。

7. 采血量应覆盖试纸的整个测试区。血量不足会导致测量失败或测值偏低；血量太多不但会污染仪器，也会引起测量结果误差。

【思考题】

1. 采血前为何不选用安尔碘消毒？

2. 采血时为何选择指腹两侧为采血点？为何要拭去第一滴血？为何不能挤压采血点？

【评分标准】

项目		操作标准与细节
准备 (10分)	个人准备 (3分)	仪表端正,服装整洁,修剪指甲,洗手,戴口罩
	物品准备 (7分)	治疗盘1个,血糖仪1个,同型号的血糖试纸1瓶,采血笔1支,采血针头1个,75%乙醇1瓶,无菌棉签1包,弯盘1个,锐器回收盒1个,血糖记录单1张,记录笔1支
评估 (10分)	病人评估 (10分)	(1)评估病人身体状况及穿刺部位的皮肤情况。 (2)评估病人是否符合空腹或者餐后2h血糖测定要求
核对解释 (10分)	核对 (3分)	核对病人床号、姓名、住院号
	解释 (7分)	向病人及家属解释末梢血糖监测的目的及方法,取得病人配合
采血前 准备 (30分)	选择与消毒 手指(10分)	选择穿刺手指,配以适当按摩,采用75%乙醇消毒指腹,待干
	安装采血针 (10分)	转开采血笔套,插入采血针,转开采血针护套,盖好采血笔套,选择进针深度并调整刻度
	安装血糖试纸 (10分)	开启血糖仪,将试纸插入试纸插槽中,检查显示密码值是否与试纸瓶上标示的密码值一致,见显示屏出现闪烁的滴血符号后,表示试纸已安装完毕
采血和读 取血糖值 (20分)	采血 (10分)	采血笔紧压已消毒指腹外侧,按下采血键,拭去第一滴血,将试纸反应槽对准血滴采血,采血后用无菌棉签按压穿刺部位1～2min
	读取血糖值 (10分)	血糖仪在采血后20s自动显示血糖值,告知病人血糖值,若有异常,及时通知医生
操作后 整理 (10分)	整理病人 (5分)	协助病人取舒适体位,整理床单位
	整理用物 (5分)	整理用物,将废弃针头放入锐器回收盒,洗手
综合评价 (10分)	整体素质 (5分)	穿刺部位正确,无皮疹、瘢痕、破溃及硬结;无菌区与非无菌区的观念明确;操作正确,动作轻柔,病人痛感较小,无不适感
	操作时间 (5分)	操作时间3min

实验十三　胰岛素笔的使用

【实验学时】 2学时。

【实验类型】 演示性实验。

【教学目标】 掌握胰岛素笔的使用方法及注意事项。

【实验目的】 通过外源性胰岛素的注射，降低血糖，促进脂肪、糖原、蛋白质的合成。

【实验用物】治疗盘1个，胰岛素笔1支，一次性针头1个，75％乙醇1瓶，无菌棉签1包，弯盘1个，锐器回收盒1个，注射执行单1张，记录笔1支。

【实验步骤】

1. 评估：评估患者的病情、血糖、过敏史、是否进食、注射部位皮肤情况及合作程度。

2. 核对解释：核对病人床号、姓名、住院号，向病人解释注射胰岛素的目的及方法，取得配合。

3. 胰岛素笔的安装：检查胰岛素笔的性能，将笔调至待装药状态。检查胰岛素剂型、有效期及开瓶日期，将胰岛素装入笔内。检查针头有效期，安装针头。

4. 注射部位的选择与消毒：选择注射部位（腹壁、臀部、上臂、大腿外侧），用75％乙醇消毒，直径大于5cm，待干。

5. 胰岛素注射

（1）再次核对胰岛素剂型、剂量，如为预混剂型则摇匀胰岛素。

（2）排气：调拨剂量选择环在2U位置，针尖垂直向上，手指轻弹笔芯架数次，按压注射推键，见一滴胰岛素从针头溢出即可。若无药液溢出，重复上述操作。

（3）调节剂量：旋转剂量调节旋钮，调至所需注射剂量。

（4）注射：捏起注射部位皮肤，垂直或倾斜45°进针，全按下注射推键，缓慢注入药液。注射完毕后需等待15s再拔针，按压针眼10s。

6. 操作后整理

（1）整理病人，再次核对，交代注意事项，嘱病人等待15～30min再进餐。

（2）整理用物，注射完毕后套上针头帽，旋下针头弃入锐器回收盒，戴回笔帽。

（3）洗手，注射执行单签字。

【注意事项】

1. 需长期使用胰岛素的病人，应注意在不同注射部位间的轮换，避免在同一部位重复注射，两次注射部位应间隔2.5cm。

2. 为确保胰岛素的吸收稳定可靠，必须做到皮下注射。注射至肌层可加快胰岛素的吸收速度，导致血糖波动大。

3. 注射胰岛素前应确定就餐时间，确保在注射后30min内进食。

4. 每次注射前必须检查是否有足够剂量的胰岛素，并排尽空气。

5. 未开启的胰岛素笔芯可储存在2～8℃环境下，开启后装入胰岛素笔内的笔芯在室温下（<25℃）可保存1个月左右。

【思考题】

1. 对注射部位的皮肤进行消毒时，为什么选择75％的乙醇，而不能选择含碘的消毒剂？

2. 使用胰岛素的不良反应有哪些？应如何应对？

【评分标准】

项目		操作标准与细节
准备 （10分）	个人准备 （3分）	仪表端正,服装整洁,修剪指甲,洗手,戴口罩
	物品准备 （7分）	治疗盘1个,胰岛素笔1支,一次性针头1个,75％乙醇1瓶,无菌棉签1包,弯盘1个,锐器回收盒1个,注射执行单1张,记录笔1支
评估 （10分）	病人评估 （10分）	评估患者的病情、血糖、过敏史、是否进食、注射部位皮肤情况及合作程度

项目		操作标准与细节
核对解释 （10分）	核对 （3分）	核对病人床号、姓名、住院号
	解释 （7分）	向病人解释注射胰岛素的目的及方法，取得配合
胰岛素 注射 （45分）	胰岛素笔的 安装（10分）	检查胰岛素笔的性能，将笔调至待装药状态。检查胰岛素剂型、有效期及开瓶日期，将胰岛素装入笔内。检查针头有效期，安装针头
	注射部位的 选择与消毒 （5分）	选择注射部位（腹壁、臀部、上臂、大腿外侧），用75％乙醇消毒，直径大于5cm，待干
	再次核对 （5分）	再次核对胰岛素剂型、剂量，如为预混剂型则摇匀胰岛素
	排气 （10分）	（1）调拨剂量选择环在2U位置，针尖垂直向上，手指轻弹笔芯架数次，按压注射键，见一滴胰岛素从针头溢出即可。 （2）若无药液溢出，重复上述操作
	调节剂量 （5分）	旋转剂量调节旋钮，调至所需注射剂量
	注射 （10分）	捏起注射部位皮肤，垂直或倾斜45度进针，全按下注射推键，缓慢注入药液。注射完毕后需等待15s再拔针，按压针眼10s
操作后 整理 （15分）	整理病人 （5分）	整理病人，再次核对，交代注意事项，嘱病人等待15～30min再进餐
	整理用物 （5分）	整理用物，注射完毕后套上针头帽，旋下针头弃入锐器回收盒，戴回笔帽
	洗手记录 （5分）	洗手，注射执行单签字
综合评价 （10分）	整体素质 （5分）	穿刺部位正确，无皮疹、瘢痕、破溃及硬结；无菌区与非无菌区的观念明确；操作正确，动作轻柔，病人痛感较小，无不适感；交代注意事项清楚，全面
	操作时间 （5分）	操作时间4min

综合性实验

实验十四　慢性阻塞性肺疾病病人的护理

【实验学时】6～8学时。

【实验类型】综合性实验。

【教学目标】①能够正确地评估慢性阻塞性肺疾病病人病情。②能够做好慢性阻塞性肺疾病病人辅助检查的配合工作。③通过有效的护理操作能够改善慢性阻塞性肺疾病病人的缺氧状态。④能够解决慢性阻塞性肺疾病病人存在的实际问题。⑤能为慢性阻塞性肺疾病病人做出正确的健康指导。

【实验目的】①评估慢性阻塞性肺疾病病人病情。②正确采集慢性阻塞性肺疾病病人痰液标本。③为慢性阻塞性肺疾病病人做肺功能检查、血气分析。④为慢性阻塞性肺疾病病人实施氧疗或机械通气。⑤促进慢性阻塞性肺疾病病人有效排痰。⑥为慢性阻塞性肺疾病病人做出健康指导。

【情景案例一】吸烟30多年的张大爷，60多岁，咳嗽、咳痰十多年，一直认为自己年龄大了，出现咳嗽、咳痰情况是正常的。近几年身体状况更差，现在爬楼、普通的走路都觉得憋闷，呼吸费力。这次主要是发热、黄色脓痰、喘憋更严重了，所以来医院就诊。

【实验步骤一】

1. 请你为该病人进一步做出体格检查。

2. 遵照医生医嘱，需要给该病人采集痰标本、测量 FEV_1，你认为应准备哪些实验用物？请做出相关操作。

3. 如果想要知道该病人酸碱平衡情况，你应准备哪些实验用物？请做出相关操作。

【情景案例二】 该病人经过一系列的辅助检查得到以下数据：$WBC 13.2 \times 10^9/L$，中性粒细胞比例 0.83；$PaO_2 46mmHg$，$PaCO_2 70mmHg$；$FEV_1/FVC < 70\%$，FEV_1 与预计值比值为 45%。

【实验步骤二】

1. 请你判断该病人疾病情况及相关病情。

2. 为配合该病人的治疗，你认为应准备哪些实验用物？请设置并模拟相关治疗情景。

【情景案例三】 护士在巡视病房中发生的一幕，以下是该病人与护士的对话：

王护士看到病人的吸氧流量表："张大爷，谁把你的氧气调到这么大？"

只见张大爷老伴很不好意思，说："是我调的，他（张大爷）老憋得慌，我看你们护士给我们调这个氧气这么小，所以我就给调大了。"

王护士："阿姨，您知不知道这样做非常危险，张大爷这个病不能用那么大的氧气吸氧，是有很多副作用的。之前护士没有告诉您不能随意调节这个氧流量吗？"

张大爷："没有啊。我们之前还在讨论，吸氧挺贵的，给我们吸氧的这个护士这么小气，就把开关开那么一点儿，反正钱我们已经花了，等她走了我们自己调。"

王护士："张大爷，这次您一定要记住，千万不能再这么大流量吸氧了。"

张大爷："对了，护士，我现在总觉得嗓子眼有口痰咳不出来，非常憋闷，难受。"

……

【实验步骤三】

1. 该病人存在怎样的护理问题？

2. 怎样对该病人实施氧疗护理？

3. 该病人出院后还需要在家里氧疗吗？请做出健康指导。

4. 根据张大爷的叙述"痰咳不出来、憋闷"，请解决该问题。

【情景案例四】 入院后第三天，经吸氧仍不能有效地改善张大爷低氧血症及二氧化碳潴留的情况，所以张大爷被送往 ICU 进行无创机械通气治疗。

【实验步骤四】

1. 请为该病人连接呼吸机并做出呼吸机相关护理措施。

2. 请为该病人心电监护。

3. 你在监护该病人时，病人出现血氧饱和度下降、肺部听诊有湿啰音，请你迅速解决该问题。

【情景案例五】 入院后第9天，该病人病情好转，又被送回普通病房。

护士在巡视病房中发生的一幕如下：

小陈护士看到张大爷在吸烟，从张大爷手中夺来烟，往地上一扔，用脚一踩，说："张大爷，您不准吸烟！"张大爷不知所措，等小陈护士走后，又拿出一根香烟抽吸起来。这时来巡视的王护士又看到了，王护士拿来健康教育手册，耐心地向张大爷健康教育："张大爷，您看，这张图片，您的疾病和吸烟有很大关系，如果您现在开始戒烟的话，可以延长寿命，提高您的生活质量，还有其他的一些注意事项，比如饮食……"张大爷非常感激地望着王护士。

家属向护士反应：劝张大爷戒烟，他都不予以理会，个人喜好方面是最喜欢去家附近的休闲娱乐室打麻将。

【实验步骤五】

1. 该病人主要的护理问题是什么？

2. 请同学们角色扮演，为该病人进行健康教育。

3. 请指导病人使用舒利迭、都保、MDI 装置及进行呼吸功能锻炼。

实验十五　肝硬化病人的护理

【实验学时】 6～8 学时。

【实验类型】 综合性实验。

【教学目标】 ①能正确地评估肝硬化病人的病情。②能为肝硬化腹水病人实施有效的护理措施。③能配合好肝硬化病人的治疗工作。④能有效地为肝硬化胃底食-管静脉曲张破裂出血病人实施救护措施。⑤能为肝硬化肝性脑病病人实施有效护理。⑥能为肝硬化病人做出正确的健康指导。

【实验目的】 ①评估肝硬化病人病情。②为肝硬化腹水病人实施有效护理。③实施腹腔穿刺放腹水的相关配合操作。④评估肝硬化胃底-食管静脉曲张破裂出血病人的病情。⑤实施肝硬化胃底-食管静脉曲张破裂大出血病人的紧急救护措施。⑥实施肝硬化胃底-食管静脉曲张破裂大出血病人止血措施的配合工作。⑦护理肝性脑病病人。⑧为肝硬化病人做出健康指导。

【情景案例一】 你是一名工作在某医院的护士。一天下午，病人王先生（38 岁）因"腹胀"入院治疗，你是他的责任护士。

【实验步骤一】 请你对该病人进一步问诊与体格检查。

【情景案例二】 王先生告诉你他既往有乙肝病史十年，于一年前出现乏力、食欲缺乏，偶有恶心、厌油腻食物，未重视。于一个月前常有腹胀，饭后明显，皮肤巩膜轻度黄染，仍未治疗，一周前出现发热，腹胀。吸烟 15 年，平均每日 10 支左右；饮酒约 10 年，每日饮啤酒约 1200ml，白酒 150ml。

体格检查：生命体征尚正常；扶入病室，体位自如，表情焦虑，神志清楚，皮肤巩膜轻度黄染，查体合作。肝肋下未触及，脾肋下 3cm，腹部膨隆，全腹轻压痛，移动性浊音阳性，双下肢轻度水肿，出现肝掌和蜘蛛痣。

【实验步骤二】

1. 该病人的疾病及病因是什么？

2. 为配合该病人的辅助检查，你认为应准备哪些实验用物？请设置相关场景并实施。

3. 该患者移动性浊音阳性，请设置场景并实施相关的护理措施。

【情景案例三】 王先生出院后，因其又再次喝酒，和其妻子吵完架后，呕出半盆（普通洗脸盆）鲜血，皮肤湿冷、意识不清，即刻入院。

【实验步骤三】

1. 请判断该病人的出血量。

2. 请迅速准备实验用物，对该病人进行紧急救护。

【情景案例四】 为达到止血目的，医生医嘱：奥曲肽，首剂 100ug 静脉缓注，继以 25ug/h 持续静脉滴注。

【实验步骤四】 请实施该医嘱。

【情景案例五】 经过一系列的止血措施后，王先生未达到止血，需要紧急进行三腔二囊管止血。

【实验步骤五】

1. 怎样评估该病人未达到止血或活动性出血？
2. 请配合医生做好三腔二囊管的护理工作。

【情景案例六】 出血第二天，王先生出现了异常情况。护士问王先生："叫什么名字？"回答不出。护士又问："现在在什么地方？"王先生回答："在人民大会堂。"

【实验步骤六】

1. 王先生发生了什么情况？
2. 对于该情况应采取怎样的护理措施？请设置相关场景并实施。

【情景案例七】 王先生好转后神情紧张、焦虑，心理状态欠佳，想要放弃治疗。又发现王先生经常和其妻子吵架，吵起架来火冒三丈，易激怒。

【实验步骤七】 请角色扮演，为该病人做出健康指导。

设计性实验

实验十六　内科护理学设计性实验

【实验学时】 4～6 学时。

【实验类型】 设计性实验。

【教学目标】 ①能够熟练掌握患者所需的各项护理操作。②能够为患者制订并实施严密的、全面的护理计划。③能够对患者突发的紧急状况进行处理和救护。④能够与患者有效沟通并给予心理支持。⑤能够为患者实施有效的健康教育。⑥能够有效团队协作、具有良好的反应能力及评判性思维。⑦能够应用循证护理解决患者实际问题。

【实验目的】 ①正确评估患者病情。②为患者制订严密的护理计划，实施合理的整体护理措施。③对患者发生的紧急情况进行处理。④对患者进行健康教育。⑤对患者进行心理护理。⑥应用循证护理解决患者的实际问题。

【学生基础】 学生学习过护理学基础的各项基本操作，并学习完内科护理学课程及所有内科护理相关操作。于内科护理学课程的学期末进行。

【实施原则】 以解决患者实际问题为主线，以促进学生自主学习能力为原则，学生自主设计临床场景和相关护理措施并实施，教师督促引导。

【实验设计】 学生自主设计内科案例临床场景并模拟实施。在学期初布置本实验任务，在学期末学习完"内科护理学"所有相关操作后进行。学生预先分组，6～8 名同学一组，每组同学深入临床、协作设计一个内科案例，并进行情景模拟与实施相关护理措施。要求如下：

（1）角色扮演：设置临床场景中至少有患者角色1名、护士角色2名，患者角色由同学模拟或使用示教人，按需设计；小组成员做好分工和角色扮演、体现团队协作；其他角色如患者家属、医生、路人等按需设计。

（2）情景设计与实施：情景设计合理、体现整体护理、护理操作熟练准确；设置患者存在的护理问题至少3项以及对患者实施的内科护理操作至少3项，其他医疗护理操作按需设计。

各组情景模拟前3天需上交设计性实验方案一份，方案书写使用专用统一表格，见下表。教师根据此实验方案给予适当指导。情景模拟所需的一切道具、用物及器材，小组成员自己准备，实验技术人员给予配合。时间：25min。

内科护理学综合性设计性实验方案

组别		小组成员			
指导教师					
专业			班级		
课程名称			实验名称		
实验地点			实验时间		
角色分配					
实验用物					
实验涉及的专业操作项目					
设计思路（主要情节）					
实验结果					
注意事项					
实验总结					
1. 本次实验成功之处及原因分析					
2. 本次实验失败之处及原因分析					
3. 改进措施					
4. 小组自我评语及分数（百分制）					
5. 组间评语及分数（百分制）					
指导老师评语与成绩					

教师签名：
年　　月　　日

【实施要点】

1. 情景设置符合临床实际情况，案例选择得当，有一定深度。
2. 情景模拟、角色扮演分工明确，体现团队协作。
3. 正确为病人实施整体护理，解决病人实际问题，护理操作实施恰当准确。
4. 所需操作用物等准备完好。
5. 体现出良好的护士素质、礼仪。

6. 表现出护士良好的应变能力、批判性思维、护患沟通与人文关怀。

7. 各组学生展示情景模拟，其他师生共同观摩学习，给予评价和提出意见。

8. 各组学生对自我表现做出评价。

【评价】

个人所得总分＝教师评价得分×70％＋小组成员间互评均分×20％＋自我评价得分×10％

1. 教师评价：教师根据被评价小组情景设置、表现情况等，按照团体评分标准对被评价小组团体进行评分，评价标准见下表。

团体评分标准

项目		操作标准
准备(10分)	用物(5分)	用物准备齐全、合理
	态度与仪表(5分)	遵守纪律；态度认真；仪表端庄、整洁
情景模拟(70分)	情景设置(10分)	情景设置生动、有条有理，符合临床实际情况
	角色表现(10分)	组织有力，分工明确，情景模拟流程顺畅，稳中有序，小组成员团队协作，角色扮演生动
	操作能力(20分)	各项护理技术操作正确、规范、熟练
	沟通交流(10分)	能够与患者、家属及其他医护人员进行有效的沟通，安慰关心患者
	解决实际问题(10分)	能为患者解决实际问题，实施有效的整体护理
	健康教育(10分)	根据患者的实际情况，实施有效的健康指导
相关能力体现(20分)	评判性思维能力(10分)	具有观察、分析、评判意识，有独特的见解
	循证护理能力(10分)	能通过文献检索、资料分析等方法来解决患者问题

2. 小组成员间互评：小组内其他成员对被评价成员的表现情况及个人贡献等进行评价，评价标准见下表。

3. 自我评价：每位同学对自我表现、参与等进行评价和反思，评价标准见下表。

个人评分标准

项目		操作标准
仪表与态度(20分)	仪表(10分)	仪表端庄、整洁
	态度(10分)	个人准备充分、热情高、兴趣浓厚
个人贡献(80分)	情景设置(20分)	积极搜集、查阅资料，深入临床，为情景设置提出建设性的意见
	角色表现(20分)	积极参与角色的安排、组织与表演，角色扮演者积极投入，表演生动
	能力展现(30分)	在本次设计性实验活动中有良好护理操作能力、解决病人实际问题的能力、组织能力、沟通能力，有自己独特的见解、分析能力
	团队协作(10分)	在小组活动中表现活跃、主动，能帮助他人

学生设计案例举例

【模拟案例】

一位 60 多岁老人在早晨 6 点多晨练，突发心悸、胸痛，大汗，倒于地上，表情恐惧，小张护士正好上班经过，迅速指导老人舌下含服硝酸甘油，但未缓解，一名路人迅速拨打

120 并将老人送往医院。送入医院后，该老人出现面色苍白、皮肤湿冷、神志迟钝……

1. 小组成员角色：60 多岁老人 1 名、小张护士、路人 1 名，病房内医生 1 名，护士 2 名，家属 1 名，旁白 1 名（负责介绍基本情节变化、场景及情景模拟者不方便模拟的部分）。

2. 情景模拟过程

（1）院外情景：①60 多岁老人晨练，突发胸痛，倒于地上。②路人拨打 120 急救。③护士小张安慰支持，同时指导老人舌下含服硝酸甘油，但未见缓解。

老人随后被送往医院。

（2）病房内情景 1：①这位患者出现了烦躁不安、面色苍白、皮肤湿冷。②病房内护士迅速给病人连接心电监护仪、导尿，观察各项生命体征、尿量等。③遵照医生医嘱，迅速为患者建立静脉通道、补充血容量、应用升压药，病人意识恢复。④另一名护士准备好心电图机为病人做心电图检查，打印心电图纸，医生进行分析。⑤医生确诊为心肌梗死，和家属沟通，通知护士做好经桡动脉穿刺 PCI 手术的相关准备。⑥介入手术的相关护理：手术前行 Allen 实验，非术侧上肢留置套管针；术后即刻做 12 导联心电图、穿刺肢体局部压迫止血、皮下注射低分子肝素。

（3）病房内情景 2：①这位老人 PCI 术后又突发严重呼吸困难，端坐呼吸，咳出粉红色泡沫痰，极度烦躁不安，表情恐惧，医生迅速听诊两肺布满哮鸣音和湿啰音。②两名护士急救：置病人坐位、高流量吸氧，迅速建立静脉通道，给病人静脉注射吗啡、呋塞米，避光滴注硝普钠，毛花苷 C 稀释后静注，密切观察和安慰病人。③该患者病情好转。④患者要出院，护士给予出院指导。

【实验结果】小组成员密切合作，对该心肌梗死患者有条不紊地护理与急救，使该患者顺利度过病情危险阶段。

【注意事项】

（1）小组内成员分工应明确，实施的护理措施得当有效，各项护理操作准确熟练。

（2）能正确评估及解决患者存在的问题。

（3）患者急救时应争分夺秒、忙而不乱，使病人产生信任与安全感。

（4）为病人提供情感支持。

【实验总结】应就本次实验的优缺点进行总结，并针对不足提出改进措施（具体内容此处略写）。

外科护理学

演示性实验

实验一 外科手术常用器械

【实验学时】2 学时。

【实验类型】演示性实验。

【教学目标】①掌握各种外科手术常用器械的名称和使用方法。②熟悉各种外科手术常用器械的用途。③认识各种外科手术常用器械的结构特点。

【实验目的】①正确、灵活使用各种器械。②顺利配合完成基本手术过程。

【实验用物】治疗盘 1 个，手术刀柄 2 个，刀片 2 个，组织剪 1 把，剪线剪 1 把，拆线剪 1 把，直血管钳 1 把，弯血管钳 4 把，有齿血管钳 1 把，蚊式血管钳 2 把，卵圆钳 2 把，鼠齿钳 1 把，肠钳 1 把，巾钳 1 把，缝针若干，缝线若干，有齿镊 1 把，无齿镊 1 把，皮肤拉钩 1 个，阑尾拉钩 1 个，腹腔平头拉钩 1 个，"S"形拉钩 1 个，压肠板 1 个，吸引器头 1 个，探针 1 个，治疗碗 1 个，治疗盆 1 个。

【实验步骤】

1. 操作前准备

（1）护士准备：穿戴整齐。

（2）物品准备：各种外科手术常用器械。

2. 操作步骤：教师组织教学，展示各种外科手术常用器械，讲解各种器械的名称、结构特点、用途及注意事项，演示各种器械的使用方法。

（1）手术刀：手术刀一般用于切开和剥离组织，目前已有同时具止血功能的手术刀，用于肝脾等实质性脏器或手术创面较大需反复止血的手术（如乳腺癌根治术），如各种电刀、激光刀、微波刀、等离子手术刀及高压水刀等。但这些刀具多需一套完整的设备及专业人员操作。另外还有一次性使用的手术刀，操作方便，并可防止院内感染。此处以普通手术刀为例说明其使用情况。①组成及作用：常用的手术刀分刀片和刀柄两部分，用时将刀片安装在刀柄上。刀片的种类较多，根据型号可分为大刀片和小刀片，根据刀刃的形状又可分为圆刀片、弯刀片及尖刀片。一把刀柄可以安装几种不同型号的刀片。②装卸方法：安装时，用持针器夹住刀片尖端背部，使刀柄下端侧方的槽口嵌入刀片中间的槽口，稍用力向后拉动即可装上；卸下时，用持针器夹住刀片尾端背部，向上推即可取下。③执刀姿势：a. 执弓式：是常用的执刀法，动作范围广而灵活，用力涉及整个上肢，主要在腕部。用于较长的皮肤切口及腹直肌前鞘的切开等。b. 执笔式：动作和力量主要在指部，用于解剖血管、神经、腹膜切开和短小切口等。c. 握持式：此法控刀比较稳定，力量也最大。用于切割范围广、用力较大的切开，如截肢、肌腱切开，较长的皮肤切口等。d. 反挑式：刀刃向上挑开，以免损伤深部组织。多用于脓肿切开及血管、气管、胆管、输尿管等空腔脏器。

手法同执笔式，只是刀刃向上。无论哪一种持刀法，执刀过高控制不稳，过低又妨碍视线，要适中。

（2）手术剪：根据其结构特点有尖、钝、直、弯、长、短各型。据其用途分为组织剪、线剪。组织剪多为弯剪，锐利而精细，用来分离、解剖和剪开组织。通常浅部手术操作用直剪，深部手术操作用弯剪。线剪多为直剪，又分剪线剪和拆线剪，前者用于剪断缝线、敷料、引流物等，后者用于拆除缝线。线剪与组织剪的区别在于组织剪的刃锐薄，线剪的刃较钝厚。所以，绝不能图方便、贪快，以组织剪代替线剪，以致损坏刀刃，造成浪费。正确持剪法为拇指和第四指分别插入剪刀柄的两环，中指放在第四指环的剪刀柄上，食指压在轴节处起稳定和向导作用，有利操作。

（3）血管钳：血管钳（亦称止血钳）主要用于钳夹血管或出血点，以达到止血的目的。血管钳在结构上主要的不同部位是齿槽床，由于手术操作的需要，齿槽床分为直、弯、直角、弧形（如肾蒂钳）等。用于止血时尖端应与组织垂直，夹住出血血管断端，尽量少夹附近组织。止血钳有各种不同的外形和长度，以适合不同性质的手术和部位的需要。除常见的直、弯两种外，还有有齿血管钳（全齿槽）、蚊式血管钳。①血管钳：用以夹持深部组织或内脏血管出血，有长、短、弯、直之分。②有齿血管钳：又称 Kocher 钳，用以夹持较厚组织及易滑脱组织内的血管出血，如肠系膜、大网膜等，前端齿可防止滑脱，但不能用于皮下止血。③蚊式血管钳：为细小精巧的血管钳，有直、弯两种，用于脏器、面部及整形等手术的止血，不宜做大块组织钳夹用。血管钳使用基本同手术剪，但放开时用拇指和食指持住血管钳一个环口，中指和无名指挡住另一环口，将拇指和无名指轻轻用力对顶即可。要注意：血管钳不得夹持皮肤、肠管等，以免组织坏死。止血时只扣上一二齿即可，要检查扣锁是否失灵，有时钳柄会自动松开，造成出血，应警惕。使用前应检查前端横形齿槽两页是否吻合，不吻合者不用，以防止血管钳夹持组织滑脱。

（4）常用其他钳类器械：①卵圆钳：分为有齿、无齿两种。有齿的主要用以夹持、传递已消毒的器械、缝线、缝针、敷料、引流管等，也用于钳夹蘸有消毒液的纱布，以消毒手术野的皮肤，或用于手术野深处拭血，无齿纹的用于夹持脏器，协助暴露。②组织钳：又叫鼠齿钳（Allis），对组织的压榨较血管钳轻，故一般用以夹持软组织，不易滑脱，如夹持牵引被切除的病变部位，以利于手术进行，钳夹纱布垫与切口边缘的皮下组织，避免切口内组织被污染。③布巾钳：用于固定铺盖手术切口周围的手术巾，注意使用时勿夹伤正常皮肤组织。④肠钳：用于夹持肠管，齿槽薄，弹性好，对组织损伤小，使用时可外套乳胶管，以减少对肠壁的损伤。

（5）手术镊：手术镊用于夹持或提起组织，便于分离、剪开和缝合，也可夹持缝针及敷料等。有不同的长度，分有齿镊和无齿镊二种。①有齿镊：又叫皮镊，镊的尖端有齿，齿又分为粗齿与细齿，粗齿镊用于夹持较硬的组织，损伤性较大，细齿镊用于精细手术，如肌腱缝合、整形手术等。因尖端有钩齿、夹持牢固，但对组织有一定损伤。②无齿镊：又叫平镊，其尖端无钩齿，用于夹持脆弱的组织、脏器及敷料。浅部操作时用短镊，深部操作时用长镊，尖头平镊对组织损伤较轻，用于血管、神经手术。正确持镊方法是用拇指对食指与中指，执二镊脚中上部。

（6）持针钳：也叫持针器，主要用于夹持缝针缝合各种组织，有时也用于器械打结。用持针器的尖夹住缝针的中后1/3交界处为宜，多数情况下夹持的针尖应向左，特殊情况可向右，缝线应重叠1/3，且将绕线重叠部分也放于针嘴内，以利于操作。常见执持针钳方法有如下几种：①掌握法：也叫一把抓或满把握，即用手掌握拿持针钳。此法缝合稳健容易改变缝合针的方向，缝合顺利，操作方便。②指套法：为传统执法，用拇指、无名指套入钳环内，以手指活动力量来控制持针钳的开闭，并控制其张开与合拢时的动作范围。用中指套入钳环内的执钳法，因距支点远而稳定性差，故为错误的执法。③掌指法：拇指套入钳环内，食指压在钳的前半部做支撑引导，其余三指压钳环固定手掌中，拇指可上下开闭活动，控制持针钳的张开与合拢。

（7）拉钩：拉钩也叫牵开器，是显露手术野必需的器械。拉钩分为自动拉钩和手动拉钩。自动拉钩为自行固定牵开器，腹腔、盆腔、胸腔手术均可应用。常用的几种拉钩分别介绍如下：①皮肤拉钩：为耙状牵开器，用于浅部手术的皮肤拉开。②阑尾拉钩：为钩状牵开器，用于阑尾、疝等手术，用于腹壁牵拉。③腹腔平头拉钩：为较宽大的平滑钩状，用于腹腔较大的手术。④ "S" 形拉钩：是一种如 "S" 状腹腔深部拉钩。使用拉钩时，应以纱垫将拉钩与组织隔开，拉力应均匀，不应突然用力或用力过大，以免损伤组织，正确持拉钩的方法是掌心向上。

（8）压肠板：压肠板为一金属平板，用于压挡肠管，暴露手术野，便于手术操作及缝合腹膜。

（9）吸引器：用于吸除手术野中的出血、渗出物、脓液、空腔脏器中的内容物，使手术野清楚，减少污染机会。吸引器由吸引头、橡皮管、吸引瓶及动力部分组成。动力又分马达电力和脚踏吸筒二种，后者用于无电力地区。吸引头结构和外形有多种，主要有单管及套管型，尾部以橡皮管接于吸引瓶上待用。单管吸引头用以吸除手术野的血液及胸腹内液体等。套管吸引头主要用于吸除腹腔内的液体，其外套管有多个侧孔及进气孔，可避免大网膜、肠壁等被吸住、堵塞吸引头。

（10）缝针：缝针是用于各种组织缝合的器械，它由三个基本部分组成，即针尖、针体和针眼。缝针按针尖形状分为圆针和三角针。三角针前半部为三棱形，较锋利，用于缝合皮肤、软骨、韧带等坚韧组织，损伤性较大。圆针损伤虽小，但穿透力弱，常用于缝合胃肠、腹膜、血管等阻力较小的组织。无论用圆针或三角针，原则上应选用针径较细者，损伤较少；但有时组织韧性较大，针径过细易于折断，故应合理选用。此外，在使用弯针缝合时，应顺弯针弧度从组织拔出，否则易折断。目前发达国家多采用针线一体的缝合针（无针眼），这种针线对组织所造成的损伤小（针和线的粗细一致），可防止缝线在缝合时脱针与免去引线的麻烦。无损伤缝针属于针线一体类，可用于血管神经的吻合等。

（11）缝线：分为可吸收缝线及不吸收缝线两大类：①可吸收缝线类：主要为肠线和合成纤维线。肠线为羊的小肠黏膜下层制成。有普通与铬制两种，普通肠线吸收时间较短（4～5 天），多用于结扎及皮肤缝合。铬制肠线吸收时间长（14～21 天），用于缝合深部组织。肠线属异体蛋白质，在吸收过程中，组织反应较重。其优点是可被吸收，不存异物。目前肠线主要用于内脏如胃、肠、膀胱、输尿管、胆道等黏膜层的缝合。在感染的创口中使用肠线，可减少由于其他不能吸收的缝线所造成的难以愈合的窦道。使用肠线时，应注意以下问题：肠线质地较硬，使用前应用盐水浸泡，待变软后再用，但不可用热水浸泡或浸泡时间过长，以免肠线肿胀、易折、影响质量；不能用持针钳或血管钳夹肠线，也不可将肠线扭曲，以至扯裂易断；肠线一般较硬、较粗、光滑，结扎时需要三重结；剪断线时线头应留较长，否则线结易松脱。合成纤维线，品种较多，它们的优点有组织反应较轻、吸收时间延长、有抗菌作用。②不吸收缝线类：有丝线、棉线、不锈钢丝、尼龙线、钽丝、银丝、麻线等数十种。最常用的是丝线，其优点是柔韧性高，操作方便、对组织反应较小，能耐高温消毒，价钱低，来源易。缺点是在组织内为永久性的异物，伤口感染后易形成窦道，长时间后线头排出，延迟愈合，胆道、泌尿道缝合可导致结石形成。各种缝线的粗细，以阿拉伯数字标号，0号以上数字越大线越粗，0号以下0的个数愈多线愈细。另外，目前已研制出许多种代替缝针、缝线的切口粘合材料，使用时方便、速度快，切口愈合后瘢痕小。主要有外科拉链、医用粘合剂和外科缝合器三大类。

（12）无菌容器：常用的为盆、碗、盒、弯盘，多为搪瓷或金属制品，用来盛放无菌物品。徒手端拿时要托底，不要触及容器上缘。使用带盖的无菌容器时，须将盖的内面（无菌面）朝上，放于稳妥处，手不可触及内面，用后及时盖严。

【注意事项】

1. 直血管钳和持针器在结构上相似，注意区分。
2. 在使用各种器械之前应先检查各器械是否处于完好状态。

【思考题】

1. 说出常用外科手术器械的名称和使用方法。
2. 肠线在使用过程中有哪些注意事项？

【评分标准】

项目		操作内容
操作前准备（15分）	护士准备（5分）	仪表端庄，着装整齐，洗手
	用物准备（10分）	治疗盘1个，手术刀柄2个，刀片2个，组织剪1把，剪线剪1把，拆线剪1把，直血管钳1把，弯血管钳4把，有齿血管钳1把，蚊式血管钳2把，卵圆钳2把，鼠齿钳1把，肠钳1把，巾钳1把，缝针若干，缝线若干，有齿镊1把，无齿镊1把，皮肤拉钩1个，阑尾拉钩1个，腹腔平头拉钩1个，"S"形拉钩1个，压肠板1个，吸引器头1个，探针1个，治疗碗1个，治疗盆1个
实施（75分）	操作（60分）	（1）将各种手术常用器械按刀、剪、钳、镊子、拉钩等进行分类（20分）。（2）说出各种器械的名称及用途（20分）。（3）演示各种器械的使用方法（20分）
	整理（15分）	将各种常用手术器械分类整理
综合评价（10分）		（1）熟练辨认常用手术器械。（2）操作完毕将各常用手术器械进行分类整理

实验二　外科常用手术技术——打结

【实验学时】 2学时。

【实验类型】 演示性实验。

【教学目标】 ①掌握单手打结、器械打结的方法。②熟悉常见结的种类。

【实验目的】 配合完成缝合后打结，顺利完成基本手术过程。

【实验用物】 打结训练模型1个，多功能小手术训练工具箱1个（镊子2把，血管钳2把，持针器2把，缝针4个，拆线剪2把，剪线剪2把），缝线若干。

【实验步骤】

1. 操作前准备

（1）护士准备：穿戴整齐，戴口罩，洗手，戴手套。

（2）物品准备：准备打结训练模型和多功能小手术训练工具箱。

2. 操作步骤：教师组织教学，讲解常见的结的种类、打结方法以及打结注意事项，演示单手打结和器械打结的方法。打结是外科手术操作中十分重要的技术，是最基本的操作之一，它贯穿在外科基本操作的全程。结扎是否牢固可靠，与打结的方法正确与否有关，牢固可靠的结扎有赖于熟练、正确打结技术。打结的速度与质量不仅与手术时间的长短有关，也会影响整个手术质量及病人的预后，甚至危及病人的生命安全。质量不高的结或不正确的结，可粗暴地牵拉组织，尤其是精细手术及涉及血管外科时，可导致结扎不稳妥、不可靠，术后线结滑脱和松结引起出血、继发感染及消化液漏等。因此必须正确、熟练地掌握外科打结技术。

（1）结的种类：①单结：为各种结的基本结，只绕一圈，不牢固，偶而在皮下非主要出血结扎时使用，其他很少使用。②方结：也叫平结，其特点是结扎线来回交错，着力均匀，打成后愈拉愈紧，不会松开或脱落，因而牢固可靠，多用于结扎较小血管和各种缝合时的结扎，是外科手术中最常用的结。③外科结：第一个线扣重绕两次，使线间的磨擦面及磨擦系数增大，从而也增加了安全系数。然后打第二个线扣时不易滑脱和松动，比较牢固。用于较大血管和组织张力较大部位的结扎。但因麻烦及费时，手术中极少采用。④三叠结：又称三重结，就是在方结的基础上再重复第一个结，且第三个结与第二个结的方向相反，以加强结扎线间的摩擦力，防止线松散滑脱，因而牢固可靠，常用于较大血管和较多组织的结扎，也用于张力较大组织缝合。尼龙线、肠线的打结也常用此结。缺点为组织内的结扎线头较大，使较大异物遗留在组织中。⑤滑结：在作方结时，由于不熟练，双手用力不均，致使结线彼此垂直重叠无法结牢而形成滑结，而不是方结，应注意避免，改变拉线力量分布及方向即可避免。手术中不宜采用此结，特别是在结扎大血管时应力求避免使用。⑥假结：又名顺结、"十字结"。结扎后易自行滑脱和松解。构成两单结的方向完全相同，手术中不宜使用，尤其是在重要部位的结扎时忌用。

（2）打结方法及技术：打结的方法可分为单手打结法、双手打结法及器械打结法三种。①单手打结法：简单、迅速，左右两手均可进行，应用广泛，但操作不当易成滑结。打结时，一手持线，另一手打结，主要用拇指、食指、中指。凡"持线"、"挑线"、"钩钱"等动作必须运用手指末节近指端处，才能做到迅速有效。拉线作结时要注意线的方向。如用右手打结，右手所持的线要短些。此法适合于各部位的结扎。②双手打结法：较单手打结法更为可靠，不易滑结，双手打结法较单手打结法复杂。除用于一般结扎外，对深部或组织张力较大的缝合结扎较为可靠、方便。此法适用于深部组织的结扎和缝扎。③器械打结法：用血管钳或持针器打结，简单易学，适用于深部、狭小手术野的结扎或缝线过短用手打结有困难时。优点是可节省缝线，节约穿线时间及不妨碍视线。其缺点是，当有张力缝合时，第一结易松滑，需助手辅助才能扎紧。防止松滑的办法是改变结的方向或者助手给予辅助。

【注意事项】

1. 无论用何种方法打结，第一结及第二结的方向不能相同。

2. 在打结的过程中，两手的用力一定要均匀一致，这一点对结的质量及安全性至关重要。

3. 打结线收紧时要求三点（即两手用力点与结扎点）成一直线，两手的反方向力量相等，每一结均应放平后再拉紧。

4. 打结时，要选择质量好的粗细合适的线。结扎前将线用盐水浸湿，因线湿后能增加线间的摩擦力,增加拉力,干线易断。

【思考题】

1. 简述打结的注意事项。

2. 简述器械打结的适用条件及方法。

【评分标准】

项目		操作内容
操作前准备 (15分)	护士准备 (5分)	仪表端庄,着装整齐,戴口罩,洗手,戴手套
	用物准备 (10分)	打结训练模型1个,多功能小手术训练工具箱1个(镊子2把,血管钳2把,持针器2把,缝针4个,拆线剪2把,剪线剪2把),缝线若干
实施 (75分)	操作 (70分)	(1)演示单手打结的方法(30分)。 (2)简述器械打结的适用条件(10分)。 (3)演示器械打结的方法(30分)
	整理 (5分)	将打结所需物品整理,放回原处
综合评价 (10分)		(1)熟练正确地进行单手打结和器械打结。 (2)实验毕将打结所需用物进行整理

实验三 外科常用手术技术——缝合

【实验学时】2学时。

【实验类型】演示性实验。

【教学目标】①掌握单纯间断缝合法。②熟悉常见的缝合的种类。

【实验目的】为手术病人缝合创缘。

【实验用物】缝合练习模块工具箱1个(模拟皮肤组织1个,手术刀柄1把,刀片若干,持针器1把,镊子1把,缝针若干),缝线若干。

【实验步骤】

1. 操作前准备

(1)护士准备:穿戴整齐,戴口罩,洗手,戴手套。

(2)物品准备:缝合练习模块工具箱1个,缝线若干。

2. 操作步骤:教师组织教学,讲解常见缝合的种类,演示单纯间断缝合法。缝合是将已经切开或外伤断裂的组织、器官进行对合或重建其通道,恢复其功能,是保证良好愈合的基本条件,也是重要的外科手术基本操作技术之一。不同部位的组织器官需采用不同的方式方法进行缝合。缝合可以用持针钳进行,也可徒手直接拿直针进行,此外还有皮肤钉合器、消化道吻合器、闭合器等。

(1)缝合的分类:缝合的方法很多,目前尚无统一的分类方法。按组织的对合关系分为单纯缝合、外翻缝合、内翻缝合三类,每一类中又按缝合时缝线的连续与否分为间断和连续缝合两种;按缝线与缝合时组织间的位置关系分为水平缝合、垂直缝合;按缝合时的形态分为荷包缝合、半荷包缝合、U字缝合、8字缝合、T字缝合、Y形缝合等;另外还有用于特别目的所做的缝合,如减张缝合、皮内缝合、缝合止血等。随着科学技术的不断发展,除缝合法外,尚有其他的一些闭合创口的方法,如吻合器、封闭器、医用粘胶、皮肤拉链等。

(2)缝合的方法:以皮肤单纯间断缝合为例说明缝合的步骤。①进针:缝合时左手执有齿镊，提起皮肤边缘，右手执持针钳，用腕臂力由外旋进，顺针的弧度刺入皮肤，经皮下从对侧切口皮缘穿出。②拔针：可用有齿镊夹持针前端顺针的弧度外拔，同时持针器从针后部顺势前推。③出针、夹针：当针要完全拔出时，阻力已很小，可松开持针器，单用镊子夹针继续外拔，持针器迅速转位再夹针体（后1/3弧处），将针完全拔出，由第一助手打结，第二助手剪线，完成缝合步骤。

【注意事项】

1. 要保证缝合创面或伤口的良好对合。缝合应分层进行，按组织的解剖层次进行缝合，使组织层次严密，不要卷入或缝入其他组织，不要留残腔，防止积液、积血及感染。缝合的创缘距及针间距必须均匀一致，这样看起来美观，更重要的是，受力及分担的张力一致并且缝合严密，不会发生泄漏。

2. 注意缝合处的张力。结扎缝合线的松紧度应以切口边缘紧密相接为准，不宜过紧，换言之，切口愈合的早晚、好坏并不与紧密程度完全成正比，过紧过松均可导致愈合不良。伤口有张力时应进行减张缝合，伤口如缺损过大，可考虑行转移皮瓣修复或皮片移植。

3. 缝合线和缝合针的选择要适宜。无菌切口或污染较轻的伤口在清创和消毒清洗处理后可选用丝线，已感染或污染严重的伤口可选用可吸收缝线，血管的吻合应选择相应型号的无损伤针线。

【思考题】

1. 简述缝合的步骤。

2. 缝合时有哪些注意事项？

【评分标准】

项目		操作内容
操作前准备 （15分）	护士准备 （5分）	仪表端庄，着装整齐，戴口罩，洗手，戴手套
	用物准备 （10分）	缝合练习模块工具箱1个（模拟皮肤组织1个，手术刀柄1把，刀片若干，持针器1把，镊子1把，缝针若干），缝线若干
实施 （75分）	操作 （60分）	（1）进针：缝合时左手执有齿镊，提起皮肤边缘，右手执持针钳，用腕臂力由外旋进，顺针的弧度刺入皮肤，经皮下从对侧切口皮缘穿出（20分）。 （2）拔针：可用有齿镊夹持针前端顺针的弧度外拔，同时持针器从针后部顺势前推（20分）。 （3）出针、夹针：当针要完全拔出时，阻力已很小，可松开持针器，单用镊子夹针继续外拔，持针器迅速转位再夹针体（后1/3弧处），将针完全拔出，由第一助手打结，第二助手剪线，完成缝合步骤（20分）
	整理 （15分）	操作完毕将缝合所需物品整理归位
综合评价 （10分）		（1）操作过程中步骤规范正确，操作熟练，有条理，不慌乱。 （2）操作时态度认真严谨，表现出良好的职业素质

实验四　外科常用手术技术——拆线

【实验学时】2学时。

【实验类型】演示性实验。

【教学目标】①掌握拆线的方法。②熟悉不同部位伤口拆线的时间。

【实验目的】为手术缝合病人进行拆线。

【实验用物】多功能小手术训练工具箱1个（镊子2把，血管钳2把，持针器2把，缝针 4 个，拆线剪 2 把，剪线剪 2 把），缝线若干。

【实验步骤】

1. 操作前准备

（1）护士准备：穿戴整齐，戴口罩，洗手。

（2）病人准备：评估伤口是否愈合，是否出现红肿、压痛、局部张力增高等感染征象。向病人做好解释工作，包括拆线的目的，可能引起的不适，以取得病人的配合和理解。

（3）物品准备：多功能小手术训练工具箱 1 个（镊子 2 把，血管钳 2 把，持针器 2 把，缝针 4 个，拆线剪 2 把，剪线剪 2 把），缝线若干。

（4）环境准备：在换药室进行，要求换药室宽敞、明亮、光线充足、温湿度适宜。

2. 操作步骤：教师组织教学，讲解拆线的目的、不同部位拆线的时间，演示拆线的方法。一切皮肤缝线均为异物，不论愈合伤口或感染伤口均需拆线。所以外科拆线尤指在缝合的皮肤切口愈合以后或手术切口发生某些并发症时（如切口化脓性感染、皮下血肿压迫重要器官等）拆除缝线的操作过程。

（1）拆线的目的：拆线原则上应早期，以减少针眼炎症反应，改善局部血液循环。

（2）拆线时间：拆线的早晚应考虑切口部位以及各部位血液循环情况，切口的大小、张力，全身一般情况、营养状况以及年龄等。如无特殊情况，可按一般规定拆线。日期为：①头面颈 4～5 天；②下腹部、会阴部 6～7 天；③胸部、上腹部、背部、臀部 7～9 天；④四肢 10～12 天（近关节处可适当延长）；⑤减张缝合后 14 天拆线。

另外，肠线可以不拆，待其自行吸收脱落。有时可根据情况采用间隔拆线。对于已经感染化脓的伤口应及早部分拆线或全拆线，及时换药处理。拆线后如发现愈合不良而有裂开的可能，则可用蝶形胶布将伤口固定，并以绷带包扎。

（3）拆线方法：①消毒：一般部位用酒精棉球皮肤消毒。颜面部、会阴部、黏膜、婴幼儿皮肤用 0.1% 新洁尔灭棉球皮肤消毒。先清洗干净伤口血迹，并浸湿缝线线头。使线头不粘在皮肤上。②操作者左手持血管钳或镊子，夹住线头，轻轻向上提起，将埋于皮下的缝线提起 1～2mm。用剪刀插进线结下空隙，紧贴针眼，于由皮内拉出的部分将线剪断，向对侧拉出。③全部拆完后，用消毒液棉球再擦拭一遍，盖无菌敷料，包扎固定。

【注意事项】

1. 操作过程中严格执行无菌操作。

2. 不能使原来暴露在皮肤外的线段经过皮下组织，以免发生感染。

【思考题】

1. 简述不同部位拆线的时间。

2. 拆线时有哪些注意事项？

【评分标准】

项目		操作内容
操作前准备（20分）	病人准备（5分）	评估伤口是否愈合，是否出现红肿、压痛、局部张力增高等感染征象。向病人做好解释工作，包括拆线的目的，可能引起的不适，以取得病人的配合和理解
	护士准备（5分）	仪表端庄，着装整齐，戴口罩，洗手，戴手套
	用物准备（5分）	多功能小手术训练工具箱 1 个（镊子 2 把，血管钳 2 把，持针器 2 把，缝针 4 个，拆线剪 2 把，剪线剪 2 把），缝线若干
	环境准备（5分）	在换药室进行，要求换药室宽敞、明亮、光线充足、温湿度适宜

项目		操作内容
实施 (70分)	操作 (60分)	(1)消毒:一般部位用酒精棉球皮肤消毒。颜面部、会阴部、黏膜、婴幼儿皮肤用0.1%新洁尔灭棉球皮肤消毒。先清洗干净伤口血迹,并浸湿缝线线头。使线头不粘在皮肤上(20分)。 (2)操作者左手持血管钳或镊子,夹住线头,轻轻向上提起,将埋于皮下的缝线提起1~2mm。用剪刀插进线结下空隙,紧贴针眼,于由皮内拉出的部分将线剪断,向对侧拉出(20分)。 (3)全部拆完后,用消毒液棉球再擦拭一遍,盖无菌敷料,包扎固定(20分)
	整理 (10分)	操作完毕将物品妥善放置,协助病人安置舒适体位,整理床单元
综合评价 (10分)		1. 操作过程中步骤规范正确,操作熟练,严格执行无菌操作。 2. 操作时态度认真严谨,表现出良好的职业素质

实验五　无菌器械台

【实验学时】2学时。

【实验类型】演示性实验。

【教学目标】掌握铺无菌器械台的目的、无菌器械台的使用原则以及无菌器械台的铺法。

【实验目的】①准备术中所需器械与物品。②保证器械台上的器械、物品的无菌和完好状态。

【实验用物】器械台1个,无菌物品包1个,无菌持物钳1把及持物缸1个。

【实验步骤】

1. 操作前准备

(1) 护士准备:更换洗手衣裤、拖鞋,戴帽子、口罩,摘去佩戴的项链、戒指等饰物,修剪指甲。

(2) 物品准备:评估欲行手术名称、手术范围、手术时间和麻醉方式,据此准备器械台1个,无菌物品包1个,无菌持物钳1把及持物缸1个。

(3) 环境准备:手术室宽敞明亮,减少人员走动。

2. 操作步骤:教师组织教学,讲解无菌器械台的构造、使用原则,演示无菌器械台的铺法。

(1) 无菌器械台的构造:无菌器械台按手术大小需要一般分大、小两种,规格分别为110cm×60cm×90cm,80cm×40cm×90cm。器械台周边有栏边,高4~5cm,防止器械滑下。无菌器械台具有简单、坚固、轻便及易于清洁等特点。

(2) 无菌器械台的使用原则:无菌器械台上的无菌巾单至少4~6层,无菌巾单下垂桌缘下30cm以上。铺无菌器械台时身体与其保持10cm的距离,未穿无菌手术衣、未戴无菌手套时,手臂不能跨越无菌区。手术人员双手不能扶持无菌器械台的边缘,台缘下应视为污染区,凡坠落台缘平面下的物品均被视为污染,必须重新消毒和更换。若台面被水或血液浸湿应视为被污染,须及时加盖无菌巾单。术中污染的器械、用物应置于弯盘等容器内,勿与其他器械接触。器械护士应及时清理无菌器械台上的器械及用物,以保持台面的整洁,并能及时供应手术人员所需的器械和物品。

(3) 无菌器械台的铺法:①将无菌物品包放置在器械台上。②查看无菌物品包的名称,灭菌日期及有效期，是否开启、干燥。③解开系带挽结，按折叠顺序依次打开第一层包布。④用无菌持物钳打开第二层包布，注意先对侧后近侧。⑤器械护士刷手、穿无菌手术衣、戴无菌手套后，洗手。⑥将无菌物品包放置于器械台中央并按顺序打开。⑦铺无菌大单，先铺近侧，后铺对侧，无菌巾单下垂桌缘下30cm以上。⑧检查无菌物品包内指示卡消毒是否合格，放于弯盘内。⑨器械护士将器械按使用先后次序及类别排列整齐，放于无菌台上。

【注意事项】

1. 操作过程中严格执行无菌操作。

2. 无菌器械台上的无菌巾单至少4～6层，无菌巾单下垂桌缘下30cm以上。

【思考题】

1. 简述无菌器械台的使用原则。

2. 简述无菌器械台的铺法。

【评分标准】

项目		操作内容
操作前准备（20分）	护士准备（5分）	更换洗手衣裤、拖鞋，戴帽子、口罩，摘去佩戴的项链、戒指等饰物，修剪指甲
	物品准备（10分）	评估欲行手术名称、手术范围、手术时间和麻醉方式，据此准备器械台1个，无菌物品包1个，无菌持物钳1把及持物缸1个
	环境准备（5分）	手术室宽敞明亮，减少人员走动
实施（70分）	操作（70分）	(1)将无菌物品包放置在器械台上(5分)。 (2)查看无菌物品包的名称、灭菌日期及有效期，是否开启、干燥(5分)。 (3)解开系带挽结，按折叠顺序依次打开第一层包布(5分)。 (4)用无菌持物钳打开第二层包布，注意先对侧后近侧(5分)。 (5)器械护士刷手、穿无菌手术衣、戴无菌手套后，洗手(10分)。 (6)将无菌物品包放置于器械台中央并按顺序打开(5分)。 (7)铺无菌大单，先铺近侧，后铺对侧，无菌巾单下垂桌缘下30cm以上(10分)。 (8)检查无菌物品包内指示卡消毒是否合格，放于弯盘内(5分)。 (9)器械护士将器械按使用先后次序及类别排列整齐，放于无菌台上(20分)
综合评价（10分）		(1)无菌观念强。 (2)程序操作熟练，动作轻盈。 (3)器械摆放整齐，美观，实用

实验六 术中无菌物品的传递

【实验学时】2学时。

【实验类型】演示性实验。

【教学目标】掌握术中无菌物品传递的方法及注意事项。

【实验目的】准确、迅速地传递手术过程中所需的器械与物品。

【实验用物】治疗盘1个，手术刀柄2个，刀片2个，组织剪1把，剪线剪1把，直血管钳1把，弯血管钳4把，有齿血管钳1把，蚊式血管钳2把，卵圆钳2把，鼠齿钳1把，肠钳1把，巾钳1把，缝针若干，缝线若干，有齿镊1把，无齿镊1把，皮肤拉钩1个，阑尾拉钩1个，腹腔平头拉钩1个，"S"形拉钩1个，压肠板1个，吸引器头1个，探针1个。

【实验步骤】

1. 操作前准备

(1) 护士准备：更换洗手衣裤、拖鞋，戴帽子、口罩，摘去佩戴的项链、戒指等饰物，修剪指甲。

（2）物品准备：治疗盘1个，手术刀柄2个，刀片2个，组织剪1把，剪线剪1把，直血管钳1把，弯血管钳4把，有齿血管钳1把，蚊式血管钳2把，卵圆钳2把，鼠齿钳1把，肠钳1把，巾钳1把，缝针若干，缝线若干，有齿镊1把，无齿镊1把，皮肤拉钩1个，阑尾拉钩1个，腹腔平头拉钩1个，"S"形拉钩1个，缝线若干。

（3）环境准备：手术室宽敞明亮，减少人员走动。

2．操作步骤：教师组织教学，演示术中常用物品的传递技巧，讲解物品传递的注意事项。

（1）传递环柄器械时，传递者握住环柄器械的头端或轴节，以柄端轻敲术者手掌，传递至术者手中。

（2）传递弯钳和弯剪时，应将弯部向上传递。

（3）传递缝针时，应用持针器夹住针体中后1/3交界处，传递者握住持针器中部，缝针的尖端朝向手心，缝线搭在手背或用手夹持，将柄端递给术者。

（4）传递手术刀时，传递者应握住刀柄和刀片衔接处的背部，将刀柄尾端递给术者，不可将刀刃指向术者传递，以免造成损伤。

（5）传递手术镊时，应手握镊尖部，尖端闭合，直立式传递；紧急时可用拇指、食指、中指握住镊子尾部，以三指合力关闭镊子开口端，让术者握住镊子的中部。

（6）传递拉钩时，应先用盐水浸泡，握住拉钩前端，钩部向上，将柄端平行传递。

（7）传递钳带线时，用血管钳夹住缝线，缝线收在手中传递。

（8）传递纱布垫时，应先用盐水浸湿拧干，对角拉开，双手递上。

【注意事项】

1．传递器械时要主动、敏捷、准确。

2．传递器械时，切忌在背后传递，也不能越过一个术者的手上传递给另外一个术者。

3．器械用过后要迅速回收，擦净血渍，放置于升降台备用，避免器械堆积在手术野周围，以免影响手术顺利进行。

4．缝针、缝线、纱布之类容易遗留在病人体腔内的物品，更应随时回收并清点。

5．物品传递过程中必须严格执行无菌操作，保持器械台及升降台的无菌状态。术中已污染的器械和物品不能放回原处。

【思考题】

1．简述术中无菌物品的传递技巧。

2．简述术中无菌物品传递的注意事项。

【评分标准】

项目		操作内容
操作前准备（20分）	护士准备（5分）	更换洗手衣裤、拖鞋、戴帽子、口罩，摘去佩戴的项链、戒指等饰物，修剪指甲
	物品准备（10分）	治疗盘1个，手术刀柄2个，刀片2个，组织剪1把，剪线剪1把，直血管钳1把，弯血管钳4把，有齿血管钳1把，蚊式血管钳2把，卵圆钳2把，鼠齿钳1把，肠钳1把，巾钳1把，缝针若干，缝线若干，有齿镊1把，无齿镊1把，皮肤拉钩1个，阑尾拉钩1个，腹腔平头拉钩1个，"S"形拉钩1个，缝线若干
	环境准备（5分）	手术室宽敞明亮，减少人员走动

项目		操作内容
实施 （70分）	操作 （70分）	（1）传递环柄器械时，传递者握住环柄器械的头端或轴节，以柄端轻敲术者手掌，传递至术者手中（10分）。 （2）传递弯钳和弯剪时，应将弯部向上传递（5分）。 （3）传递缝针时，应用持针器夹住针体中后1/3交界处，传递者握住持针器中部，缝针的尖端朝向手心，缝线搭在手背或用手夹持，将柄端递给术者（10分）。 （4）传递手术刀时，传递者应握住刀柄和刀片衔接处的背部，将刀柄尾端递给术者，不可将刀刃指向术者传递，以免造成损伤（10分）。 （5）传递手术镊时，应手握镊尖部，尖端闭合，直立式传递；紧急时可用拇指、食指、中指握住镊子尾部，以三指合力关闭镊子开口端，让术者握住镊子的中部（10分）。 （6）传递拉钩时，应先用盐水浸泡，握住拉钩前端，钩部向上，将柄端平行传递（5分）。 （7）传递钳带线时，用血管钳夹住缝线，缝线收在手中传递（10分）。 （8）传递纱布垫时，应先用盐水浸湿拧干，对角拉开，双手递上（10分）
综合评价 （10分）		（1）无菌观念强。 （2）程序操作熟练，动作轻盈

实验七　手术体位的安置

【实验学时】2学时。

【实验类型】演示性实验。

【教学目标】①掌握不同的手术体位的安置方法。②熟悉人体的解剖结构，避免因体位安置不当损伤大血管和神经。

【实验目的】能根据手术要求正确安全地安置手术体位，无因体位安置不当而导致任何并发症。

【实验用物】手术台1个，手术台附件1套（托手架及固定器各2个、腰托及固定器各2个、搁腿架及固定器各2个），中单2个，头圈1个，软枕、软垫若干，约束带若干。

【实验步骤】

1. 操作前准备

（1）护士准备：穿戴整齐，戴帽子、口罩。

（2）病人准备：向病人解释安置手术体位的目的，取得病人的配合，消除其紧张情绪。

（3）物品准备：手术台1个，手术台附件1套（托手架及固定器各2个、腰托及固定器各2个、搁腿架及固定器各2个），中单2个，头圈1个，软枕、软垫若干，约束带若干。

（4）环境准备：手术室宽敞明亮。

2. 操作步骤：教师组织教学，讲解并演示手术过程中常用手术体位的安置方法及注意事项。

（1）仰卧位：①水平仰卧位：适用于腹部、胸前手术。患者仰卧于手术床上→双上肢自然放于身体两侧，中单固定→双下肢伸直，双膝下放一软垫→约束带轻轻固定膝部。②上肢外展仰卧位：适用于乳房及腋部手术。患者仰卧于手术床上→患侧肩下垫一软枕→患侧上肢外展自然放于搁手板上，外展不得超过90°→对侧上肢用中单固定于体侧→双下肢伸直，双膝下放一软垫→约束带轻轻固定膝部。③颈过伸仰卧位：适用于颈前部手术，如甲状腺、气管等。患者仰卧于手术床上→双肩下垫肩枕抬高肩部→颈后垫一软枕，使头后仰→双上肢自然放于身体两侧，中单固定→双下肢伸直，双膝下放一软垫→约束带轻轻固定膝部。

（2）侧卧位：①胸部手术侧卧位：适用于胸腔手术。患者健侧卧90°→两手臂向前伸展于同侧不同高度的托手架上→腋下垫一腋垫，防止上臂受压损伤神经→束臂带固定双上肢→头下枕一 25cm 高的枕垫→胸背部两侧各垫一个软枕→骨盆两侧上腰托，腰托与患者之间各置一软垫→上侧下肢屈曲，下侧下肢伸直，两腿之间夹一大软枕→约束带固定髋部和膝部。

②肾手术侧卧位：适用于肾脏手术。患者健侧卧 90°，肾区对准腰桥→两手臂向前伸展于同侧不同高度的托手架上→腋下垫一腋垫，防止上臂受压损伤神经→束臂带固定双上肢→头下枕一 25cm 高的枕垫→胸背部两侧各垫一个软枕→骨盆两侧上腰托，腰托与患者之间各置一软垫→上侧下肢伸直，下侧下肢屈曲，两腿之间夹一大软枕→约束带固定髋部和膝部→手术切口对准腰桥，将腰桥摇高。

（3）俯卧位：适用于脊柱手术等。患者俯卧，头转向一侧或支撑于头架上→胸部两侧垫一个大软枕，使胸腹部悬空，保护胸腹部呼吸不受限制→双上肢自然弯曲放于头两侧→双足、膝部各垫一软垫，使膝部不受压，踝关节自然弯曲下垂。

（4）截石位：适用于会阴部、肛门手术。将手术床下 1/3 部位摇下→两侧插上搁腿架，调节好高度后固定→患者仰卧→下移病人，使骶尾部略低于坐板下缘→臀下垫一软枕→双腿放在搁腿架上，腘窝处垫软垫→约束带固定。

【注意事项】
1. 安置手术体位时，最大限度地保证病人的舒适与安全。
2. 安置的手术体位要符合手术要求，充分暴露手术野。
3. 安置手术体位时，对呼吸和循环的影响最小。
4. 妥善固定，不可使肢体、神经受到过度牵拉或压迫；上肢外展不可超过 90°。
5. 躯干或肢体贴近手术台的凹凸部位应垫软垫，防止骨突处受压。

【思考题】
1. 安置手术体位的注意事项有哪些？
2. 对一个肾切开取石的病人应安置哪种手术体位，如何避免压迫大血管和大神经？

【评分标准】

项目		操作内容
操作前准备（20分）	护士准备（5分）	穿戴整齐,戴帽子、口罩
	物品准备（10分）	手术台 1 个,手术台附件 1 套(托手架及固定器各 2 个、腰托及固定器各 2 个、搁腿架及固定器各 2 个),中单 2 个,头圈 1 个,软枕、软垫若干,约束带若干
	环境准备（5分）	手术室宽敞明亮
实施（70分）	操作（70分）	(1)水平仰卧位:患者仰卧于手术床上→双上肢自然放于身体两侧,中单固定→双下肢伸直,双膝下放一软垫→约束带轻轻固定膝部(10分)。 (2)上肢外展仰卧位:患者仰卧于手术床上→患侧肩下垫一软枕→患侧上肢外展自然放于搁手板上,外展不得超过 90°→对侧上肢用中单固定于体侧→双下肢伸直,双膝下放一软垫→约束带轻轻固定膝部(10分)。 (3)颈过伸仰卧位:患者仰卧于手术床上→双肩下垫肩枕抬高肩部→颈后垫一软枕,使头后仰→双上肢自然放于身体两侧,中单固定→双下肢伸直,双膝下放一软垫→约束带轻轻固定膝部(10分)。 (4)胸部手术侧卧位:患者健侧卧 90°→两手臂向前伸展于同侧不同高度的托手架上→腋下垫一腋垫,防止上臂受压损伤神经→束臂带固定双上肢→头下枕一 25cm 高的枕垫→胸背部两侧各垫一个软枕→骨盆两侧上腰托,腰托与患者之间各置一软垫→上侧下肢屈曲,下侧下肢伸直,两腿之间夹一大软枕→约束带固定髋部和膝部(10分)。

项目		操作内容
实施 (70分)	操作 (70分)	(5)肾手术侧卧位:患者健侧卧90°,肾区对准腰桥→两手臂向前伸展于同侧不同高度的托手架上→腋下垫一腋垫,防止上臂受压损伤神经→束臂带固定双上肢→头下枕一25cm高的枕垫→胸背部两侧各垫一个软枕→骨盆两侧上腰托,腰托与患者之间各置一软垫→上侧下肢伸直,下侧下肢屈曲,两腿之间夹一大软枕→约束带固定髋部和膝部→手术切口对准腰桥,将腰桥摇高(10分)。 (6)俯卧位:患者俯卧,头转向一侧或支撑于头架上→胸部两侧垫一个大软垫,使胸腹部悬空,保护胸部呼吸不受限制→双上肢自然弯曲放于头两侧→双足、膝部各垫一软垫,使膝部不受压,踝关节自然弯曲下垂(10分)。 (7)截石位:适用于会阴部、肛门手术。将手术床下1/3部位摇下→两侧插上搁腿架,调节好高度后固定→患者仰卧→下移病人,使骶尾部略低于坐板下缘→臀下垫一软枕→双腿放在搁腿架上,腘窝处垫软垫→约束带固定(10分)
综合评价 (10分)		(1)安置的手术体位符合手术要求,充分暴露手术野。 (2)操作熟练,有爱伤观念

实验八　伤口换药

【实验学时】2学时。

【实验类型】演示性实验。

【教学目标】①掌握换药的原则、换药的方法以及不同伤口的处理。②熟悉换药室的设备和管理。

【实验目的】①观察伤口情况,及时发现异常。②清洁伤口,去除伤口的分泌物,预防和控制感染。③保护肉芽组织和新生上皮,促进伤口愈合。

【实验用物】换药车1个,治疗盘1个,换药盒1个(镊子2把、无菌纱布2块、生理盐水棉球4个、75%乙醇棉球4个、凡士林纱布1块),伤口模具1个,弯盘1个,胶布1卷。

【实验步骤】

1. 操作前准备

(1)护士准备:穿戴整齐,戴帽子、口罩,洗手。

(2)病人准备:了解病人手术的名称、部位,观察伤口敷料有无渗出、伤口周围皮肤有无红肿。向病人解释换药的目的和可能引起的不适,取得病人的信任和配合。若换药能引起病人严重疼痛或恐惧心理,可提前30min给予镇静止痛药物;大面积烧伤病人的换药,有时需要使用短效麻醉药物,以减轻病人的痛苦。

(3)物品准备:换药车1个,治疗盘1个,换药盒1个(镊子2把、无菌纱布2块、生理盐水棉球4个、75%乙醇棉球4个、凡士林纱布1块),弯盘1个,胶布1卷。必要时,准备探针、手术剪、止血钳等。

(4)环境准备:原则上在换药室进行换药,要求换药室空气清洁、光线充足、温湿度适宜。若在病房换药,应拉帘子遮挡,换药时及前半小时不可扫地、铺床,不要在病人睡觉、吃饭、会客等时间换药。

2. 操作步骤:教师组织教学,讲解换药室的设备和管理、换药的原则、不同伤口的处理方法,演示换药的方法。

(1)换药室的设备:外科门诊及住院病区均设有专门的换药室。室内配备有换药车、诊疗台、无菌物品柜、肢体扶托架、污物桶、污染器械浸泡消毒桶、洗手设备、紫外线灯、换药盒、换药器械、各种敷料及引流用物、外用药物等。

（2）换药室的管理：换药室要求宽敞明亮、光线充足、温湿度适宜，地面、墙壁和天花板应便于清洁和消毒。换药室应布局合理，既要清洁区和污染区严格隔开、符合无菌要求，又要各类换药用物定位放置、排列有序，便于拿放和使用。其管理方法如下：①专人负责，保证物品的齐全和供应及时；②各种盛有药物、敷料、引流用物和换药器材的容器，应标签清楚、定期灭菌，以保证无菌效果；③保持室内清洁，每天开窗通风、湿式打扫、紫外线照射消毒，定期进行空气熏蒸消毒和细菌培养；④严格执行无菌操作和管理制度，防止发生医源性感染或交叉感染。

（3）换药原则：①无菌原则：凡接触伤口的器械、敷料及物品均应灭菌，换药操作过程应严格无菌操作规程，避免发生医院内感染。②换药顺序：先换清洁伤口，再换污染伤口，最后换感染伤口。特异性感染伤口，由专人负责换药，用过的器械要先浸泡消毒后清洗，最后送高压灭菌，换下的敷料应焚烧。③换药次数：依具体情况而定，过于频繁地换药，可能损伤新生的肉芽组织或增加伤口感染的机会。缝合伤口一般在术后3天换药，若无感染或敷料潮湿、脱落等情况，直至拆线时再换药；有少许分泌物且肉芽组织生长良好的伤口，可隔日换药；感染严重、分泌物较多的伤口，应每日1次或数次换药，必要时行湿敷。④局部用药和引流：对无感染的浅表创面可不使用药物，只在其表面用凡士林纱布保护；对感染重、脓性分泌物多、水肿等创面，可采用适宜的药液纱条湿敷；对脓腔伤口应用药液纱条引流。

（4）换药的步骤和方法：①揭除伤口敷料：松绑外面包裹的敷料→一手扶持粘贴胶布对应处下方的皮肤→另一手轻轻将胶布撕开→用手沿切口方向取下外层敷料→内面向上放入备用弯盘内→用无菌镊子沿切口方向揭除内层敷料（若内层敷料与创面粘贴紧密，可用生理盐水湿润后再揭去）→将其放到揭下的外层敷料上。②清洁消毒伤口：左手持镊夹持换药盒中的75%乙醇棉球传递给右手镊（两镊不可接触）→消毒伤口及周围皮肤（缝合伤口由中心向四周消毒，化脓伤口由四周向中心消毒，消毒范围应稍大于敷料覆盖范围）→更换棉球，同样方法再消毒1次（开放伤口用生理盐水棉球轻轻擦拭伤口分泌物→再次用75%乙醇棉球消毒伤口周围皮肤）。消毒用过的棉球放于弯盘内。③覆盖敷料：覆盖无菌敷料（开放伤口表面先覆盖一层凡士林纱布保护，再覆盖敷料）→擦净皮肤上的汗渍、油渍→粘贴胶布，固定敷料（粘贴胶布的方向应与皮纹平行），必要时，加绷带包扎固定。另外覆盖的无菌敷料的大小应超过伤口周围3cm为宜，厚度视渗出情况而定。④整理：帮助病人采取舒适体位→整理好床单元→换下的敷料倒入污物桶→用过的器械清洗后放到指定地点→洗手并记录伤口情况。

（5）不同伤口的处理：①一期缝合伤口：于术后2～3天打开敷料，观察切口有无感染征象，如无异常，则用75%乙醇棉球消毒伤口及皮肤后，覆盖敷料并妥善固定，直至拆线时再换药。如果伤口感染，即表现为伤口疼痛、红肿、硬结、压痛明显伴体温升高，早期可用红外线照射；如已化脓应拆除缝线，敞开伤口引流。②健康肉芽：肉芽鲜红，呈致密细小颗粒状，较坚实，触之容易出血，无脓苔。以生理盐水棉球擦去分泌物，敷以生理盐水纱布或凡士林纱布即可。若创面较大，应予植皮。③过长肉芽：肉芽高度超出皮缘，高低不平，有时甚至翻至皮缘外，可有少许分泌物。可将其剪平，以干棉球压迫止血，也可用10%～20%硝酸银溶液烧灼过长肉芽。④水肿肉芽：肉芽苍白或淡红，无明显颗粒或呈较大颗粒，较松软，触之不易出血，可有分泌物。可用5%～10%氯化钠或30%硫酸镁纱条湿敷，并注意纠正营养状况。⑤感染肉芽：肉芽水肿，无颗粒，脓液较多，有异味。若脓液量多而稀薄，可用0.1％雷夫奴尔或0.02％呋喃西林溶液纱条湿敷；若脓液稠厚而坏死组织多，应用含氯石灰硼酸溶液（优锁）纱条湿敷。⑥脓腔伤口：脓腔伤口一般均置有引流物。应以75％乙醇棉球由外向内消毒伤口周围皮肤→拔除引流物→观察引流物上脓液情况→用生理盐水棉球清理脓腔→观察脓腔内脓液和肉芽生长情况→放置适当的引流物。若脓腔较深，可插入导尿管后用生理盐水和0.5％聚维酮碘或0.1％氯己定溶液冲洗；若脓腔深大而外口狭小致使引流不畅，应及时扩大创口；若换药多日脓液不减，创口不新鲜，可用刮匙搔刮；若形成瘘管或窦道，可考虑手术切开或切除。

【注意事项】

1. 换药时严格执行无菌操作，避免发生医院内感染。

2. 用双手持镊法进行操作时，两把镊子不能相互接触。

3. 脓腔伤口放置引流物时，引流物一定要放置于脓腔腔底，才能达到有效引流。

【思考题】

1. 简述换药的目的。

2. 简述换药的原则。

3. 如何对脓腔伤口进行换药？

【评分标准】

项目		操作内容
操作前准备（25分）	护士准备（5分）	穿戴整齐,戴帽子、口罩,洗手
	病人准备（5分）	了解病人手术的名称、部位,观察伤口敷料有无渗出、伤口周围皮肤有无红肿。向病人解释换药的目的和可能引起的不适,取得病人的信任和配合。若换药能引起病人严重疼痛或恐惧心理,可提前30min给予镇静止痛药物;大面积烧伤病人的换药,有时需要使用短效麻醉药物,以减轻病人的痛苦
	物品准备（10分）	换药车1个,治疗盘1个,换药盒1个(镊子2把、无菌纱布2块、生理盐水棉球4个、75％精棉球4个、凡士林纱布1块),弯盘1个,胶布1卷
	环境准备（5分）	原则上在换药室进行换药,要求换药室空气清洁、光线充足、温湿度适宜。若在病房换药,应拉帘子遮挡,换药时及前半小时不可扫地、铺床,不要在病人睡觉、吃饭、会客等时间换药
实施（65分）	操作（65分）	(1)揭除伤口敷料:松绑外面包裹的敷料→一手扶持粘贴胶布对应处下方的皮肤→另一手轻轻将胶布撕开→用手沿切口方向取下外层敷料→内面向上放入备用弯盘内→用无菌镊子沿切口方向揭除内层敷料(若内层敷料与创面粘贴紧密,可用生理盐水湿润后再揭去)→将其放到揭下的外层敷料上(15分)。 (2)清洁消毒伤口:左手持镊夹持换药盒中的75％乙醇棉球传递给右手镊(两镊不可接触)→消毒伤口及周围皮肤(缝合伤口由中心向四周消毒,化脓伤口由四周向中心消毒,消毒范围应稍大于敷料覆盖范围)→更换棉球,同样方法再消毒1次→开放伤口用生理盐水棉球轻轻擦拭伤口分泌物→再次用75％乙醇棉球消毒伤口周围皮肤。消毒用过的棉球放于弯盘内(20分)。 (3)覆盖敷料:覆盖无菌敷料(开放伤口表面先覆盖一层凡士林纱布保护,再覆盖敷料)→擦净皮肤上的汗渍、油渍→粘贴胶布,固定敷料→(必要时,加绷带包扎固定)。另,覆盖的无菌敷料的大小应超出伤口周围3cm为宜,厚度视渗出情况而定(15分)。 (4)整理:帮助病人采取舒适体位→整理好床单元→换下的敷料倒入污物桶→用过的器械清洗后放到指定地点→洗手并记录伤口情况(15分)
综合评价（10分）		(1)观察伤口细致,操作动作轻柔。 (2)遵循无菌原则,对污染的敷料和器械处理正确。 (3)伤口敷料清洁干燥并妥善固定

实验九　绷带包扎

【实验学时】2 学时。

【实验类型】演示性实验。

【教学目标】①掌握常用的绷带包扎方法及用途。②熟悉绷带包扎的注意事项。

【实验目的】保护伤口、压迫止血、扶托受伤肢体及固定敷料和夹板，以减轻患者的疼痛，防止进一步的损伤和污染。

【实验用物】治疗盘 1 个，剪刀 1 把，绷带若干，衬垫若干，胶布 1 卷。

【实验步骤】

1. 操作前准备

（1）护士准备：穿戴整齐，戴帽子、口罩，洗手。

（2）病人准备：向病人解释包扎的目的以取得病人的配合。评估病人受伤部位、类型、伤口的大小等，确定包扎方法。取合适体位，充分暴露包扎部位。

（3）物品准备：治疗盘 1 个，剪刀 1 把，绷带若干，衬垫若干，胶布 1 卷。

（4）环境准备：有条件时应选择空气清洁、光线明亮、温暖安静的房间。

2. 操作步骤：教师组织教学，讲解绷带包扎的注意事项，讲解并演示常用的绷带包扎方法及用途。包扎常用的物品有绷带、石膏等。其中常见的绷带有纱布绷带和弹力绷带。绷带又分两头绷带和多头绷带。多头绷带如腹带、胸带等。常见的绷带包扎的方法如下：

（1）环形包扎法：适用于肢体较小或圆柱形部位，如手、足、腕部及额部，亦用于各种包扎起始时。绷带卷向上，用右手握住，将绷带展开约 8cm，左拇指于绷带头端固定需包扎部位，右手连续环形包扎局部，其圈数按需要而定，用胶布固定绷带末端。

（2）螺旋形包扎法：适用于周径近似均等的部位，如上臂、手指等。从远端开始先环形包扎两圈，再向近端呈 30°角螺旋形缠绕，每圈重叠前一圈 2/3，末端胶布固定。在急救缺乏绷带或暂时固定夹板时每周绷带不互相掩盖，称蛇形包扎法。

（3）螺旋反折包扎法：适用于周径不等部位，如前臂、小腿、大腿等。开始先做两周环形包扎，再做螺旋包扎，然后以一手拇指按住卷带上面正中处，另一手将卷带自该点反折向下，盖过前周 1/3 或 2/3。每一次反折须整齐排列成一直线，但每次反折不应在伤口与骨隆突处。

（4）"8" 字形包扎法：适用于肩、肘、腕、踝等关节部位的包扎和固定锁骨骨折。以肘关节为例，先在关节中部环形包扎 2 圈，绷带先绕至关节上方，再经屈侧绕到关节下方，过肢体背侧绕至肢体屈侧后再绕到关节上方，如此反复，呈 "8" 字连续在关节上下包扎，每圈与前一圈重叠 2/3，最后在关节上方环形包扎 2 圈，胶布固定。

（5）反回包扎法：适用于头顶、指端和肢体残端，为一系列左右或前后反回包扎，将被包扎部位全部遮盖后，再环形包扎两周。

【注意事项】

1. 绷带包扎部位必须保持清洁干燥。皮肤皱襞处，如腋下、乳下、腹股沟等处应垫棉垫或折叠纱布遮盖。骨隆突处用棉垫保护。

2. 在满足治疗目的的前提下，病人位置应尽量舒适，肢体应保持在功能位或所需要的体位。

3. 根据包扎部位选用不同宽度的绷带。手指需用 3cm 宽的绷带，手、臂、头、足用

5cm 宽的绷带，上臂、腿部用 7cm 宽的绷带，躯体用 10cm 宽的绷带。

4. 包扎时一般自远心端向近心端包扎。如果为动脉出血，则应自近心端向远心端包扎。

5. 包扎开始处作环形包扎两周固定绷带头，以后包扎应使绷带平贴肢体或躯干，并紧握绷带，勿使落地。

6. 包扎时每周用力要均匀适度，并遮盖前周绷带的 1/3～1/2，太松易滑落，太紧易致血运障碍。

7. 包扎时，一般指、趾端最好暴露在外面，以观察肢体血运状况。

8. 包扎完毕，环形包扎两周后用胶布固定，或将绷带端撕开结扎。注意打结处不宜在伤处、发炎处、骨突处、四肢内侧面、病人坐卧位的受压部位及易摩擦部位。

9. 拆除绷带应先自固定端顺包扎相反方向松解，两手相互传递绕下。在紧急或绷带被伤口分泌物浸润干涸时，可用绷带剪剪开。

【思考题】

1. 常用的绷带包扎方法有哪几种？各自的适用范围是什么？

2. 简述绷带包扎的注意事项。

【评分标准】

项目		操作内容
操作前准备（25分）	护士准备（5分）	穿戴整齐,戴帽子、口罩,洗手
	病人准备（10分）	向病人解释包扎的目的以取得病人的配合。评估病人受伤部位、类型、伤口的大小等,确定包扎方法。取合适体位,充分暴露包扎部位
	物品准备（5分）	治疗盘 1 个,剪刀 1 把,绷带若干,衬垫若干,胶布 1 卷
	环境准备（5分）	有条件时应选择空气清洁、光线明亮、温暖安静的房间
实施（65分）	操作（65分）	(1)环形包扎法:绷带卷向上,用右手握住,将绷带展开约 8cm,左拇指于绷带头端固定需包扎部位,右手连续环形包扎局部,其圈数按需要而定,用胶布固定绷带末端(10分)。 (2)螺旋形包扎法:从远端开始先环形包扎两圈,再向近端呈 30°角螺旋形缠绕,每圈重叠前一圈 2/3,末端胶布固定。在急救缺乏绷带或暂时固定夹板时每周绷带不互相盖,称蛇形包扎法(10分)。 (3)螺旋反折包扎法:开始先做两周环形包扎,再做螺旋包扎,然后以一手拇指按住卷带上面正中处,另一手将卷带自该点反折向下,盖过前周 1/3 或 2/3。每一次反折须整齐排列成一直线,但每次反折不应在伤口与骨隆突处(15分)。 (4)"8"字形包扎法:以肘关节为例,先在关节中部环形包扎 2 圈,绷带先绕至关节上方,再经屈侧绕到关节下方,过肢体背侧绕至肢体屈侧后再绕到关节上方,如此反复,呈"8"字连续在关节上下包扎,每圈与前一圈重叠 2/3,最后在关节上方环形包扎 2 圈,胶布固定(15分)。 (5)反回包扎法:适用于头顶、指端和肢体残端,为一系列左右或前后反回包扎,将被包扎部位全部遮盖后,再作环形包扎两周(15分)
	综合评价（10分）	(1)包扎方法选择及操作正确。 (2)绷带松紧度适宜,外观平整无褶皱,患肢血运良好。 (3)操作过程中患者无特殊不适

实验十　术前皮肤准备

【实验学时】2 学时。

【实验类型】演示性实验。

【教学目标】①掌握术前皮肤准备的目的。②熟悉正确的备皮手法，会准备备皮前的用物。

【实验目的】保持手术区域干净，防止术后发生感染的并发症。

【实验用物】治疗车1辆，治疗盘1个，剃须刀1把，纱布1块，治疗碗1个（内盛肥皂水），软毛刷1个，弯盘1个，一次性治疗巾1块，毛巾1块，脸盆1个（内盛温水），汽油1瓶，棉签1包，污物桶1个。

【实验步骤】

1. 评估患者

（1）了解患者年龄、病情、预行手术时间、手术名称及手术方式。

（2）评估患者术前皮肤准备范围内的皮肤有无破损、瘢痕、感染等。

（3）了解患者既往手术史、药物过敏史等。

2. 操作前准备

（1）护士准备：洗手、戴口罩，查对医嘱，向患者解释操作目的及配合方法。

（2）患者准备：择期手术且生活能够自理的患者在护士指导下自行沐浴、更衣及剪指（趾）甲。重症患者或生活不能自理的患者需由护士及家属提供帮助。

（3）用物准备：治疗车、治疗盘、剃须刀、纱布、治疗碗（内盛肥皂水）、软毛刷、弯盘、一次性治疗巾、毛巾、脸盆（内盛温水）、汽油、棉签、污物桶。

（4）环境准备：空气清洁、光线充足、安静，提供保护患者隐私的环境。

3. 实施

（1）携治疗车及用物至患者床旁，核对患者姓名及床号。

（2）根据皮肤准备部位，协助患者取舒适体位。将一次性治疗巾垫于备皮区身体下方，暴露备皮区域，将弯盘置于一次性治疗巾上。

（3）一手持软毛刷蘸肥皂水，轻柔刷洗备皮区域皮肤。

（4）一手持纱布绷紧皮肤，另一手持剃须刀与皮肤呈45度角，在备皮范围内沿体毛生长方向按顺序从一侧开始剃净毛发。腹部手术及腹腔镜手术患者需用棉签蘸汽油清洁脐窝。

（5）取毛巾浸温水，擦拭干净备皮区域的皮肤。

（6）检查备皮效果，若发生皮肤损伤或皮肤异常反应，应及时报告上级护师及医师处理。

（7）整理用物及床单位。

（8）洗手，记录备皮时间。

【注意事项】

1. 操作前要了解患者的手术部位及备皮的范围。

2. 操作时要绷紧皮肤，动作轻柔，防止划伤皮肤。

3. 操作完毕要帮助患者清理干净备皮区域皮肤。

【思考题】

1. 思考不同区域手术的备皮范围。

2. 如何避免损伤病人皮肤？

【评分标准】

项目		操作内容
评估患者（10分）	基本信息（3分）	了解患者年龄、病情、预行手术时间、手术名称及手术方式

项目		操作内容
评估患者 (10分)	皮肤情况 (5分)	评估患者术前皮肤准备范围内的皮肤有无破损、瘢痕、感染等
	既往史 (2分)	了解患者既往手术史、药物过敏史等
操作前准备 (20分)	护士准备 (5分)	洗手、戴口罩,查对医嘱,向患者解释操作目的及配合方法
	患者准备 (5分)	择期手术且生活能够自理的患者在护士指导下自行沐浴、更衣及剪指(趾)甲。重症患者或生活不能自理的患者需由护士及家属提供帮助
	用物准备 (6分)	用物准备齐全,放置合理
	环境准备 (4分)	空气清洁、光线充足、安静,提供保护患者隐私的环境
实施 (60分)	核对患者 (6分)	携治疗车及用物至患者床旁,核对患者姓名及床号
	备皮操作 (50分)	(1)协助患者取舒适体位。铺治疗巾,充分暴露备皮区域(10分)。 (2)一手持软毛刷蘸肥皂水,轻柔刷洗备皮区域皮肤(10分)。 (3)一手持纱布绷紧皮肤,另一手持剃须刀与皮肤呈45度角,在备皮范围内沿体毛生长方向按顺序从一侧开始剃净毛发。腹部手术及腹腔镜手术患者需用棉签蘸汽油清洁脐窝(15分)。 (4)取毛巾浸温水,擦拭干净备皮区域的皮肤(10分)。 (5)检查备皮效果(5分)
	整理及记录 (4分)	整理用物及床单位,洗手,记录备皮时间
护理评价 (10分)		(1)操作前了解患者的手术部位及备皮的范围。 (2)操作时绷紧皮肤,动作轻柔,皮肤无划伤。 (3)操作完毕帮助患者清理干净备皮区域皮肤

实验十一　手术前无菌准备

【实验学时】3学时。

【实验类型】演示性实验。

【教学目标】①掌握肥皂水刷手法、穿手术衣及戴无菌手套的方法。②认识术前无菌准备的目的。

【实验目的】①保证手术过程中无菌操作,防止发生医源性感染。②做好自我保护,防止医护人员感染相关疾病。

【实验用物】肥皂1块,消毒肥皂液1盘,无菌毛刷1把,无菌小毛巾2块,泡手桶1个,75％乙醇1桶,无菌手套1副,无菌手术衣1件,污物桶1个。

【实验步骤】

1. 护理评估

(1)了解拟进行的手术名称、手术方式、手术时间、手术性质及麻醉方式。

(2)护士自身状况良好,手臂无破溃或感染,能胜任手术。

2. 操作前准备

(1)护士准备:更换洗手衣裤、拖鞋,戴一次性无菌帽子和口罩,摘去佩戴的项链、戒指等饰物,修剪指甲,除去甲下积垢。

(2)用物准备:肥皂、消毒肥皂液、无菌毛刷、无菌小毛巾、泡手桶、75％乙醇、无菌手套、无菌手术衣、污物桶。

（3）环境准备：清洁，安静，温度适宜。

3．实施

（1）手臂消毒。肥皂水刷手法：①用肥皂洗手和前臂。②取无菌毛刷，蘸取肥皂液，按指甲→指缝→手掌→手背→腕关节→前臂→肘关节以上 10cm 的顺序洗刷，然后流水冲洗，冲洗时保持双手指尖向上、双肘向下。同法刷洗另一手臂。反复刷洗 3 遍，共约 10min。③取一条无菌小毛巾，擦干双手，将其斜角对折形成三角形，一手握住毛巾一角将其置于另一手手腕处，三角形底边与腕关节平齐，然后用拇指和食指握住毛巾的两角，以环形手法自手腕向上擦至肘上 10cm，握住毛巾一角并由外侧抽出毛巾，弃之于桶内。再取一条无菌小毛巾，同法擦干另一手臂。④将双手臂浸泡于 75％乙醇桶内，至肘上 6cm，浸泡 5min，自然晾干。⑤保持双手拱手姿势放于胸前，上不过肩，下不过腰，两侧不过腋中线。

（2）穿无菌手术衣：①拱手姿势进入手术间，选择宽敞的地方。②取无菌手术衣。双手提起衣领，抖开手术衣，面向手术衣内侧，将手术衣轻轻向空中抛起，顺势将两手插入衣袖，双臂向前平伸，巡回护士从背后牵拉手术衣内侧，系好领口带子。③双手臂交叉，提起腰带向后递给巡回护士，不可触及手术衣，巡回护士从背后协助系好腰带。④双手拱手姿势举在胸前无菌区域。

（3）戴无菌手套：①巡回护士协助打开手套包，手术护士一手持手套翻折部即手套的内面，将手套从手套包内取出，另一只手插入相应的手套内，未戴手套的手勿触及手套外面。②戴好手套的手指插入另一只手套的翻折部即手套的外面，协助另一只手插入手套内。③双手交替将手套翻折部向上回翻盖住手术衣袖口，已戴手套的手勿触及手套内面。④双手拱手姿势举在胸前无菌区域。

【注意事项】

1．肥皂水刷手按指甲→指缝→手掌→手背→腕关节→前臂→肘关节以上 10cm 的顺序洗刷，然后流水冲洗，冲洗时注意双手指尖向上、双肘向下，避免污水从指尖流下。

2．穿无菌手术衣时注意轻抛手术衣，不能抛得过高跨越无菌区，手穿入衣袖后双臂向前伸，不能向侧面、上面或下面伸。

3．戴无菌手套时注意未戴手套的手不能接触手套的外面，已戴手套的手不能接触手套内面。

【思考题】

1．请思考如果是急症手术如何刷手？

2．无菌手术衣和手套污染了应如何处理？

【评分标准】

项目		操作内容
护理评估 （10分）	手术情况 （5分）	了解拟进行的手术名称、手术方式、手术时间、手术性质及麻醉方式
	自身情况 （5分）	护士自身状况良好，手臂无破溃或感染，能胜任手术
操作前 准备 （20分）	护士准备 （8分）	更换洗手衣裤、拖鞋，戴一次性无菌帽子和口罩，摘去佩戴的项链、戒指等饰物，修剪指甲，除去甲下积垢
	用物准备 （8分）	肥皂、消毒肥皂液、无菌毛刷、无菌小毛巾、泡手桶、75％乙醇、无菌手套、无菌手术衣、污物桶

项目		操作内容
操作前准备（20分）	环境准备（4分）	清洁,安静,温度适宜
实施（60分）	肥皂水刷手法（30分）	①用肥皂洗手和前臂。②取无菌毛刷,蘸取肥皂液,按指甲→指缝→手掌→手背→腕关节→前臂→肘关节以上10cm的顺序洗刷,然后流水冲洗,冲洗时保持双手指尖向上、双肘向下。同法刷洗另一手臂。反复刷洗3遍,共约10min。③取一条无菌小毛巾,擦干双手,将其斜角对折形成三角形,一手握住毛巾一角将其置于另一手手腕处,三角形底边与腕关节平齐,然后用拇指和食指握住毛巾的两角,以环形手法自手腕向上擦至肘上10cm,握住毛巾一角并由外侧抽出毛巾,弃之于桶内。再取一条无菌小毛巾,同法擦干另一手臂。④将双手臂浸泡于75%乙醇桶内,至肘上6cm,浸泡5min,自然晾干。⑤保持双手拱手姿势放于胸前,上不过肩,下不过腰,两侧不过腋中线
	穿无菌手术衣（15分）	①拱手姿势进入手术间,选择宽敞的地方。②取无菌手术衣,双手提起衣领,抖开手术衣,面向手术衣内侧,将手术衣轻轻向空中抛起,顺势将两手插入衣袖,双臂向前平伸,巡回护士从背后牵拉手术衣内侧,系好领口带子。③双手臂交叉,提起腰带向后递给巡回护士,不可触及手术衣,巡回护士从背后协助系好腰带。④双手拱手姿势举在胸前无菌区域
	戴无菌手套（15分）	①巡回护士协助打开手套包,手术护士一手持手套翻折部即手套的内面,将手套从手套包内取出,另一只手插入相应的手套内,未戴手套的手勿触及手套外面。②戴好手套的手指插入另一只手套的翻折部即手套的外面,协助另一只手插入手套内。③双手交替将手套翻折部向上回翻盖住手术衣袖口,已戴手套的手勿触及手套内面。④双手拱手姿势举在胸前无菌区域
护理评价（10分）		（1）肥皂水刷手按指甲→指缝→手掌→手背→腕关节→前臂→肘关节以上10cm的顺序洗刷,流水冲洗,冲洗时双手指尖向上、双肘向下,污水未从指尖流下。 （2）穿无菌手术衣时轻抛手术衣,未跨越无菌区,手穿入衣袖后双臂向前伸,未向侧面、上面或下面伸。 （3）戴无菌手套时未戴手套的手未接触手套的外面,已戴手套的手未接触手套内面

实验十二　T形管引流的护理

【实验学时】2学时。

【实验类型】演示性实验。

【教学目标】①掌握T形管引流的目的和拔管的指征。②会更换引流袋,会观察引流液的量和性状。

【实验目的】①引流胆汁,降低胆道内压力,利于吻合口愈合。②观察胆汁的性状。③术后引流渗血渗液,防止发生感染。

【实验用物】治疗车1辆,治疗盘1个,治疗巾1块,手套1副,止血钳1把,无菌棉签1包,无菌引流袋1个,0.5%碘伏1瓶,污物桶1个。

【实验步骤】

1. 评估病人

（1）评估患者有无腹痛、腹胀、发热、恶心、呕吐、黄疸及腹部体征。

（2）评估T管是否通畅、引流液的量及性状。

（3）评估T管引流口处敷料及周围皮肤情况。

（4）评估患者心理状况及合作程度。

2. 操作前准备

（1）护士准备：洗手、戴口罩,向患者解释操作目的及配合方法。

（2）患者准备：取仰卧位。

（3）用物准备：治疗车、治疗盘、治疗巾、手套、止血钳1把、无菌棉签、无菌引流袋、0.5%碘伏、污物桶。

（4）环境准备：整洁，光线充足，温度适宜。

3. 实施

（1）携治疗车及用物至患者床旁，核对患者姓名及床号。

（2）暴露置管部位，检查患者腹壁引流口敷料和周围皮肤、引流管是否通畅、引流液的量和性状等。

（3）戴手套，取治疗巾，将其铺于T管和引流袋连接管衔接处下方。

（4）打开新的引流袋，检查完整性。

（5）取止血钳夹闭T管，将T管与引流袋连接处分离，将用过的引流袋置于污物桶内。

（6）取棉签蘸取0.5%碘伏消毒T管接口处，将T管与新的引流袋紧密连接。

（7）松开止血钳，观察引流是否通畅，挤捏引流管。

（8）将引流袋悬挂于床边，引流袋低于腹部切口30cm以上。

（9）协助患者取半卧位，避免压迫引流管。

（10）整理用物及床单位，洗手，记录。

【注意事项】

1. 注意无菌操作原则，防止发生感染。

2. 注意保持引流管通畅，观察并记录引流液的量和性状。

【思考题】

1. 胆道术后放置T形管的目的是什么？

2. 结合理论课思考T形管拔管的指征及拔管的方法。

【评分标准】

项目		操作内容
评估患者 （10分）	症状体征 （4分）	评估患者有无腹痛、腹胀、发热、恶心、呕吐、黄疸及腹部体征
	引流情况 （5分）	评估T管是否通畅、引流液的量及性状。评估T管引流口处敷料及周围皮肤情况
	心理状况 （1分）	评估患者心理状况及合作程度
操作前 准备 （20分）	护士准备 （5分）	洗手、戴口罩，向患者解释操作目的及配合方法
	患者准备 （5分）	取仰卧位
	用物准备 （6分）	用物准备齐全，放置合理
	环境准备 （4分）	整洁，光线充足，温度适宜
实施 （60分）	核对患者 （6分）	携治疗车及用物至患者床旁，核对患者姓名及床号
	护理操作 （50分）	(1)暴露置管部位，检查敷料、皮肤及引流情况(10分)。 (2)戴手套，铺治疗巾(5分)。 (3)打开新的引流袋，检查完整性(5分)。 (4)取止血钳夹闭T管，将T管与引流袋连接处分离，将用过的引流袋置于污物桶内(5分)。 (5)取棉签蘸取0.5%碘伏消毒T管接口处，将T管与新的引流袋紧密连接(10分)。 (6)松开止血钳，观察引流是否通畅，挤捏引流管(5分)。 (7)将引流袋悬挂于床边，引流袋低于腹部切口30cm以上(5分)。 (8)协助患者取半卧位，避免压迫引流管(5分)

项目		操作内容
实施 （60分）	整理及 记录（4分）	整理用物及床单位,洗手,记录
护理评价 （10分）		（1）无菌操作严格。 （2）保持引流管通畅,观察并记录引流液的量和性状

实验十三　脑室引流管的护理

【实验学时】2学时。

【实验类型】演示性实验。

【教学目标】①掌握脑室引流的目的和拔管的指征。②会更换引流袋,会观察引流液的量和性状。

【实验目的】①引流脑脊液,降低脑室内压力,防止颅内压增高。②观察脑脊液的性状。

【实验用物】换药碗1个,碘伏棉球若干个,无菌纱布2块,弯盘1个,引流袋1个,无菌手套1副,橡胶手套1副,胶布1卷,无菌治疗巾1块,一次性小垫1块,清洁血管钳2把。

【实验步骤】

1. 评估病人

（1）评估患者意识、瞳孔、生命体征及有无头痛等情况。

（2）评估患者脑脊液引流量、颜色、性状、引流速度及引流系统的密闭性。

（3）评估患者心理状况及合作程度。

2. 操作前准备

（1）护士准备：洗手、戴口罩,向患者解释操作目的及配合方法。

（2）患者准备：了解操作目的,取合适的体位。

（3）用物准备：换药碗、碘伏棉球、无菌纱布,弯盘、引流袋、无菌手套、橡胶手套、胶布、无菌治疗巾、一次性小垫、清洁血管钳。

（4）环境准备：整洁,光线充足,温度适宜。

3. 实施

（1）备齐用物,携至床旁,查对治疗护理项目单和腕带（床号、姓名、性别、住院号）,问候患者。

（2）向患者或家属解释操作目的,取得配合。

（3）协助患者取舒适卧位,备胶布。

（4）检查并打开新的引流袋,戴橡胶手套。

（5）清洁血管钳双重夹闭引流管,铺小垫于引流管接口处,去除敷料、铺无菌治疗巾于接口处。

（6）戴无菌手套。消毒引流管接口,去除旧引流袋。

（7）再次消毒引流管接口,连接新引流袋,无菌纱布包裹,胶布固定。

（8）妥善固定引流袋（应高于脑平面10～20cm）,观察引流是否通畅。

（9）更换头部无菌治疗垫巾,脱手套。

（10）协助患者取合适卧位，再次核对并签字，交代注意事项。

（11）整理床单位及用物。

【注意事项】

1. 注意无菌操作原则，防止发生感染。

2. 注意保持引流管通畅，观察并记录引流液的量和性状。

3. 注意引流袋放置的位置合适。

【思考题】

1. 脑室引流管放置的目的是什么？

2. 思考如何判断脑室引流管是否通畅？

3. 如何判断无脑积液引流出来的原因？如何处理？

【评分标准】

项目		操作内容
评估患者（10分）	症状体征（4分）	评估患者意识、瞳孔、生命体征及有无头痛等情况
	引流情况（5分）	评估患者脑脊液引流量、颜色、性状、引流速度及引流系统的密闭性
	心理状况（1分）	评估患者心理状况及合作程度
操作前准备（20分）	护士准备（5分）	洗手、戴口罩，向患者解释操作目的及配合方法
	患者准备（5分）	了解操作目的，取合适的体位
	用物准备（6分）	用物准备齐全，放置合理
	环境准备（4分）	整洁，光线充足，温度适宜
实施（60分）	核对患者（6分）	携用物至患者床旁，核对患者姓名及床号
	护理操作（50分）	（1）向患者或家属解释操作目的，取得配合（4分）。 （2）协助患者取舒适卧位，备胶布（3分）。 （3）检查并打开新的引流袋，戴橡胶手套（5分）。 （4）清洁血管钳双重夹闭引流管，铺小垫于引流管接口处，去除敷料、铺无菌治疗巾于接口处（10分）。 （5）戴无菌手套，消毒引流管接口，去除旧引流袋（5分）。 （6）再次消毒引流管接口，连接新引流袋，无菌纱布包裹，胶布固定（6分）。 （7）妥善固定引流袋（应高于脑平面10～20cm），观察引流是否通畅（10分）。 （8）更换头部无菌治疗垫巾，脱手套（3分）。 （9）协助患者取合适卧位，再次核对并签字，交代注意事项（4分）
	整理及记录（4分）	整理用物及床单位
护理评价（10分）		（1）操作准确、熟练、查对规范。 （2）与患者沟通有效。 （3）无菌观念强。 （4）在规定时间内完成操作

实验十四　造口的护理

【实验学时】 2学时。

【实验类型】演示性实验。

【教学目标】①掌握结肠造口的目的。②能教会病人更换造口袋及造口周围皮肤的护理。③能正确对造口病人进行饮食指导。

【实验目的】①对造口病人进行健康教育，指导其正确护理造口。②保护造口周围皮肤，防止发生炎症。

【实验用物】治疗车1辆，治疗盘1个，造口袋1个，换药包1个（治疗碗1个、生理盐水棉球、干棉球、弯盘、镊子2把、手套1副），卫生纸1卷，污物桶1个，氧化锌软膏1盒。

【实验步骤】

1. 评估病人

（1）评估患者造口情况、功能状态、有无并发症及周围皮肤情况。评估袋内排泄物量、性状。

（2）评估患者心理状况、自理程度及对造口护理知识及技能的掌握情况。

2. 操作前准备

（1）护士准备：洗手、戴口罩，向患者解释操作目的及配合方法。

（2）患者准备：取平卧位，充分暴露造口部位。

（3）用物准备：治疗车、治疗盘、造口袋、换药包（治疗碗1个、生理盐水棉球、干棉球、弯盘、镊子2把、手套1副）、卫生纸、污物桶、氧化锌软膏。

（4）环境准备：清洁，光线充足，温度适宜，提供保护患者隐私的环境。

3. 实施

（1）携治疗车及用物至患者床旁，核对患者姓名及床号。

（2）打开换药包，戴手套，一手按住底盘周围皮肤，另一手由上向下轻轻剥离并取下造口袋，置于污物桶内。

（3）用卫生纸擦拭造口周围皮肤，再用镊子夹取生理盐水棉球，由内向外擦拭造口周围皮肤，用过的棉球置于弯盘中。

（4）观察造口周围组织及皮肤血运情况是否良好，有无感染坏死。

（5）用镊子夹取干棉球擦干周围皮肤，涂适量氧化锌软膏保护皮肤。

（6）放置开放式造口袋，先扣紧造口袋下方的夹子，撕去底盘粘贴纸，对准造口自下而上紧密粘贴于造口周围皮肤，嘱患者用手按住粘贴部位片刻，以增加粘合度。

（7）协助患者穿衣，告知注意事项，整理床单位。

（8）整理用物，洗手，记录。

【注意事项】

1. 更换造口袋时要注意保护周围皮肤以及切口，防止污染。

2. 注意观察并记录造口处血运情况是否良好。

3. 指导病人如何更换造口袋和保护周围皮肤。

【思考题】

1. 患者何时可摘掉造口袋正常排便？

2. 如何对患者进行饮食指导？

3. 如何指导患者进行扩肛？

【评分标准】

项目		操作内容
评估患者 (10分)	造口情况 (5分)	评估患者造口情况、功能状态、有无并发症及周围皮肤情况。评估袋内排泄物量、性状
	心理情况 (5分)	评估患者心理状况、自理程度及对造口护理知识及技能的掌握情况
操作前 准备 (20分)	护士准备 (5分)	洗手、戴口罩,向患者解释操作目的及配合方法
	患者准备 (5分)	取平卧位,充分暴露造口部位
	用物准备 (6分)	用物准备齐全,放置合理
	环境准备 (4分)	清洁,光线充足,温度适宜,提供保护患者隐私的环境
实施 (60分)	核对患者 (6分)	携治疗车及用物至患者床旁,核对患者姓名及床号
	护理操作 (50分)	(1)打开换药包,戴手套,一手按住底盘周围皮肤,另一手由上向下轻轻剥离并取下造口袋,置于污物桶内(10分)。 (2)用卫生纸擦拭造口周围皮肤,再用镊子夹取生理盐水棉球,由内向外擦拭造口周围皮肤,用过的棉球置于弯盘中(10分)。 (3)观察造口周围组织及皮肤血运情况是否良好,有无感染坏死(10分)。 (4)擦干周围皮肤,涂适量氧化锌软膏保护皮肤(5分)。 (5)放置开放式造口袋,先扣紧造口袋下方的夹子,撕去底盘粘贴纸,对准造口自下而上紧密粘贴于造口周围皮肤,嘱患者用手按住粘贴部位片刻,以增加粘合度(10分)。 (6)协助患者穿衣,告知注意事项,整理床单位(5分)
	整理及 记录(4分)	整理用物及床单位,洗手,记录
护理评价 (10分)		(1)更换造口袋时要保护周围皮肤以及切口,无污染。 (2)观察并记录造口处血运情况是否良好。 (3)指导病人更换造口袋和保护周围皮肤的方法

实验十五　小夹板固定护理

【实验学时】 2学时。

【实验类型】 演示性实验。

【教学目标】 ①掌握小夹板的作用、适应证及操作方法。②能制作简易的小夹板。

【实验目的】 ①现场急救时防止骨折断端移位造成继发性损伤。②利于骨折、脱位的愈合。

【实验用物】 治疗盘1个,夹板4个,衬垫3~4块,绑带4根。

【实验步骤】

1. 评估患者

(1) 了解患者年龄、外伤史和X线检查结果。

(2) 评估患者生命体征、骨折部位、类型、局部体征及功能状态。

(3) 评估患者心理状况及合作程度。

2. 操作前准备

(1) 护士准备:洗手,戴口罩。告知患者操作目的,解释操作过程及配合方法。

(2) 患者准备:了解操作目的,配合操作,取合适体位。

（3）用物准备：治疗盘、夹板4个、衬垫及绑带4根。

（4）环境准备：清洁，安静，光线明亮，温度适宜。

3. 实施

（1）携治疗盘及用物至患者身旁，核对患者。

（2）在医师骨折手法复位后，判定复位良好，观察局部肿胀及血液循环情况。

（3）一手托起患肢，另一手将衬垫垫于患肢局部所需部位，胶布固定。

（4）分别将夹板放于肢体骨折处前、后、左、右侧，使其与肢体贴紧。

（5）在夹板的两端和中间处缠绕绑带4根，松紧度以能上下活动1cm左右为宜。

（6）观察肢端皮肤颜色、温度、肢体感觉和运动及肿胀情况。

（7）协助患者穿好衣服。告知患者固定后1周内定期复查，每1～2天根据患肢肿胀程度调整夹板松紧度。

（8）洗手，记录固定时间。

【注意事项】

1. 操作时动作轻柔、准确，小夹板固定牢固。

2. 松紧度合适，患肢血运良好。

3. 告知患者定期复查时间和注意事项。

【思考题】

1. 小夹板固定有什么优缺点？

2. 现场急救时如果没有小夹板应如何固定骨折？

【评分标准】

项目		操作内容
评估患者 （10分）	受伤情况 （4分）	了解患者年龄、外伤史和X线检查结果
	身体状况 （4分）	评估患者生命体征、骨折部位、类型、局部体征及功能状态
	心理情况 （2分）	评估患者心理状况及合作程度
操作前 准备 （20分）	护士准备 （5分）	洗手，戴口罩。告知患者操作目的，解释操作过程及配合方法
	患者准备 （5分）	了解操作目的，配合操作，取合适体位
	用物准备 （6分）	用物准备齐全，放置合理
	环境准备 （4分）	清洁，安静，光线明亮，温度适宜
实施 （60分）	核对患者 （6分）	携治疗盘及用物至患者身旁，核对患者
	护理操作 （50分）	（1）判定复位良好，观察局部肿胀及血液循环情况（10分）。 （2）一手托起患肢，另一手将衬垫垫于患肢局部所需部位，胶布固定（5分）。 （3）分别将夹板放于肢体骨折处前、后、左、右侧，使其与肢体贴紧（5分）。 （4）在夹板的两端和中间处缠绕绑带4根，松紧度以能上下活动1cm左右为宜（10分）。 （5）观察肢端皮肤颜色、温度、肢体感觉和运动及肿胀情况（5分）。 （6）协助患者穿好衣服。告知患者固定后1周内定期复查，每1～2天根据患肢肿胀程度调整夹板松紧度（15分）
	整理及 记录（4分）	整理用物及床单位，洗手，记录

项目	操作内容
护理评价 （10分）	（1）操作时动作轻柔、准确，小夹板固定牢固。 （2）松紧度合适，患肢血运良好。 （3）告知患者定期复查时间和注意事项

实验十六　管型石膏固定护理

【实验学时】2学时。

【实验类型】演示性实验。

【教学目标】①掌握石膏绷带的作用、适应证及操作方法。②能协助医师进行石膏固定的操作。

【实验目的】①骨折、脱位复位后固定，防止发生移位。②利于骨折、脱位在复位后位置的牢固及愈合。

【实验用物】石膏绷带2包，棉垫2块，黑色粗笔1支，橡胶单1块，水桶1个（内盛40℃温水）。

【实验步骤】

1. 评估患者

（1）了解患者年龄、外伤史和X线检查结果。

（2）评估患者生命体征、骨折或脱位部位、类型、局部体征及功能状态。

（3）评估患者心理状况及合作程度。

2. 操作前准备

（1）护士准备：洗手，戴口罩。告知患者操作目的，解释操作过程及配合方法。

（2）患者准备：了解石膏固定的目的，配合操作，取合适体位。

（3）用物准备：石膏绷带、棉垫、黑色粗笔、橡胶单、水桶、40℃温水。

（4）环境准备：清洁，安静，光线明亮，温度适宜。

3. 实施

（1）携用物至患者身旁，核对患者。

（2）在床上铺橡胶单，协助患者取合适体位。

（3）使患者关节处于功能位，配合医生测量所需固定长度，用棉垫包裹石膏固定部位。

（4）戴手套，将石膏绷带浸泡在温水桶内，停止冒气泡后取出，每次只能浸泡一卷绷带，挤干水分。

（5）将石膏绷带轻轻打开由近心端到远心端缠绕于患肢上，每一圈压住上一圈的2/3。

（6）将棉垫超出的部分反折覆盖石膏边缘。

（7）用手掌支托患肢，协助医师将石膏塑形。

（8）观察肢端皮肤颜色、温度、肢体感觉和运动及肿胀情况。

（9）协助患者穿好衣服。

（10）洗手，用黑色粗笔标记固定时间。

【注意事项】

1. 操作时动作轻柔、准确，石膏固定牢固。

2. 松紧度合适，未对肢体造成压迫，患肢血运良好。

73

3. 注意观察肢端血液循环。

【思考题】

1. 石膏固定有什么优缺点?

2. 除了管型石膏外,还有哪些类型的石膏固定方式,分别适用于什么情况?

【评分标准】

项目		操作内容
评估患者 (10分)	受伤情况 (4分)	了解患者年龄、外伤史和X线检查结果
	身体状况 (4分)	评估患者生命体征、骨折或脱位部位、类型、局部体征及功能状态
	心理情况 (2分)	评估患者心理状况及合作程度
操作前 准备 (20分)	护士准备 (5分)	洗手,戴口罩。告知患者操作目的,解释操作过程及配合方法
	患者准备 (5分)	了解石膏固定的目的,配合操作,取合适体位
	用物准备 (6分)	用物准备齐全,放置合理
	环境准备 (4分)	清洁,安静,光线明亮,温度适宜
实施 (60分)	核对患者 (6分)	携用物至患者身旁,核对患者
	护理操作 (50分)	(1)在床上铺橡胶单,协助患者取合适体位(4分)。 (2)使患者关节处于功能位,配合医生测量所需固定长度,用棉垫包裹石膏固定部位(5分)。 (3)戴手套,将石膏绷带浸泡在温水桶内,停止冒气泡后取出,每次只能浸泡一卷绷带,挤干水分(10分)。 (4)将石膏绷带轻轻打开由近心端到远心端缠绕于患肢上,每一圈压住上一圈的2/3(10分)。 (5)将棉垫超出的部分反折覆盖石膏边缘(5分)。 (6)用手掌支托患肢,协助医师将石膏塑形(6分)。 (7)观察肢端皮肤颜色、温度、肢体感觉和运动及肿胀情况(10分)
	整理及记录 (4分)	整理用物及床单位,洗手,记录
护理评价 (10分)		(1)操作时动作轻柔、准确,石膏固定牢固。 (2)松紧度合适,未对肢体造成压迫,患肢血运良好。 (3)注意观察肢端血液循环

实验十七　CPM机锻炼技术

【实验学时】 2学时。

【实验类型】 演示性实验。

【教学目标】 ①掌握CPM机的作用、适应证及操作方法。②能根据患者恢复情况调整各项参数。

【实验目的】 ①协助患者进行关节功能锻炼。②利于关节部位功能早期恢复。

【实验用物】 CPM机1台,配电盘1个,垫巾1块或病员服1套。

【实验步骤】

1. 评估患者

(1) 评估患者病情,意识状态。

（2）评估患者关节活动情况。

（3）评估患者心理状况及合作程度。

2. 操作前准备

（1）护士准备：洗手，戴口罩。告知患者操作目的，解释操作过程及配合方法。

（2）患者准备：了解CPM机的作用，配合操作，取合适体位。

（3）用物准备：CPM机、配电盘1个、垫巾或病员服。

（4）环境准备：清洁，安静，光线明亮，温度适宜。

3. 实施

（1）携用物至患者身旁，核对患者。

（2）向病人解释机器的作用及注意事项。

（3）检查各导线连接是否正确，连接电源，打开开关，检查CPM机的性能。

（4）将垫巾平铺于CPM机上或患者穿病员服，将患肢置于CPM机上，调节机器各臂与患肢长短合适。

（5）启动CPM机，观察有无异常。

（6）如机器各臂与病人肢体长度不合适，应复位后重新调节。

（7）将患肢脚、踝关节、小腿、大腿分别牢固固定在CPM机上，病人舒适无不适感。

（8）根据病人关节活动情况选择合适的起始角度、终止角度及运行速度，定时40min，启动CPM机。

（9）洗手，记录起始角度和终止角度。

（10）停用CPM机，关机，逐个解开固定粘贴，协助病人取舒适体位。

（11）整理床单位，整理用物。

【注意事项】

1. 操作时动作轻柔，固定牢固。

2. 调节机器各臂与肢体长度适应，未造成损伤。

【思考题】

1. CPM机有什么作用？

2. 使用CPM机时有什么注意事项？

【评分标准】

项目		操作内容
评估患者 （10分）	意识情况 （4分）	评估患者病情,意识状态
	身体状况 （4分）	评估患者关节活动情况
	心理情况 （2分）	评估患者心理状况及合作程度
操作前 准备 （20分）	护士准备 （5分）	洗手,戴口罩。告知患者操作目的,解释操作过程及配合方法
	患者准备 （5分）	了解CPM机的作用,配合操作,取合适体位
	用物准备 （6分）	用物准备齐全,放置合理
	环境准备 （4分）	清洁,安静,光线明亮,温度适宜

项目		操作内容
实施 (60分)	核对患者 (6分)	携用物至患者身旁,核对患者
	护理操作 (50分)	(1)向病人解释机器的作用及注意事项(4分)。 (2)检查各导线连接是否正确,连接电源,打开开关,检查 CPM 机的性能(6分)。 (3)将垫巾平铺于 CPM 机上或患者穿病员服,将患肢置于 CPM 机上,调节机器各臂与患肢长短合适(10分)。 (4)启动 CPM 机,观察有无异常(5分)。 (5)如机器各臂与病人肢体长度不合适,应复位后重新调节(5分)。 (6)将患肢脚、踝关节、小腿、大腿分别牢固固定在 CPM 机上,病人舒适无不适感(5分)。 (7)根据病人关节活动情况选择合适的起始角度、终止角度及运行速度,定时 40min,启动 CPM 机(5分)。 (8)洗手,记录起始角度和终止角度(5分)。 (9)停用 CPM 机,关机,逐个解开固定粘贴,协助病人取舒适体位(5分)
	整理 (4分)	整理用物及床单位
护理评价 (10分)		(1)操作方法正确、熟练,病人无不适感。 (2)正确指导患者功能锻炼

综合性实验

实验十八　手术室护理技术

【实验学时】6～8 学时。

【实验类型】综合性实验。

【教学目标】①掌握常用手术器械的名称、用途及正确传递方法;术前无菌准备的内容;手术护士、器械护士的职责和术中配合。②熟悉无菌器械桌的铺设方法;病人手术区域的无菌准备。③了解常用手术器械的结构特点;手术相关人员之间的配合。

【实验目的】①能够帮助病人完善术前准备。②各司其职,确保手术的顺利进行。

【情景案例一】

男性,30 岁,1 小时前不慎发生交通事故,受伤经过不详。全身多处擦伤,受伤后即感左上腹部剧烈疼痛,随后腹痛弥漫至全腹,并出现头晕、心悸,面色苍白,肢端发凉;恶心、呕吐 2 次,量少,呕吐物为咖啡样液体,急诊入院。体检:精神尚清,体温 36.5℃,脉搏 110 次/分,血压 99/70mmHg,呼吸 22 次/分。腹部略胀,腹式呼吸弱,全腹有明显压痛及反跳痛,移动性浊音（＋）,肠鸣音消失。

【实验步骤一】

1. 病人目前可能的诊断是什么?有何依据?为确诊还需进行何种辅助检查?

2. 病人目前的治疗原则是什么?

3. 假设你是病房夜班接诊护士,应给予病人哪些紧急处理?

【情景案例二】

经初步检查后,医生拟施行剖腹探查术。病房护士通知手术室护士准备急症手术。

【实验步骤二】

1. 病房护士应完善哪些术前准备?

2. 作为手术护士，应做好哪些准备工作？

3. 作为巡回护士，应做好哪些准备工作？

4. 手术室护士来病房接病人手术，病房护士应如何与手术室护士交接病人？

【情景案例三】

病人已顺利接至手术室，现已躺在手术床上。麻醉师已做好麻醉。

【实验步骤三】

1. 请帮助巡回护士正确安置病人体位。

2. 病人手术区域还应做哪些准备？

【情景案例四】

手术进行过程中，手术医师需要无菌纱布四块进行止血，手术护士发现器械台上的纱布已经全部用完。

【实验步骤四】

1. 此时应如何处理？

2. 提供纱布时有哪些注意事项？

【情景案例五】

术中病人血压不稳，失血过多需紧急输血，医生开立医嘱输入洗涤红细胞 2U ivdrip st，0.9％生理盐水 500ml（输血时用）。

【实验步骤五】

1. 护士应如何执行医嘱？

2. 执行医嘱前后有哪些注意事项？

3. 手术护士、巡回护士分别如何配合手术？

【情景案例六】

4 小时后，手术完毕，除胃管和尿管外，病人腹部放置腹腔引流管一根，一般情况良好，返回病房。

【实验步骤六】

1. 作为病房护士，如何与手术室护士交接病人？

2. 病房护士应进行哪些方面的护理评估？

3. 此时，护士对家属进行健康教育的内容有哪些？

实验十九　补液病人的护理

【实验学时】4 学时。

【实验类型】综合性实验。

【教学目标】①掌握补液疗法的正确实施方法。②熟悉补液疗法的制定原则。

【实验目的】正确执行补液疗法，纠正患者水电解质酸碱失衡。

【情景案例一】

患者男，52 岁，病前体重 63kg，阵发性腹痛、腹胀、呕吐、停止排气排便 3 天。3 天前饱餐后出现阵发性腹痛、腹胀和呕吐，每日呕吐 3～4 次，呕吐量较大。自觉口渴、无力、心慌，尿量明显减少。3 天来未进食，未排气排便。体格检查：体重 60kg，精神萎靡，眼窝凹陷，口唇黏膜干燥，皮肤弹性差。体温 37℃，脉搏较弱，心率 96 次/分，血压

110/80mmHg。实验室检查：血细胞计数、HCT、Hb 含量均有升高，血 HCO_3^- 15mmol/L，血清 K^+ 3.0mmol/L，血清 Na^+ 140mmol/L，Cl^- 102mmol/L，尿比重 1.025。

【实验步骤一】

1. 该病人初步的诊断是什么？存在何种水电解质酸碱失衡？

2. 提出该病人的护理诊断与合作性问题。

3. 为该病人拟定第一个 24h 的补液计划。

【情景案例二】

该病人入院后给予禁食、胃肠减压、输液、静脉输注抗菌药物等治疗，24h 后病人出现发热，体温 38.5℃，胃肠减压引出液体约 1000ml。

【实验步骤二】

1. 请为该病人拟定第二个 24h 的补液计划。

2. 讨论补液计划的具体实施方法及注意事项。

设 计 性 实 验

实验二十　外科护理学设计性实验-创伤护理

【实验学时】 4 学时。

【实验类型】 设计性实验。

【教学目标】 ①掌握绷带包扎（弹力绷带、石膏绷带等）、骨折固定、换药的正确方法。②熟悉清创术、不同伤口的处理方法。③了解手术缝合、打结的方法。

【实验目的】 ①评估患者伤情，实施有效、及时、正确、合理的救护。②正确处理不同的伤口，以期达到一期愈合。

【学生基础】 学生学习完外科护理学课程及所有外科护理操作，于本课程末期进行。

【实施原则】 遵循学生自主性学习的原则，以学生为主体，教师督促引导。

【实验设计】 教师在学期初布置本实验任务，并告知学生在学期末学习完相关操作后进行。学生自行分组，6～8 名同学一组，请每组同学自行设计一个创伤护理情景案例，并进行情景模拟演示。教师宏观指导学生进行实验准备，包括深入临床、检索文献、编制案例、安排角色功能等。

要求案例设计合理、完整，设置的情景中必有患者角色（1～2 名），且患者角色的处理要求包含不少于 3 项外科护理操作项目（如清创术、缝合打结、换药、绷带包扎、骨折固定等），其他专业技能操作按需设计；必有护士角色，其他角色如患者家属、医生、路人等按需设计。

患者角色由同学模拟或使用示教人，按需设计；小组成员做好分工和角色扮演，体现团队分工及协作精神。设计案例于情景模拟前 3 天上交任课教师，教师指导进行适当修改和补充。情景模拟所需的一切道具、用物及器材由实验室提供，小组成员自己准备完善。时间：20min。

【实施要点】 重点展示各组同学情景模拟、角色扮演、正确处理不同伤情、团队分工协作、护士素质。

各组学生展示，展示后每组对本组表现给予自我评价，指出不当或欠妥之处；其他全体师生共同观摩学习，给予评价，包括提出建议并赋予分值。总分值包括小组内自评得分、其他组评价得分及教师评价得分三部分。自评时若能正确指出本组存在的问题可适当给予加分。

各组需在情景模拟前上交设计性实验方案一份，方案书写使用专用统一表格（见下表），小组学生自行填写，内容包括策划者、小组成员、角色分配、实验用物、实验涉及的专业操作项目、设计思路、实验总结及自评得分等。

外科护理学-创伤护理设计性实验方案

组别		小组成员	
指导教师			
专业		班级	
课程名称		实验名称	
实验地点		实验时间	
实验涉及的专业操作项目			
实验用物			
设计思路(角色及主要情节)			
小组自我评价及分析			
改进措施			
小组自评分数(百分制)			
组间评语及分数(百分制)			
指导老师评语与成绩			

教师签名：
年　　月　　日

学生设计案例举例

【模拟案例一】

李某，男性，28岁，爬山时不慎踩空跌落山崖受伤，于20：00被同伴送医院急诊科就诊。检查患者全身多处轻微擦伤，左手背长约3cm开放性伤口，右下肢骨折。

【实验设计一】

1. 小组成员角色

急诊医生1：检查患者伤情，初步处理患者，联系骨科病房。

骨科医生2：接诊患者，准备实施伤口清创、缝合及骨折固定术。

护士1：配合医生处理患者，联系手术室准备手术。

护士2：协助医生完成手术。

患者

患者同伴

2. 情景设计

（1）患者被送往急诊科，急诊医生接诊，了解受伤经过，检查患者伤情。

（2）初步处理后，联系骨科医生，护士转诊患者。

（3）骨科医生接诊患者，检查后准备实施手术，护士配合完善术前准备，通知手术室急症手术。

（4）手术室接患者入手术室，准备手术。

（5）术中配合医生清创、缝合手背伤口，小腿骨折内固定后石膏绷带包扎固定。

（6）手术完毕患者返回病房，护士进行健康教育。

【模拟案例二】

王某，男性，40岁，交通事故中受伤。全身多处擦伤、左下肢一长约4cm开放性伤口，流血不止，遂入院就诊。医生为患者检伤后，进行了伤口的清创、缝合包扎等处理，随后患者离院。3天后患者在家属陪同下来医院复诊，护士换药时发现伤口生长不良，有脓液流出，即给予处理。

【实验设计二】

1. 小组成员角色

医生：负责与患者沟通、检伤、处理伤口。

急诊护士：配合医生处理患者。

门诊护士：为患者换药。

患者

家属

旁白：介绍基本情节变化、场景及情景模拟者不方便模拟的部分。

2. 情景设计

（1）患者来院。

（2）医生接诊、检伤，初步处理患者。

（3）护士配合医生进行清创、缝合、包扎。

（4）患者出院，护士进行健康教育。

（5）5日后来院复诊，护士为其换药。

妇产科护理学

演示性实验

实验一 产前检查

【实验学时】2 学时。

【实验类型】演示性实验。

【教学目标】①掌握产前检查的主要内容、胎心正常值；骨盆外测量、四步触诊法的操作方法。②熟悉宫高、腹围测量的方法。

【实验目的】①评估妊娠周数、胎儿大小及羊水量。②评估骨盆大小及形状，判断胎儿能否阴道分娩。③监测胎儿在子宫内的情况。

【实验用物】妇科检查床 1 张，孕妇腹部模型 1 具，治疗盘 1 个，多普勒听诊仪 1 个，骨盆测量仪 1 个，耦合剂 1 支，卷尺 1 个，有秒针的手表 1 支，手消毒液 1 瓶，卫生纸 1 抽，中性笔 1 支，记录本 1 本。

【实验步骤】

1. 个人准备：衣帽整齐，修剪指甲，洗手、戴口罩。

2. 核对、解释：备齐携用物至床旁，核对孕妇床号、姓名，向孕妇解释操作的目的和注意事项，取得孕妇配合，环境适宜，进行操作。

3. 准备体位：嘱孕妇排空膀胱，协助孕妇取仰卧屈膝位。双腿稍分开，暴露腹部。检查者立于孕妇右侧，屏风遮挡。

4. 四步触诊操作

（1）第一步：检查者面向孕妇头端，双手置于子宫底部，测得宫底高度，估计胎儿大小与妊娠周数是否相符。然后以双手指腹相对交替轻推，判断子宫底部的胎儿部分。若为胎头则硬而圆，且有浮球感，若为胎臀则宽而软，且形状略不规则。

（2）第二步：检查者双手分别置于腹部左右两侧，一手固定，另一手轻轻深按检查，两手交替，触到平坦饱满的部分为胎背，并确定胎背方向。凹凸不平的部分是胎儿肢体，有时可感受到胎儿肢体活动。

（3）第三步：检查者右手拇指与其余四指分开，置于耻骨联合上方握住胎儿先露部，判断先露部是胎头或胎臀，左右推动以确定是否衔接。若先露部仍浮动，表示尚未衔接入盆；若已衔接，则胎先露部不能被推动。

（4）第四步：检查者面向孕妇足端，左右手分别置于胎先露部的两侧，向骨盆入口方向往下深按，进一步确诊胎先露及胎先露部入盆程度。

5. 胎心音听诊操作：协助孕妇取仰卧位，双下肢伸直。

（1）定位：将多普勒探头涂耦合剂，置于适当位置。枕先露位于孕妇脐下方（左或右）；臀先露位于近脐部上方（左或右）；横位时位于脐周围。

（2）计数：听到胎心搏动声，同时看表，数 30s 胎心音，异常时听 1min，正常胎心 120～160 次/分。听诊毕，协助孕妇擦净腹部耦合剂。

6. 测量宫高、腹围操作：操作者左手持卷尺零端置于宫底，右手将卷尺向下拉开，使卷尺紧贴于腹部至耻骨联合上缘中点，读数值并记录宫高；再将卷尺经脐绕腹部 1 周，读数值并记录腹围。

7. 骨盆外测量操作：协助孕妇脱去右侧裤腿。

（1）髂棘间径：协助孕妇平卧于检查床上，两腿伸直，测量两髂前上棘外缘间的距离，查看数据，正常值为 23～26cm。

（2）髂嵴间径：测量两髂嵴外缘最宽距离，查看数据，正常值为 25～28cm。

（3）骶耻外径：协助孕妇取左侧卧位，右腿伸直，左腿屈曲，测量第 5 腰椎棘突下至耻骨联合上缘中点的距离，查看数据，正常值为 18～20cm。

（4）出口横径（坐骨结节间径）：协助孕妇呈仰卧位，两腿弯曲，双手抱紧双膝外展，测量两坐骨结节内侧缘的距离，查看数据，正常值为 8.5～9.5cm。

（5）耻骨弓角度：协助孕妇取仰卧位，两腿弯曲，用左右两拇指尖斜着对拢，放置于耻骨联合中点下缘，左右两拇指平放于耻骨降支上面，测量两拇指间的角度，正常值为 90°。

8. 操作后处理：协助孕妇整理衣裤，取合适体位，交代注意事项。整理用物，洗手，记录。

【注意事项】

1. 注意保暖和遮挡病人。

2. 测量数字要准确。

3. 注意胎心音的节律和速度，并与脐带杂音、腹主动脉音相区别。

【思考题】

1. 通过产前检查可以获得哪些信息？

2. 如何指导孕妇自我计数胎动？

3. 孕妇出现哪些症状时需要及时就诊？

【评分标准】

产前检查评分标准

项目	操作标准	评分等级			
		A	B	C	D
准备（10 分）	个人准备：仪表端正，服装整洁，洗手，戴口罩	4	3	2	1
	实验用物：妇科检查床 1 张，孕妇腹部模型 1 具，治疗盘 1 个，多普勒听诊仪 1 个，骨盆测量仪 1 个，耦合剂 1 支，卷尺 1 个，有秒针的手表 1 支，手消毒液 1 瓶，卫生纸 1 抽，中性笔 1 支，记录本 1 本	6	4	2	0
评估病人（10 分）	核对、解释：携用物至床旁，核对医嘱及孕妇，询问、了解患者身体状况，有无宫缩，根据末次月经推算预产期；向孕妇做好解释，以取得配合	5	4	3	1
	孕妇准备：嘱孕妇排空膀胱，为孕妇遮挡	5	4	3	1
操作流程（70 分）	体位：护士洗手，站在患者右侧，协助孕妇呈仰卧屈膝位，双腿稍分开，暴露腹部	5	4	3	1
	四步触诊第一步：检查者双手置于子宫底部，测量宫底高度，估计胎儿大小与妊娠周数是否相符。然后以双手指腹相对交替轻推，判断子宫底部的胎儿部分。若为胎头则硬而圆，且有浮球感，若为胎臀则宽而软，且形状不规则	5	4	3	1

项目	操作标准	评分等级			
		A	B	C	D
操作流程 (70分)	四步触诊第二步:双手分别置于腹部左右两侧,一手固定,另一手轻轻深按检查,两手交替,触到平坦饱满的部分为胎背,并确定胎背方向。凹凸不平的部分是胎儿肢体,有时可感受到胎儿肢体活动	5	4	3	1
	四步触诊第三步:右手拇指与其余四指分开,置于耻骨联合上方握住胎儿先露部,判断先露部是胎头或胎臀,左右推动以确定是否衔接。若先露部仍浮动,表示尚未衔接入盆;若已衔接,则胎先露部不能被推动	5	4	3	1
	四步触诊第四步:检查者面向孕妇足端,左右手分别置于胎先露部的两侧,向骨盆入口方向往下深按;进一步确诊胎先露及胎先露部入盆程度	5	4	3	1
	听诊胎心音:将多普勒探头涂耦合剂,置于适当位置:①枕先露位于孕妇脐下方(左或右);②臀先露位于近脐部上方(左或右);③横位时位于脐周围	5	4	3	1
	计数胎心:听到胎儿搏动声,同时看表,数1分钟胎心音,正常胎心120~160次/min。协助孕妇擦净腹部耦合剂(注意胎心音的节律和速度,并于脐带杂音、腹主动脉音相区别)	5	4	3	1
	测量宫高、腹围:操作者左手持卷尺零端置于宫底,右手将卷尺向下拉开,使卷尺紧贴腹部至耻骨联合上缘中点,读数值并记录宫高;再将卷尺经脐绕腹部1周,读数值并记录腹围	5	4	3	1
	髂棘间径:协助孕妇平卧位于检查床上,两腿伸直,测量两髂前上棘外缘间的距离,查看数据,正常值为23~26cm	5	4	3	1
	髂嵴间径:同姿势测量两髂嵴外缘最宽距离,查看数据,正常值为25~28cm	5	4	3	1
	骶耻外径:协助孕妇取左侧卧位,右腿伸直,左腿屈曲,测量第5腰椎棘突下至耻骨联合上缘中点的距离,查看数据,正常值为18~20cm	5	4	3	1
	出口横径(坐骨结节间径):协助孕妇呈仰卧位,两腿弯曲,双手抱紧双膝,测量两坐骨结节内侧缘的距离,查看数据,正常值为8.5~9.5cm	5	4	3	1
	耻骨弓角度:协助孕妇呈仰卧位,两腿弯曲,用左右两拇指尖斜着对拢,放置于耻骨联合下缘,左右两拇指平放于耻骨降支上面,测量两拇指间的角度,正常值为90°	5	4	3	1
	操作后处理:协助孕妇整理衣裤,整理用物。六步洗手法洗手、记录	5	4	3	1
综合评价 (10分)	操作熟练,方法正确,动作轻巧;有效沟通,注重人文关怀	4	3	2	1
	熟悉测量用具的性能,注意保暖和遮挡病人	3	2	1	0
	操作时间10min	3	2	1	0

实验二　胎儿电子监护

【实验学时】1学时。

【实验类型】演示性实验。

【教学目标】掌握胎心电子监护的方法、结果及意义。

【实验目的】监测胎心率、预测胎儿宫内储备能力。

【实验用物】检查床1张,孕妇模型1个,胎心电子监护仪1台、腹带1个,超声波耦合剂1支,手消毒液1瓶,卫生纸1抽,笔1支,记录纸1张。

【实验步骤】

1. 核对、解释:护士洗手、戴口罩,备齐用物至床旁,核对孕妇信息,解释做胎心监护的目的,以取得合作。

2. 体位:嘱孕妇排尿,协助其取15°~30°斜坡位或左侧卧位。

3. 四步触诊:了解胎产式、胎先露、胎方位。

4. 固定探头：将胎心探头涂耦合剂、宫腔压力探头，固定于产妇腹部相应的部位。

5. 监护时间：胎儿反应正常时进行胎心监护 20min，异常时可根据情况酌情延长监护时间。

6. 整理用物：监护完毕，协助产妇取舒适的卧位，整理监护用物。

7. 洗手记录：打印监护图后存档，做出报告并签名。

【注意事项】

1. 在监护中注意胎心变化及胎动情况。

2. 注意探头是否有滑脱现象，及时调整部位。

【思考题】

1. 胎心电子监护结果分为哪几种类型？有何临床意义？

2. 胎心监护过程中应如何做好与病人的沟通交流？

【评分标准】

项目	操作标准	评分等级			
		A	B	C	D
准备 (10分)	个人准备:仪表端正,服装整洁,洗手,戴口罩	4	3	2	1
	实验用物:检查床1张,SP/孕妇模型1个,胎心监护仪1台,腹带1个,超声波耦合剂1支,手消毒液1瓶,卫生纸1抽,笔1支,记录纸1张	6	4	2	0
评估病人 (10分)	核对、评估:携用物至床旁,核对医嘱及孕妇,询问、了解患者身体状况,有无宫缩,根据末次月经推算预产期;向孕妇做好解释,以取得配合	5	4	3	2
	准备体位:嘱孕妇排空膀胱,为孕妇遮挡	5	4	3	2
操作流程 (70分)	洗手、戴口罩	5	4	3	2
	体位:护士站在孕妇右侧,协助孕妇排尿后取约15°~30°斜坡位或侧卧位,暴露腹部	10	8	6	4
	四步触诊:了解胎头及胎背位置,以确定胎方位	10	8	6	4
	固定胎心探头:将胎心探头涂耦合剂,置于胎心最响位置,腹带固定。①枕先露位于孕妇脐下方(左或右);②臀先露位于近脐部上方(左或右);③横位时位于脐周围	10	8	6	4
	固定宫腔压力探头:将宫腔压力探头放于脐部周围,避开脐部,于宫缩间隙时腹带固定,松紧适度,调零	10	8	6	4
	监护时间:胎心反应正常时进行胎心监护20min,异常时可根据情况酌情延长监护时间	10	8	6	4
	操作后处理:协助孕妇擦净腹部耦合剂,取左侧卧位,整理衣裤,整理用物	10	8	6	4
	洗手、记录:六步洗手法洗手,打印监护图后存档,做出报告并签名	5	4	3	2
综合评价 (10分)	熟悉胎心监护仪性能,操作熟练,方法正确,动作轻巧,有效沟通,注重人文关怀	5	4	3	2
	操作时间5min	5	4	3	2

实验三　剖宫产术前准备

【实验学时】2 学时。

【实验类型】演示性实验。

【教学目标】①掌握剖宫产术前准备的内容。②能为剖宫产病人做好术前准备。

【实验目的】①去除手术区污垢和毛发，清洁皮肤，预防术后切口感染。②术前留置导尿，保持术中膀胱空虚，防止术中误伤膀胱。③术后留置尿管持续导尿，预防膀胱内尿液储留导致宫缩乏力，引起产后出血。④防止术后麻醉影响导致的膀胱平滑肌收缩无力产生尿潴留。

【实验用物】产科模拟人1具，治疗车1辆，治疗盘1个，无菌导尿包1个（内有弯盘2个、无菌镊子3把、导尿管1根、尿袋1个、洞巾1块、0.5％碘伏棉球14～15个、无菌石蜡油棉球2个、含10ml生理盐水的空针1个、无菌手套1副、无菌纱布若干、无菌标本瓶1个、一次性垫巾2片），备皮包1个，治疗卡1张，手术衣1套，笔1支，垃圾桶1个。

【实验步骤】

1. 核对、评估：携用物至床旁，查对床号、姓名，评估患者病情（胎心胎动、宫缩及肠道准备等）、意识及合作程度，局部评估膀胱充盈度和会阴清洁情况。

2. 解释：向患者及家属解释，请无关人员离开；关闭门窗，为患者遮挡。

3. 再次核对：洗手，戴口罩，查对病人腕带标识。

4. 体位：护士立于患者右侧，协助脱去对侧裤腿盖在近侧腿上，气温低时可加盖浴巾，上身及对侧腿上用盖被盖好。协助患者取仰卧屈膝位，双腿稍外展，暴露会阴。

5. 备皮：检查并打开备皮包，将垫巾铺于患者臀下，弯盘至会阴处，酌情选择适宜备皮方法。备皮动作轻柔、防止刮伤患者皮肤（口述腹部手术备皮范围，酌情清洁皮肤及脐部），整理备皮用物，分类放置。

6. 会阴擦洗：检查并打开导尿包，弯盘置于会阴处，左手戴一次性手套，右手持镊子夹碘伏棉球，按顺序擦洗消毒：阴阜、大阴唇、小阴唇及尿道口到肛门（由外到内，由上到下擦洗）。每个棉球只用一次。撤掉治疗碗和弯盘。

7. 检查导尿管：戴无菌手套，铺洞巾，检查导尿管是否通畅，连接是否紧密，气囊是否完整，用石蜡油棉球润滑尿管前端。

8. 消毒：弯盘置会阴处，左手分开大、小阴唇，用碘伏棉球由尿道口、阴道口、小阴唇，由上到下，由内到外进行消毒。每个棉球只用一次，消毒1个部位后更换。

9. 插入导尿管：左手拇指及食指分开小阴唇，充分暴露尿道口，嘱患者深呼吸，右手用镊子持导尿管轻轻插入4～6cm，见尿后再插入1～2cm，将5～10ml生理盐水注入气囊，轻轻向外牵拉导尿管，感觉有阻力后再将导尿管送入少许。注意询问患者的感受，观察尿液流出情况。将导尿管外端接引流袋，固定于床旁，低于膀胱位置。

10. 操作后处理：整理病床单位，用物分类处理，尿管及尿袋分别标示，撤屏风，交代注意事项。

11. 洗手记录：按"六步洗手法"洗手，记录签字（详细记录导尿时间、导出尿液的量及颜色）。

【注意事项】

1. 备皮时动作要轻柔，注意勿刮伤孕妇皮肤。

2. 操作时注意遮挡，适当保暖，注意与孕妇沟通，缓解其紧张情绪。

3. 导尿时要严格无菌操作，防止尿路感染。

4. 导尿时若尿管误入阴道，应更换导尿管重新插入。

5. 尿潴留患者一次放出尿液不应超过1000ml，以防出现腹压骤减出现虚脱和血尿。

6. 留置尿管期间要鼓励产妇多饮水，勤翻身，以利于排尿，预防感染。

7. 尿管要妥善固定于床边，勿超出膀胱高度，防止尿管受压、扭曲、堵塞，保持引流通畅。

8. 注意观察并记录引流尿液的量、颜色、性状，及时更换引流袋，尿管每周更换1次，并每日清洁消毒尿道口，保持局部清洁、干燥。

【思考题】

1. 剖宫产术前准备主要包括哪几个操作步骤？

2. 剖宫产术前准备时应如何体现无菌原则？

【评分标准】

项目	操作标准	A	B	C	D
准备 (10分)	个人准备：仪表端正，洗手，戴口罩	4	3	2	1
	实验用物：产科模拟人1个，治疗车1辆，治疗盘1个，无菌导尿包1个（内有弯盘2个、无菌镊子3把、导尿管1根、尿袋1个、洞巾1块、0.5%碘伏棉球14～15个、含10ml生理盐水的空针1个、无菌手套1副、无菌纱布若干、无菌标本瓶1个、一次性垫巾2片），备皮包1个，治疗卡1张，手术衣1套，笔1支，垃圾桶1个	6	4	2	0
评估病人 (10分)	核对、解释：携用物至床旁，核对医嘱，了解孕妇身体、心理状况，禁饮食时间	5	4	3	1
	进一步核对：查对腕带标示，更换手术衣	5	4	3	1
操作流程 (70分)	体位：护士立于患者右侧，协助脱去对侧裤腿盖在近侧腿上，气温低时可加盖浴巾，上身及对侧腿上用盖被盖好。协助患者取仰卧屈膝位，双腿稍外展，暴露会阴	5	4	3	1
	备皮：检查并打开备皮包，将垫巾铺于患者臀下，弯盘至会阴处，酌情选择适宜备皮方法。备皮动作轻柔，防止刮伤患者皮肤，整理备用物，分类放置	10	8	6	4
	会阴擦洗：检查并打开导尿包，弯盘置于会阴处，左手戴一次性手套，右手持镊子夹碘伏棉球，按顺序擦洗消毒：阴阜、大阴唇、小阴唇及阴道口到肛门（由外到内、由上到下擦洗）。每个棉球只用一次，消毒1个部位后更换。撤掉治疗碗和弯盘	10	8	6	4
	检查导尿管：戴无菌手套，铺洞巾，检查尿管是否通畅，连接是否紧密，气囊是否完整，用石蜡油棉球润滑尿管前端	10	8	6	4
	消毒：弯盘置会阴处，左手分开大、小阴唇，用碘伏棉球由尿道口、小阴唇、阴道口，按由上到下，由内到外的顺序进行消毒。每个棉球只用一次	10	8	6	4
	插入导尿管：左手拇指及食指分开小阴唇，充分暴露尿道口，嘱患者深呼吸，右手用镊子持导尿管轻轻插入4～6cm，见尿后再插入1～2cm，将5～10ml生理盐水注入气囊，轻轻向外牵拉导尿管，感觉有阻力后再将导尿管送入少许。注意询问患者的感受，观察尿液流出情况。将尿管外端接引流袋，固定于床旁低于患者膀胱位置	10	8	6	4
	操作后处理：整理病床单位，用物分类处理，尿管及尿袋分别标示，撤屏风，再次核对后交代注意事项	10	8	6	4
	洗手记录：按"六步洗手法"洗手，记录签字（详细记录导尿时间、导出尿液的量及颜色）	5	4	3	1
综合评价 (10分)	操作熟练，方法正确，动作轻巧，有效沟通，注重人文关怀	4	3	2	1
	注意保暖和遮挡病人	3	2	1	0
	操作时间 10min	3	2	1	0

实验四　产时会阴消毒

【实验学时】 1学时。

【实验类型】 演示性实验。

【教学目标】 掌握产时会阴消毒的目的和步骤。

【实验目的】 ①保持产妇分娩过程中的无菌，避免经产道逆行感染。②用于接生前、宫颈内口探查、人工破膜、阴道手术操作等。

【实验用物】 产床1张，分娩模型1个，会阴消毒包（垫巾1块、弯盘2个、镊子2把、碘伏棉球6～8个）1个，无菌卵圆钳1把，无菌垫巾1块，手消毒液1瓶。

【实验步骤】

1. 解释、评估：携带用物至患者床旁，解释操作目的以取得配合，评估并指导患者，嘱其排空膀胱。

2. 体位：协助患者取膀胱截石位，脱去一侧裤腿，充分暴露外阴部，将产妇腰下的衣服向上拉起，以免消毒液浸湿。

3. 洗手、戴口罩。

4. 铺巾：打开消毒包，戴一次性手套，铺一次性垫巾于臀下，将一弯盘置于两腿间。

5. 准备棉球：将另一弯盘置于远端，打开棉球包，将棉球倒入弯盘内。

6. 操作准备：左手持镊，右手持钳，镊子夹取消毒液棉球，钳子夹棉球进行消毒。

7. 消毒：共 3 遍。第 1 遍：自内向外、自上而下消毒尿道口和阴道口、小阴唇、大阴唇（先对侧后近侧）、阴阜、腹股沟（先对侧后近侧）、大腿内侧 1/3（先对侧后近侧；上 2/3 由内向外，下 1/3 由外向内）；会阴体至肛门；第 2 遍和第 3 遍：自内向外、自上而下消毒尿道口和阴道口、小阴唇、大阴唇、阴阜、腹股沟、大腿内侧 1/3、会阴体至肛门。消毒范围不得超过上一遍消毒的范围。

8. 操作后处理：撤臀下垫巾，更换无菌垫巾，取舒适体位，整理用物，洗手记录。

【注意事项】

1. 为产妇保暖和遮挡。

2. 严格遵守无菌操作原则。

3. 注意观察产程进展，发现异常，应及时向医生报告，遵医嘱给予相应处理。

【思考题】

1. 产时会阴消毒按什么顺序？

2. 第 1 遍和第 2、3 遍擦洗顺序是否相同，为什么？

【评分标准】

项目	操作标准	评分等级			
		A	B	C	D
准备 (10分)	个人准备:仪表端正,服装整洁	4	3	2	1
	实验用物:产床1张,分娩模型1个,会阴消毒包(垫巾1块、弯盘2个、镊子2把、碘伏棉球6~8个)1个,无菌卵圆钳1把,无菌垫巾1块,手消毒液1瓶	6	4	2	0
评估病人 (10分)	核对解释:携用物至床旁,了解患者产程进展,宫缩情况,解释操作目的,以取得配合	5	4	3	2
	身体评估:嘱产妇排空膀胱,为产妇遮挡,评估会阴清洁程度	5	4	3	2
操作流程 (70分)	洗手、戴口罩	5	4	3	2
	体位:协助产妇取膀胱截石位,充分暴露外阴部,将产妇腰下的衣服向上拉起,以免消毒液浸湿	5	4	3	2
	铺垫巾:打开消毒包,戴一次性手套,铺一次性垫巾于臀下,将一弯盘置于两腿间	10	8	6	4
	准备棉球:将另一弯盘置于远端,打开棉球包,将棉球倒入弯盘内	10	8	6	4
	操作准备:左手持镊,右手持钳,镊子用于夹取消毒液棉球,钳子夹棉球进行消毒	10	8	6	4
	第1遍消毒自内向外、自上而下消毒尿道口和阴道口、小阴唇、大阴唇(先对侧后近侧)、阴阜、腹股沟(先对侧后近侧)、大腿内侧1/3(先对侧后近侧;上2/3由内向外,下1/3由外向内);会阴体至肛门	10	8	6	4
	第2遍和第3遍消毒(步骤同第一遍):自内向外、自上而下消毒尿道口和阴道口、小阴唇、大阴唇、阴阜、腹股沟、大腿内侧1/3、会阴体至肛门。消毒范围不得超过上一遍消毒范围	10	8	6	4

项目	操作标准	评分等级			
		A	B	C	D
操作流程 (70分)	操作后处理：整理用物，撤出臀下垫巾，协助患者取舒适体位，更换无菌垫巾	5	4	3	2
	洗手、记录	5	4	3	2
综合评价 (10分)	操作熟练，动作轻巧；有效沟通，注重人文关怀；无菌观念强	5	4	3	2
	操作时间5min	5	4	3	2

实验五　铺产台

【实验学时】1学时。

【实验类型】演示性实验。

【教学目标】①熟悉产包的准备。②熟悉铺产台的方法。

【实验目的】保持整个分娩过程的无菌，减少产妇及新生儿感染机会。

【实验用物】产床1张，分娩模型/SP 1个，产车1台，新生儿辐射保暖床1台，产包（外包布1块、内包布1块、产单1块、治疗巾6块、裤套2只、治疗盆1个、止血钳3把、直剪1把、侧切剪1把）1个，无菌手套2副，无菌手术衣1件，新生儿包被1套，吸痰管1根，氧气瓶1个，吸氧管1根，中心负压吸引装置1套，中心吸氧装置1套，新生儿尿不湿1片。

【实验步骤】

1. 核对、解释：核对产妇信息，向产妇解释操作目的，取得合作。

2. 刷手：外科刷手毕，取屈肘手高姿势，由侧门进入产房。

3. 常规消毒外阴。

4. 打开产包：检查产包消毒日期，助手将产包外包布打开。

5. 铺臀下垫巾、穿裤套：接生者穿手术衣，戴手套。检查产包内消毒指示卡是否达到消毒标准，双手拿住产单的上侧两角，用两端的折角将双手包住，嘱产妇抬臀，将产单的近端铺于产妇臀下，由助手协助抬起产妇右腿将裤套套于产妇右腿，尽量拉裤套至产妇大腿根部，用同样方法穿左侧。

6. 铺巾：戴第2副手套，接生者将治疗巾打开，一侧反折分别盖于产妇右腿、左腿、腹部（反折向内），一巾折成长方状保护会阴，一巾折成长条状作为肩垫，准备接生物品，将器械、敷料按接生使用顺序摆好。

7. 准备新生儿用物：助手将新生儿褟褓准备好，室温不到26～28℃时应提前预热，同时准备好新生儿复苏辐射台。

【注意事项】

1. 检查产包有效期、有无潮湿、松散等被污染的情况。

2. 嘱产妇及陪产家属勿触摸无菌物品。

3. 注意为产妇保暖。

【思考题】

1. 铺产台过程中如何做到无菌操作？

2. 需要为新生儿准备哪些物品？

项目	操作标准	评分等级			
		A	B	C	D
准备 (10分)	个人准备:仪表端正,服装整洁	4	3	2	1
	实验用物:产床1张,分娩模型/SP 1个,产车1台,新生儿辐射保暖床1台,产包(外包布1块、内包布1块、产单1块、治疗巾6块、裤套2只、治疗盆1个、止血钳2把、直剪1把、侧切剪1把)1个,无菌手套2副,无菌手术衣1件,新生儿被1套,吸痰管1根,氧气瓶1个,吸氧管1根,中心负压吸引装置1套,中心吸氧装置1套,新生儿尿不湿1个	6	4	2	0
评估病人 (10分)	核对解释:推接产车至产床旁,评估产妇合作程度,向产妇做好解释,以取得配合	5	4	3	2
	评估产程:评估产程进展,胎先露高低	5	4	3	2
操作流程 (70分)	洗手、戴口罩	5	4	3	2
	体位:协助产妇取截石位,脱去裤子,充分暴露外阴部,将产妇腰下的衣服向上拉起,以免消毒液浸湿	5	4	3	2
	常规消毒外阴	10	8	6	4
	打开产包:检查产包消毒日期,助手将产包外包布打开	10	8	6	4
	铺臀下垫巾、穿裤套:接生者穿手术衣,戴手套。检查产包内消毒指示卡是否达到消毒标准,双手抓住产单的上侧两角,用两端的折角将双手包住,嘱产妇抬臀,将产单的近端铺于产妇臀下,由助手协助抬起产妇右腿将裤套套于产妇右腿,尽量拉裤套至产妇大腿根部,用同样方法穿左侧	15	12	9	6
	铺巾:戴第2副手套。接生者将治疗巾打开,一侧反折分别盖于产妇右腿、左腿、腹部(反折向内),一巾折成长方状保护会阴,一巾折成长条状作为肩垫,准备接生物品,将器械、敷料按接生使用顺序摆好	15	12	9	6
	准备新生儿用物:助手将新生儿褪褓准备好,室温不到26~28℃时应提前预热,同时准备好新生儿保暖辐射台	10	8	6	4
综合评价 (10分)	操作熟练,动作轻巧;有效沟通,注重人文关怀;无菌观念强	5	4	3	2
	操作时间5min	5	4	3	2

实验六　接生技术

【实验学时】2学时。

【实验类型】演示性实验。

【教学目标】①掌握接生要点。②掌握接生的配合。③掌握新生儿处理的措施。④熟悉第三产程的护理。

【实验目的】使胎儿安全娩出,保护会阴,避免胎儿娩出时产妇会阴严重裂伤。

【实验用物】产床1张,新生儿辐射床1台,分娩模型1套,负压吸引器1台/中心负压吸引装置1套,产包(外包布1块、内包布1块、产单1块、治疗巾6块、裤套2只、治疗盆1个、止血钳2把、直剪1把、侧切剪1把)1个,无菌手术衣1件,吸引管1根,吸痰器1个,氧气瓶1个,注射器2个,脐带包(护脐带1条、脐带圈2个、棉棒2根)1个,纱布10块,无菌手套2副,新生儿腕带1条,包被牌1个。

【实验步骤】

1. 洗手、戴口罩。

2. 接生准备:当初产妇宫口开全、经产妇宫口开大3~4cm时,应做好接生准备工作,如准备产床、产时外阴消毒。接生人员外科刷手消毒,助手协助打开产包,接生者铺产台准备接生。

3. 体位：协助产妇取膀胱截石位，充分暴露外阴部，将产妇腰下的衣服向上拉起。

4. 指导产妇正确使用腹压：指导产妇在宫缩期间屏气，用腹压做向下用力的动作，以推动胎儿下降，加速产程进展。

5. 接生：铺好产台，接生者协助胎头俯屈，在胎头拨露接近着冠时，右手持一治疗巾内垫纱布保护会阴，右肘支在产床上，左手在子宫收缩时协助胎头俯屈，使胎头以最小径线缓慢通过阴道口。胎头娩出后，右手仍应保护会阴，不要急于娩出胎肩，先用左手自胎儿鼻根部向下挤压，挤出口、鼻内的黏液和羊水，挤压力度要适宜。然后协助胎头外旋转，使胎儿双肩径与骨盆出口前后径相一致。左手将胎儿颈部向下压，使前肩自耻骨弓下先娩出，继之再托起胎儿颈部向上使后肩从会阴体前缘缓慢娩出。助手立即给予缩宫素 20U 肌注。双肩娩出后，保护会阴的右手方可松开，将治疗巾压向产妇臀下，防止治疗巾污染其他用物，最后双手协助胎体及下肢以侧卧位娩出，将新生儿轻柔放在产台上。将积血器放于产妇臀下计量出血量。

6. 新生儿护理

（1）清理呼吸道：将新生儿侧卧于产台上，再次手法挤出口鼻内的羊水及黏液，将一治疗巾盖于新生儿身上保暖，呈头稍后仰位，注意新生儿保暖。用吸球或吸痰管清除新生儿口、鼻腔内的黏液和羊水，以免吸入肺内。迅速擦干新生儿身上的羊水和血迹，撤掉湿巾，当呼吸道黏液和羊水已洗净而仍无哭声时，可用手触摸新生儿背部或轻弹足底以诱发呼吸。新生儿大声啼哭，表示呼吸道已通畅。

（2）脐带处理：在距脐带根部 15～20cm 处，用两把止血钳夹住脐带，在两钳之间剪断脐带。用碘伏消毒脐带根部周围，直径约为 5cm，以脐轮为中心向上消毒约 5cm。在距脐根部 1cm 处用套有气门芯的止血钳夹住并在止血钳上方剪断脐带，牵拉脐带圈使之绕过止血钳尖端，套在距脐带根部 0.5cm 处。用碘伏消毒脐带断端，用护脐带固定。

（3）新生儿查体：做全身初步检查，了解有无产伤、畸形等，检查完毕，让产妇看清性别交台下助手。为新生儿测量体重、身长，在新生儿出生记录单上按右足印和产妇指印，带腕带条，写明母亲床号姓名、新生儿性别、出生日期、时间、体重、分娩方式，注射维生素 K_1、乙肝疫苗。注意保暖。

（4）新生儿皮肤接触：新生儿娩出后 30min 内，应尽早与母亲进行皮肤接触，皮肤接触时间为 30min 以上并吮吸乳头。

7. 第三产程处理

（1）胎盘娩出：判断胎盘剥离征象，如胎盘已剥离，接生者左手可轻压产妇子宫底，右手轻轻牵拉脐带使胎盘娩出。当胎盘娩出至阴道口时，接生者用双手握住胎盘向同一方向旋转，同时缓慢向外牵拉，协助胎膜完整剥离排出。胎盘胎膜娩出后，立即肌注缩宫素 20U，按摩子宫刺激其收缩，减少出血。在按摩子宫的同时注意观察阴道出血量。

（2）检查胎盘、胎膜：将胎盘铺平，用纱布将母体面的血块轻轻擦掉，观察胎盘母体面有无缺损，并测量缺损面积，母体面检查完毕后将胎盘提起，检查胎膜是否完整，仔细检查胎儿面边缘有无断裂血管，以便及时发现副胎盘，如有副胎盘、部分胎盘或大块胎膜残留时应报告医生酌情处理。测量胎盘大小和脐带长度，检查脐带内血管。

（3）检查软产道：胎盘娩出后，用无菌纱布擦净外阴血迹。仔细检查会阴、小阴唇内侧、尿道口周围、阴道壁及宫颈有无裂伤。如有裂伤，应立即按解剖结构缝合。

8. 整理用物、记录。

【注意事项】

1. 严格无菌操作。

2. 掌握分娩机转，动作轻柔，以免损伤胎儿。

3. 胎盘未剥离前不可用力牵拉脐带，以免引起子宫内翻。

4. 预防产后出血，胎体娩出后立即应用宫缩剂。

【思考题】

1. 接生的时机？

2. 接生者应从何时开始保护会阴？

3. 如何判断胎盘是否自行剥离？

4. 应如何正确结扎脐带、进行脐部护理？

【评分标准】

项目	操作标准	评分等级			
		A	B	C	D
准备 (10分)	个人准备:仪表端正,服装整洁	4	3	2	1
	实验用物:产包(外包布、内包布、产单、治疗巾6块、裤套2只、治疗碗1个、积血器1个、止血钳2把、直剪1把、侧切剪1把)1个,无菌手套2副,无菌手术衣1件,新生儿辐射台1台,负压吸引器1台,吸痰管1根,吸痰器1个,氧气瓶1个,注射器2个,脐带包(护脐带1条、脐带圈2个、棉棒2根)1个,纱布10块,新生儿腕带1条,包被牌1个	6	4	2	0
评估病人 (10分)	核对、解释:推接产车至产床旁,评估产妇合作程度,向产妇做好解释,以取得配合	6	4	2	0
	评估产程:了解胎先露高低	4	3	2	1
操作流程 (70分)	洗手、戴口罩	4	3	2	1
	体位:帮产妇取截石位或仰卧屈膝位,充分暴露外阴部,将产妇腰下的衣服向上拉起,以免消毒液浸湿	6	4	2	0
	常规消毒外阴、铺产台	5	4	3	2
	接生:指导产妇正确运用腹压:接生者协助胎头俯屈,在胎头拨露接近着冠时,右手持一治疗巾内垫纱布保护会阴,左手在子宫收缩时协助胎头俯屈,用力适度,使胎儿以最小径线(枕下前囟径)在子宫收缩期间缓慢的通过阴道口以避免会阴严重裂伤。然后协助胎头外旋转,使胎儿双肩径与骨盆出口前后径相一致。左手将胎儿颈部向下压,使前肩自耻骨弓下先娩出,继之再托起胎儿颈部向上使后肩从会阴体前缘缓慢娩出。双肩娩出后,保护会阴的右手方可松开,将治疗巾压向产妇臀下,防止治疗巾污染其他用物,最后双手协助胎体及下肢以侧卧位娩出,将新生儿轻柔放在产台上。将积血器放于产妇臀下计量出血量	5	4	3	2
	清理呼吸道:胎头娩出后,右手仍应保护会阴,不要急于娩出胎肩,先用左手自胎儿鼻根部向下挤压,挤出口、鼻内的黏液和羊水,挤压力度要适宜	5	4	3	2
	协助胎肩娩出:然后协助胎头外旋转,使胎儿双肩径与骨盆出口前后径相一致。左手将胎儿颈部向下压,使前肩自耻骨弓下先娩出,继之再托起胎儿颈部向上使后肩从会阴体前缘缓慢娩出	5	4	3	2
	胎体娩出:胎儿双肩娩出后,保护会阴的右手方可松开,将治疗巾压向产妇臀下,防止治疗巾污染其他用物,最后双手协助胎体及下肢以侧卧位娩出,将新生儿轻放在产台上。将积血器放于产妇臀下计量出血量	5	4	3	2
	清理呼吸道:将新生儿侧卧于产台上,再次手法挤出口鼻内的羊水及黏液,将一治疗巾盖于新生儿身上保暖,呈头稍后仰位,注意新生儿保暖。用吸球或吸痰管清除新生儿口、鼻腔内的黏液和羊水,以免吸入肺内。迅速擦干新生儿身上的羊水和血迹,撤掉湿巾,当呼吸道黏液和羊水已洗净而仍无哭声时,可用手触摸新生儿背部或轻弹足底以诱发呼吸。新生儿大声啼哭,表示呼吸道已经通畅	5	4	3	2

项目	操作标准	评分等级			
		A	B	C	D
操作流程 (70分)	脐带处理:在距脐带根部15～20cm处,用一把止血钳夹住脐带,用碘伏消毒脐带根部周围,直径约为5cm,以脐轮为中心向上消毒约5cm。在距脐根部1cm处用套有脐带圈的止血钳夹住,在脐带圈上方0.5cm处剪断脐带,牵拉脐带圈,使之自止血钳上方绕过脐带残端,将脐带圈妥善固定于距脐带根部0.5cm处,减去多余脐带。用碘伏消毒脐带断端,用护脐带包扎固定	5	4	3	2
	新生儿查体:做全身初步检查,了解有无产伤、畸形等,从头部、面部、五官、上肢、生殖器、肛门、下肢、背部,检查完毕,让产妇辨认新生儿性别,交台下助手	5	4	3	2
	胎盘娩出:判断胎盘剥离征象,如胎盘已剥离,接生者左手轻压产妇子宫底,右手轻轻牵拉脐带使胎盘娩出。当胎盘娩出至阴道口时,接生者用双手握住胎盘向同一方向旋转,同时缓慢向外牵拉,协助胎膜完整剥离排出。按摩子宫刺激其收缩,减少出血。在按摩子宫的同时注意观察阴道出血量	5	4	3	2
	检查胎盘、胎膜:将胎盘铺平,用纱布将母体面的血块轻轻擦掉,观察胎盘母体面有无缺损,并测量缺损面积,母体面检查完毕后将胎盘提起,检查胎膜是否完整,仔细检查胎儿面边缘有无断裂血管,以便及时发现副胎盘。测量胎盘大小和脐带长度,检查脐带内血管	5	4	3	2
	检查软产道:胎盘娩出后,用无菌纱布擦净外阴血迹,仔细检查会阴、小阴唇内侧、尿道口周围、阴道壁及宫颈有无裂伤。如有裂伤,应立即按解剖结构缝合	5	4	3	2
	整理用物,六步洗手法洗手、记录	5	4	3	2
综合评价 (10分)	操作熟练,动作轻巧;有效沟通,注重人文关怀;无菌观念强	5	4	3	2
	操作时间30min	5	4	3	2

实验七　会阴切开术

【实验学时】1学时。

【实验类型】演示性实验。

【教学目标】①掌握会阴切开的目的。②熟悉会阴切开的时机和方法。

【实验目的】①避免会阴严重裂伤,预防早产儿颅内出血,缩短第二产程。②阴道助产术前准备。

【实验用物】产床1张,分娩模型1套,会阴侧切模型1套,产包1个(止血钳2把、直剪1把、侧切剪1把,纱布10块、20ml注射器1个、9号长针头、碘伏棉球若干),治疗碗1个,2%利多卡因2支,灭菌注射用水10ml。

【实验步骤】

1. 皮肤消毒:产时外阴消毒后,再用碘伏以侧切口为中心,由内向外消毒,直径大于10cm。

2. 麻醉:以会阴左侧切开术为例,用2%利多卡因10ml加无菌注射用水10ml进行局部浸润麻醉。术者将左手食指和中指放入阴道内,触清坐骨棘的位置。右手持9号长针头,在左侧坐骨结节至肛门连线中点稍偏向坐骨结节处,先注射一皮丘,然后在阴道内手指的引导下,将针头刺向坐骨棘内下方,即阴部神经经过的部位。先回抽,如无回血,局部注射药液10ml,即可麻醉阴部神经。然后将针退至皮下,在向切口至会阴体方向及坐骨结节处,做扇形浸润麻醉。

3. 左侧会阴切开:麻醉成功后,术者将左手食指和中指伸入阴道,并稍分开,放于先露与阴道壁之间。右手将侧切剪张开,一叶置于阴道外,一叶沿食、中二指间入阴道。切线与垂直线约呈45°角，侧切剪刀刃应与皮肤垂直，待宫缩会阴皮肤绷紧时，一次全层剪开，会阴体高度膨隆时，侧切切口交角应略大于45°，长度视需要而定，通常3～5cm。剪开后，可用无菌纱布压迫止血。有小动脉出血者，应结扎血管。

4. 压迫止血：剪开后，可用无菌纱布压迫止血。有小动脉出血者，应结扎血管。

【注意事项】

1. 麻醉时针头不可伤及胎先露。

2. 注意侧切口角度，在会阴体高度膨隆时切开，切线与垂直线约呈45°角。

【思考题】

1. 会阴切开的时机如何掌握？

2. 会阴切开后应如何做好切口护理？

3. 会阴切开缝合后做肛诊的目的是什么？

【评分标准】

项目	操作标准	评分等级			
		A	B	C	D
准备 (10分)	个人准备:仪表端正,服装整洁	4	3	2	1
	实验用物:产床1张,分娩模型1套,会阴侧切模型1套,产包1个(止血钳2把、直剪1把、侧切剪1把,纱布10块、20ml注射器1个、9号长针头、碘伏棉球若干)治疗碗1个,2%利多卡因2支,灭菌注射用水10ml	6	4	2	0
评估病人 (10分)	评估、解释:产妇合作程度,向产妇做好解释,以取得配合	5	4	3	2
	评估产程	5	4	3	2
操作流程 (70分)	洗手、戴口罩。外科刷手,穿无菌手术衣、戴手套,铺产台	5	4	3	2
	皮肤消毒:外阴消毒后,再用碘伏以侧切口为中心,由内向外消毒,直径10cm	10	8	6	4
	麻醉:用2%利多卡因10ml加无菌注射用水10ml进行麻醉。术者将左手食指和中指放入阴道内,触清该侧坐骨棘的位置	10	8	6	4
	麻醉点:右手持9号长针头,在左侧坐骨结节至肛门连线中点稍偏向坐骨结节处,先注射一皮丘,然后在阴道内手指的引导下,将针头刺向坐骨棘内下方,即阴部神经经过的部位	10	8	6	4
	浸润注射:先回抽,如无回血,局部注射药液10ml,即可麻醉阴部神经。然后将针退至皮下,在向切口至会阴方向及坐骨结节处,做扇形浸润麻醉	10	8	6	4
	左侧会阴切开:经阴部神经阻滞麻醉后,术者将左手食指和中指伸入阴道,并稍分开,放于先露与阴道壁之间。右手将侧切剪张开,一叶置于阴道外,一叶沿食、中二指间入阴道	10	8	6	4
	切开:切线与垂直线约呈45°角,侧切剪刀刃应与皮肤垂直,待宫缩会阴皮肤绷紧时,一次全层剪开,会阴体高度膨隆时,侧切切口交角应略大于45°,长度视需要而定,通常3～5cm	10	8	6	4
	压迫止血:剪开后,可用无菌纱布压迫止血。有小动脉出血者,应结扎血管	5	4	3	2
综合评价 (10分)	操作熟练,动作轻巧;有效沟通,注重人文关怀;无菌观念强	5	4	3	2
	操作时间10min	5	4	3	2

实验八　剖宫产时新生儿护理

【实验学时】 2学时。

【实验类型】 演示性、操作性实验。

【教学目标】 ①掌握剖宫产时新生儿护理措施。②掌握新生儿护理的物品准备。

【实验目的】 ①为手术产新生儿做好产后处理及抢救准备。②为新生儿进行脐带结扎。

【实验用物】新生儿辐射床 1 台，无菌操作台 1 个，止血钳 2 把，组织剪 1 把，吸痰管 1 根，新生儿复苏物品 1 套，体重秤 1 台，软尺 1 个，治疗巾 1 块，新生儿包被 1 套，脐带包（护脐带 1 条、脐带圈 2 个、无菌棉棒 2 根）1 个，红色印泥 1 个，记录纸 1 张，腕条 1 根，包被条 1 个，新生儿尿不湿 1 片，乙肝疫苗 1 支，维生素 K_1 1 支，1ml 注射器 2 个，无菌手套 1 副。

【实验步骤】

1. 个人准备：术者洗净双手，戴手套，穿隔离衣。

2. 用物准备：开启新生儿辐射床，将用物摆好。

3. 清理呼吸道：用治疗巾包裹，从术者手中接过新生儿，新生儿放于已开启的辐射床上，用新生儿吸痰管清理呼吸道，将口、咽部、鼻腔内的羊水和分泌物吸净。

4. 脐带结扎：常规结扎脐带。

5. 辨认性别：检查新生儿全身状况，新生儿裸体，让产妇辨别性别。

6. 新生儿标记：在新生儿记录单上按右足印和产妇手印，戴包被牌和腕条（注明母亲床号姓名、新生儿性别、出生日期时间、分娩方式），用褟褓将新生儿包好。

7. 早期母婴接触：协助新生儿与母亲进行皮肤接触（脸部与脸部的皮肤接触）并吮吸乳头。

8. 共同核对：麻醉师和手术医师共同核对产妇姓名，新生儿性别、出生时间、产妇丈夫姓名，在产房与手术室交接登记本上记录签名，将新生儿抱回产房。

9. 查体、注射：在产房测量身长、体重并记录，肌注维生素 K_1、乙肝疫苗。

10. 交代注意事项：将新生儿送入母婴同室病房，与家属交代注意事项，签署新生儿安全防范协议书。

【注意事项】

1. 注意室内温度，温度低时应及时打开辐射台开关。

2. 新生儿与母亲进行局部皮肤接触时，注意保暖。

3. 认真核对母亲和父亲姓名、新生儿性别、出生时间。

4. 脐带结扎后应注意观察脐带残端有无渗血、渗液。

【思考题】

1. 剖宫产时新生儿护理主要包括哪几个步骤？

2. 应从何时开始母婴接触？

【评分标准】

项目	操作标准	评分等级			
		A	B	C	D
准备 (10 分)	个人准备:术者将手洗净,戴手套,穿隔离衣	4	3	2	1
	实验用物:新生儿辐射床 1 台,止血钳 2 把,断脐剪 1 把,吸痰管 1 根,新生儿复苏物品 1 套,体重秤 1 台,治疗巾 1 块,新生儿包被 1 套,脐带包 1 个,红色印泥 1 个,记录纸 1 张,腕条 1 根,包被条 1 个,新生儿尿不湿 1 片,软尺 1 个,乙肝疫苗 1 支,维生素 K_1 1 支,1ml 注射器 2 个,无菌手套 1 副	6	4	2	0
操作流程 (80 分)	核对:核对新生儿性别、产妇姓名、床号等	5	4	3	2
	用物准备:开启新生儿辐射床,将用物摆好	5	4	3	2
	清理呼吸道:从术者手中接过新生儿,新生儿放于辐射床上,用吸痰管清理呼吸道,将口、咽部、鼻腔内的羊水和分泌物吸净	10	8	6	4

项目	操作标准	评分等级			
		A	B	C	D
操作流程 (80分)	脐带结扎：气门芯法常规结扎脐带，护脐带妥善固定	15	12	9	6
	辨认性别：检查新生儿全身状况，让产妇辨别性别	5	4	3	2
	新生儿标记：在新生儿记录单上按右足印，戴包被牌和腕条（注明产妇床号姓名、新生儿性别、出生时间、分娩方式），用襁褓将新生儿包好	10	8	6	4
	早期母婴接触：协助新生儿与母亲进行皮肤接触并吮吸乳头	5	4	3	2
	共同核对：麻醉师和手术医师共同核对产妇姓名、新生儿性别、出生时间、产妇丈夫姓名，在交接登记本上记录签名，将新生儿抱回产房	5	4	3	2
	查体、注射：在产房测量身长、体重并记录查体结果，肌肉注射维生素 K$_1$、乙肝疫苗	15	12	9	6
	交代注意事项：将新生儿送入母婴同室病房，与家属交代注意事项，签署新生儿安全防范协议书	5	4	3	2
综合素质 (10分)	操作熟练，方法及顺序正确	4	3	2	1
	动作轻柔，注意保暖和保护病人隐私，无不适感	4	3	2	1
	操作时间 5min	2	1	0	0

实验九　产后会阴擦洗

【实验学时】1 学时。

【实验类型】操作性实验。

【教学目标】①掌握会阴擦洗的方法和步骤。②能够熟练为产妇进行会阴擦洗。

【实验目的】①保持会阴部及肛门部清洁，使病人舒适。②促进会阴部伤口愈合，预防泌尿道和生殖道感染。

【实验用物】检查床 1 张，妇科检查模型 1 个，治疗车 1 台，治疗盘 1 个，会阴擦洗包 1 个（弯盘 2 个、无菌镊子 2 把、0.05％碘伏棉球 2 包、一次性会阴垫 1 个、一次性橡胶手套 1 副），笔 1 支，护理执行单 1 张，手消毒液 1 瓶，垃圾桶 1 个。

【实验步骤】

1. 核对、解释：携用物至床旁，核对患者床号、姓名，向患者解释操作的目的和注意事项，取得产妇配合，准备环境适宜进行操作。

2. 评估患者：评估患者身体状况，观察宫缩、会阴清洁度，外阴皮肤及伤口情况，有无留置尿管。必要时协助产妇大小便。

3. 准备体位：洗手，戴口罩；协助患者取外展屈膝位或膀胱截石位，双膝屈曲向外分开。

4. 暴露会阴：协助脱去对侧裤腿，盖在近侧腿部，对侧腿用被子或毛毯遮盖，暴露会阴部。

5. 铺垫巾：查对并打开会阴擦洗包，带一次性手套，铺一次性会阴垫于臀下，将一弯盘置于两腿间。

6. 擦洗顺序：左手托治疗碗，右手持持物钳夹取棉球。若会阴部血迹、分泌物较多，可先不按顺序擦洗，用大棉球将会阴部血迹、分泌物初步擦净。再由内向外、由上到下擦洗第 1 遍，顺序为：侧切口处、尿道口、阴道口、双侧小阴唇、双侧大阴唇、阴阜、对侧大腿内侧上 2/3（由内向外）、近侧大腿内侧上 2/3（由内向外）、对侧大腿内侧下 1/3（由外向内）、近侧大腿内侧下 1/3（由外向内）、肛门。

7. 同法擦洗第 2、3 遍：会阴部污染严重，可酌情增加擦洗遍数，直至擦净为止。

8. 擦洗尿管、侧切口：对留置尿管者，注意导尿管是否通畅，另取棉球擦洗尿道口及尿管周围。不宜过度牵拉导尿管，以免造成产妇局部不适。有会阴侧切口者，先擦拭切口，注意观察切口有无感染征象。

9. 整理用物：撤去弯盘及会阴垫，放于治疗车下污物桶内，协助患者更换清洁会阴垫于臀下。

10. 整理体位：协助患者穿好裤子，取舒适体位。

11. 洗手，记录：交代注意事项。

【注意事项】

1. 留置尿管者，应注意尿管是否通畅，有无脱落扭曲。

2. 注意观察会阴部及伤口周围有无红肿、炎性分泌物及伤口的愈合情况。

3. 如会阴水肿可用 50％硫酸镁或 95％乙醇湿热敷。

4. 操作时注意准备环境、遮挡屏风，房内多余人员暂时回避，为病人遮挡保暖。

5. 擦洗时动作轻柔，随时与产妇交流，注意产妇感受。

【思考题】

1. 留置尿管产妇会阴擦洗的注意事项？

2. 操作过程中应如何做好沟通，体现人文和关爱精神？

【评分标准】

项目	操作标准	评分等级			
		A	B	C	D
准备 （20分）	个人准备:仪表端正,服装整洁,洗手、戴口罩	4	3	2	1
	实验用物:检查床1张,妇科检查模型1个,治疗车1台,治疗盘1个,会阴擦洗包1个（弯盘2个、无菌镊子2把、0.05％碘伏棉球2包、一次性会阴垫1个、一次性橡胶手套1副）,笔1支,护理执行单1张,手消毒液1瓶,垃圾桶1个	6	4	2	0
	核对、解释:询问、了解患者身体状况,向患者解释会阴擦洗的目的及擦洗过程中应注意的事项,取得配合。遮挡病人	5	4	3	2
	评估伤口:评估会阴伤口情况,病情允许者指导排空膀胱	5	4	3	2
操作 流程 （70分）	核对、准备:携用物至床旁,核对医嘱,脱对侧裤腿,盖于近侧腿上,对侧以毛毯或盖被保暖	5	4	3	2
	准备用物:臀下垫治疗巾,取合适体位(仰卧,双腿屈曲、外展)。放置弯盘于两腿之间	5	4	3	2
	第1遍擦洗顺序:左手持镊子,右手持持物钳夹取棉球,由内向外、由上到下擦洗第一遍,顺序如下:伤口处、尿道口、阴道口、双侧小阴唇、双侧大阴唇、阴阜、对侧大腿内侧上2/3,近侧大腿内侧上2/3,对侧大腿内侧下1/3,近侧大腿内侧下1/3,肛门。同法擦洗第2、3遍	25	20	15	10
	擦洗尿管:插尿管产妇,另取棉球擦洗尿道口及尿管周围	5	4	3	2
	擦洗切口:有会阴切口者,另取棉球擦拭切口处	5	4	3	2
	整理用物:撤去弯盘及治疗巾,置于治疗车下层污物桶内	5	4	3	2
	垫清洁会阴垫于病人臀下	5	4	3	2
	整理体位:协助产妇穿好裤腿,取舒适体位	5	4	3	2
	操作后处理:整理用物,洗手,记录。交代注意事项	10	8	6	4

项目	操作标准	评分等级			
		A	B	C	D
综合素质（10分）	操作熟练，方法及顺序正确	4	3	2	1
	动作轻柔，注意保暖和保护病人隐私，无不适感	4	3	2	1
	操作时间 5min	2	1	0	0

实验十　产后射频治疗

【实验学时】1 学时。

【实验类型】演示性实验。

【教学目标】①熟悉产后射频治疗的目的。②熟悉产后射频治疗的步骤。

【实验目的】①适用于泌乳量少或乳腺管不通、乳房肿胀，可疏通乳腺管，减轻乳房胀痛，促进乳汁分泌。②促进产后子宫复旧，减少产后出血。③用于膀胱理疗，预防或治疗产后尿潴留。

【实验用物】检查床 1 张，模拟人 1 个，产后射频治疗仪 1 台，耦合剂 1 支，护理执行单 1 张，笔 1 只，记录纸 1 张，纱布 1 块，75％乙醇 1 瓶、手消毒液 1 瓶，卫生纸 1 抽。

【实验步骤】

1. 核对、解释：携用物至床前，核对床号、姓名及射频执行单，解释操作目的、配合方法。

2. 评估患者：洗手，协助产妇取仰卧位，评估产妇身体状况，了解产妇泌乳及乳房肿胀情况，产后尿潴留者，评估尿潴留程度、宫缩及宫底高度。

3. 检查仪器：检查产后治疗仪性能，正确连接各连接线，纱布蘸酒精擦洗治疗贴片。

4. 催乳治疗：先将胸部固定带置于产妇胸背部下方，两乳腺专用治疗贴片的黑色面均匀涂上适量耦合剂，然后将其放置于产妇双乳上扣好，治疗面与皮肤贴合紧密，乳头部位用纱布或卫生纸覆盖，用胸带妥善覆盖固定，松紧适度，以产妇不感觉过紧为宜，不要露出贴片边缘。

5. 子宫复旧治疗：将腹部固定带放于产妇腰骶部，将两圆形腹部治疗贴片均匀涂上耦合剂，顺产者平行放于脐下子宫体上；剖宫产者贴片平行放于臀部骶尾两侧，用腹带固定好。

6. 尿潴留患者治疗：贴片放置方式同子宫复旧治疗。

7. 开通仪器：接通外部电源，打开主机开关，按"OK"键进入各治疗单元选择相应的治疗项目，设置时间一般为 20～25min，能量 60～80Hz 效果较好，但强度与个人体质及乳房胀感程度有关，可先让产妇逐渐适应再调较大强度，能耐受能量越大越好。

8. 同法选择第二、第三治疗单元其他治疗项目。

9. 评估感受：询问产妇治疗感受，再次核对，交代治疗期间注意事项。治疗期间注意巡视病房，根据产妇感受调整治疗强度。

10. 撤去仪器：治疗完毕，先关闭主机开关，依次撤除胸腹固定带及治疗贴片，用毛巾或纱布擦净产妇皮肤上的耦合剂，询问治疗效果。

11. 操作后处理：整理用物，协助产妇取舒适卧位，洗手记录。

【注意事项】

1. 孕妇、接触部位皮肤有缺损、有传染性皮肤疾病者慎用。

2. 患者不能长时间持续使用，一般以每天1～2次为宜，每次不超过30min，7天为一疗程，产妇使用3～6疗程即可。

3. 射频治疗仪接通电源后，不得用手触及贴片内面，治疗期间产妇及家属不宜私自调节仪器治疗参数。

4. 治疗贴片在使用前后要用75%乙醇棉或纱布擦拭干净。

5. 插上或拔下电源线用力要适中，之前应先关闭主机电源。关机后，再开机时，时间间隔须在1min以上。

【思考题】

1. 射频治疗的作用有哪些？

2. 如何评估患者治疗效果？

【评分标准】

项目	操作标准	A	B	C	D
准备 (10分)	个人准备:仪表端正,服装整洁	4	3	2	1
	实验用物:检查床1张,模拟人1个,产后射频治疗仪1部、耦合剂1支、护理执行单1张,笔1只,记录纸1张,纱布1块,75%乙醇1瓶,手消毒液1瓶,卫生纸1抽	6	4	2	0
评估 (15分)	核对、解释:携用物至患者床旁,核对医嘱及产妇,告知产妇产后射频的操作目的及配合方法,取得其合作	3	2	1	0
	评估病人:评估产妇身体状况,了解产妇泌乳及乳房肿胀情况;产后尿潴留者,评估尿潴留程度、宫缩及宫底高度	5	4	3	2
	评估环境:评估患者周围环境、光照情况	5	4	3	2
	检查仪器:连接电源,打开电源开关,检查产后射频仪的性能及导线连接是否正常	2	1	0	
操作流程 (65分)	操作前准备:洗手,协助产妇取仰卧位,用纱布蘸酒精擦洗治疗贴片	5	4	3	2
	催乳治疗:先将胸部固定带置于产妇胸背部下方,两乳腺专用治疗贴片的黑色面均匀涂上适量耦合剂,然后将其放于产妇双乳上扣好,治疗面与皮肤贴合紧密,乳头部位用卫生纸或纱布覆盖,用胸带妥善覆盖固定,松紧适度,以产妇不感觉过紧为宜,不要露出贴片边缘	10	8	6	4
	子宫复旧治疗:将腹部固定带放于产妇腰骶部,将两圆形腹部治疗贴片均匀涂上耦合剂,顺产者平行放于脐下子宫体上;剖宫产者贴片平行放于臀部骶尾两侧,用腹带固定好	10	8	6	4
	尿潴留患者治疗:贴片放置方式同子宫复旧治疗	5	4	3	2
	开通仪器:接通外部电源,打开主机开关,按"OK"键进入各治疗单元选择相应的治疗项目,设置时间一般为20～25min,能量60～80Hz效果较好,能耐受能量越大越好	10	8	6	4
	同法选择第二、第三治疗单元其他治疗项目	5	4	3	2
	交代注意事项:询问产妇治疗感受,再次核对,交代治疗期间注意事项,整理用物,协助产妇取舒适卧位,洗手并记录	5	4	3	2
	巡视病人:治疗期间根据产妇感受调整治疗强度	5	4	3	2
	撤去仪器:治疗完毕,先关闭主机开关,依次撤除胸腹固定带及治疗贴片,用毛巾或纱布擦净产妇皮肤上的耦合剂,询问治疗效果	5	4	3	2
	操作后处理:整理用物,协助产妇取舒适卧位,洗手、记录	5	4	3	2
综合评价 (10分)	操作熟练,动作轻柔、产妇感觉舒适	5	4	3	2
	操作时间10min	5	4	3	2

实验十一　母乳喂养

【实验学时】1学时。

【实验类型】演示性实验。

【教学目标】①掌握母乳喂养的优点。②掌握母乳喂养的操作步骤。③掌握母乳喂养的注意事项。

【实验目的】使产妇及家属掌握母乳喂养的优点及技巧，满足新生儿生长发育的需要。

【实验用物】病床1张，孕妇模型1个，盖被1条，新生儿模型1个，婴儿车1辆，清洁毛巾2条，温水1盆，手消毒液1瓶。

【实验步骤】

1. 核对、评估：携用物至床旁，查对床号、姓名，评估产妇产后身体状况、意识、合作程度及对母乳喂养知识的知晓程度。

2. 解释：向产妇及家属解释操作目的，介绍母乳喂养优点及人工喂养的风险。

3. 评估乳房：护士及产妇均洗手，评估双侧乳房是否对称、乳腺管是否通畅，乳房软硬度，有无压痛；评估双侧乳头是否内陷、扁平、皲裂、破溃；有无泌乳。

4. 评估新生儿：状态是否舒适，是否需更换尿布，观察是否有吸吮反射。

5. 清洁乳房：将毛巾浸于温水中、拧干，顺时针方向自乳头直至乳根处擦洗整个乳房。

6. 热敷乳房：将干净毛巾浸于温水盆，水温60～70℃，露出胸部，将温热毛巾覆盖两乳房，保持水温、两热毛巾交替使用，每1～2min更换一次，共热敷8～10min。擦干乳房并盖好。

7. 协助母亲取舒适体位：将病床摇平，母亲取侧卧位，头枕在枕头边缘，挺胸，孩子的头不要枕在母亲的手臂上，母亲的手臂要放在枕头上方。

8. 婴儿体位：将新生儿自婴儿床中抱出，单层包裹，侧放于产妇身边，姿势为胸贴胸、腹贴腹，下颌贴乳房，母亲托住宝宝的臀部。要求产妇掌握哺乳四要点：

（1）婴儿的头与身体呈一直线。

（2）婴儿面向乳房，鼻子对着乳头。

（3）母亲应抱紧婴儿贴近自己。

（4）婴儿的头和颈得到支撑，母亲托起新生儿的臀部。

9. 托乳：母亲用C字形的方法托起乳房，用乳头刺激孩子的口周围，使孩子建立觅食反射。

10. 含接姿势：当孩子的口张到足够大时，将乳头及大部分乳晕含在新生儿嘴中，直至看到或者听到新生儿吞咽。待新生儿不再吮吸，产妇用一手指按压乳房，另一手指轻按新生儿下巴，使乳头自新生儿口中自然脱出。

11. 拍背：喂养结束，将新生儿抱起，下颌靠于操作者肩部，操作者身体稍后仰，左手妥善抱稳新生儿，右手轻拍新生儿后背，协助新生儿排出胃内空气，预防溢奶，然后将新生儿侧卧位放入婴儿床入睡。

12. 操作后处理：协助产妇取舒适卧位，整理用物，洗手，交代注意事项。

【注意事项】

1. 做到分娩1h内早接触、早吸吮、早开奶。

2. 指导产妇按需哺乳、纯母乳喂养，不可随便给新生儿添加水、奶粉及其他饮料，除非有医学指征。

3. 母乳喂养有效指标：新生儿不哭不闹，安静入睡；产妇乳房柔软，无胀痛感，说明新生儿吸吮姿势正确。

4. 向产妇及家属介绍前奶、后奶的特点。乳量较少时，吸完一侧再吸一侧，乳量较多时，每次可吸吮一侧乳房，下一次哺乳时喂另一侧，做到有效吸吮。

5. 哺乳后挤出少许乳汁涂在乳头及乳晕处，可预防乳头皲裂；乳腺炎时，可酌情进行母乳喂养；若奶量过多，乳房肿胀时，新生儿吸吮完毕，可用吸奶器将多余乳汁吸出。

6. 勿用肥皂水、乙醇等刺激性物品清洗乳头。

7. 睡眠时注意不要使乳房受压，一定要坚持夜间哺乳。

【思考题】

1. 如何运用所学知识进行母乳喂养健康教育？

2. 如何判断母乳喂养是否有效？

3. 哺乳后拍背的目的是什么？

【评分标准】

项目	操作标准	评分等级			
		A	B	C	D
准备 (10分)	个人准备：仪表端正，服装整洁	4	3	2	1
	实验用物：病床1张，孕妇模型1个，盖被1条，新生儿模型1个，婴儿车1辆，清洁毛巾2条，温水1盆，手消毒液1瓶	6	4	2	0
评估病人 (10分)	核对、评估：携用物至床旁，查对床号、姓名，评估产妇产后身体状况、意识、合作程度及对母乳喂养知识的知晓程度	5	4	3	2
	评估乳房：双侧乳房是否对称、乳腺管是否通畅、乳房软硬度，有无压痛；评估双侧乳头是否内陷、扁平、皲裂、破溃；有无泌乳	5	4	3	2
操作流程 (70分)	洗手、戴口罩	5	4	3	2
	清洁乳房：将毛巾浸于温水中、拧干，顺时针方向自乳头直至乳根处擦洗整个乳房	5	4	3	2
	热敷乳房：将干净毛巾浸于温水盆，水温60～70℃，拧至不滴水，露出胸部，将温热毛巾覆盖两乳房，保持水温，两热毛巾交替使用，每1～2min更换一次，热敷8～10min。然后擦干乳房并盖好	10	8	6	4
	协助母亲取舒适体位：卧位时将病床摇平，母亲取侧卧位，头枕在枕头的边缘，挺胸、孩子的头不要枕在母亲的手臂上，母亲的手臂要放在枕下	10	8	6	4
	婴儿体位：将新生儿自婴儿床中抱出，侧放于产妇身边，母婴姿势为胸贴胸，腹贴腹，下颌贴乳房，母亲托住宝宝的臀部。①婴儿的头与身体呈一直线。②婴儿面向乳头，鼻子对着乳头。③母亲应抱紧婴儿贴近自己。婴儿的头和颈得到支撑，若是新生儿，母亲还应托起新生儿的臀部	10	8	6	4
	托乳：母亲用C字形的方法托起乳房，用乳头刺激孩子的口周围，使孩子建立觅食反射	5	4	3	2
	含接姿势：当孩子的口张到足够大时，将乳头及大部分乳晕含在新生儿嘴中，直至看到或者听到新生儿吞咽。待新生儿不再吸吮，产妇用一手指按压乳房，另一手指轻按新生儿下巴，使乳头自新生儿口中自然脱出	10	8	6	4
	拍背：喂养结束，将新生儿抱起，下颌靠于操作者肩部，操作者身体稍后仰，左手妥善抱稳新生儿，右手轻拍新生儿背部，协助新生儿排出胃内空气，预防溢奶，然后将新生儿侧卧位放入婴儿床入睡	10	8	6	4
	操作后处理：协助产妇取舒适卧位，整理用物，洗手，交代注意事项	5	4	3	2

项目	操作标准	评分等级			
		A	B	C	D
综合评价 （10分）	操作熟练,动作轻巧;有效沟通,注重人文关怀	5	4	3	2
	操作时间 10min	5	4	3	2

实验十二　子宫按摩

【实验学时】1 学时。

【实验类型】演示性实验。

【教学目标】①掌握子宫按摩的目的。②熟悉子宫按摩的步骤。

【实验目的】促进子宫收缩，达到止血目的。

【实验用物】产床/病床 1 张，模拟人/SP 1 个，无菌手套 1 副，手消毒液 1 瓶，一次性会阴垫 1 块。

【实验步骤】

1. 洗手、戴口罩。

2. 体位：协助产妇取仰卧屈膝位，充分暴露外阴部。

3. 常规消毒外阴。

4. 体外按摩方法：术者以一手置于子宫底部，拇指与其他四指分开，拇指在子宫前壁，其余四指在后壁，做均匀而有节律的体外按摩。

5. 腹部-阴道双手按摩子宫法：助产者刷手，戴无菌手套，产妇取膀胱结石位，行外阴消毒后，助产者一只手握拳置于阴道前穹窿，将子宫托起，另一只手自腹壁按压子宫后壁，使子宫置于两手之间按摩，子宫在两拳的压迫及按摩下，达到压迫止血的目的。

6. 观察按摩效果：观察子宫收缩及阴道流血量。

7. 操作后处理：整理用物，洗手记录。

【注意事项】

1. 按摩子宫时，注意观察产妇的面色、表情及阴道出血情况，听取产妇主诉。

2. 按摩子宫的力量要适度，手法要准确，切忌使用暴力。

3. 不宜过度暴露产妇的身体，注意保暖。

4. 如按摩子宫，出血仍不见好转，应及时通知医生。

5. 严格无菌操作。

【思考题】

1. 如何观察子宫按摩的效果？

2. 子宫按摩的作用是什么？

【评分标准】

项目	操作标准	评分等级			
		A	B	C	D
准备 （10分）	个人准备:仪表端正,服装整洁	4	3	2	1
	实验用物:产床/病床 1 张,模拟人/SP1 个,无菌手套 1 副,手消毒液 1 瓶,一次性会阴垫 1 个	6	4	2	0

项目	操作标准	评分等级			
		A	B	C	D
评估病人 （10分）	解释、评估：观察产妇的生命体征、面色、表情及阴道出血情况，听取产妇主诉。向产妇做好解释，以取得配合	5	4	3	2
	评估膀胱：检查膀胱是否充盈，必要时导尿	5	4	3	2
操作流程 （70分）	洗手、戴口罩	5	4	3	2
	体位：协助产妇取仰卧屈膝位，充分暴露外阴部	5	4	3	2
	常规消毒外阴	10	8	6	4
	体外按摩方法：术者以一手置于子宫底部，拇指与其他四指分开，拇指在子宫前壁，其余四指在后壁，做均匀而有节律的体外按摩	15	12	8	4
	腹部－阴道双手按摩子宫法：助产者刷手，戴无菌手套，产妇取膀胱结石位，行外阴消毒后，助产者右手握拳置于阴道前穹窿，将子宫托起，左手自腹壁按压子宫后壁，使子宫置于两手之间按摩，子宫在两拳的压迫及按摩下，达到压迫止血的目的	20	16	12	8
	观察按摩效果：观察子宫收缩及阴道流血量	10	8	6	4
	操作后处理：整理用物，洗手记录	5	4	3	2
综合评价 （10分）	操作熟练，动作轻巧；有效沟通，注重人文关怀；无菌观念强	5	4	3	2
	操作时间5min	5	4	3	2

实验十三　新生儿沐浴

【实验学时】1学时。

【实验类型】演示性实验。

【教学目标】①掌握新生儿沐浴的目的。②掌握新生儿沐浴的注意事项。③熟悉新生儿沐浴步骤。

【实验目的】使新生儿皮肤清洁、舒适，避免感染。

【实验用物】沐浴装置1套，婴儿秤1台，大浴巾1条，大毛巾1条，纱布1条，一次性治疗巾1块，换洗衣物1套，尿布1条，无刺激婴儿浴液1瓶，20％鞣酸软膏或护臀霜1支，消毒石蜡油棉球若干，婴儿爽身粉1瓶，弯盘1个，无菌棉签1包，安尔碘消毒液1瓶。

【实验步骤】

1. 环境准备：关闭门窗，光线充足。调节室温至26～28℃，水温39～41℃，浴水以流动水为宜。

2. 个人准备：护士修剪指甲，摘掉手部饰品，洗净双手，戴口罩。

3. 核对、评估新生儿：解开新生儿衣被，核对床号、姓名、性别、日龄、分娩方式。在处置台上脱去新生儿衣服，观察全身状况，皮肤黄疸程度，常规测量体重，并记录。

4. 沐浴顺序：将一次性治疗巾平铺于小浴床上，将新生儿放在浴床上，用纱布擦眼（由内向外），更换纱布部位按同法擦另一眼。依次洗净脸部（额头—鼻翼—面部—下颌）。用流动水淋湿头发，滴少许浴液于掌心，用手轻柔洗净头发，流动水冲净，将纱布缠在右手食指与中指上擦洗耳廓、耳后，同法擦洗另一耳。流动水淋湿新生儿全身，依次洗净（颈下—前胸—腋下—腹—手—臂—后颈—背腰—腿—脚—会阴—臀部）。然后将新生儿抱起放于大浴巾中，迅速包裹，用大毛巾轻轻沾干全身。

5. 脐部护理：无菌棉签蘸消毒液消毒脐带，必要时可在颈下、腋下、腹股沟处撒爽身粉（女婴腹股沟撒爽身粉时遮盖会阴部），臀部涂护臀膏。

6. 再次核对：穿好衣服，再次核对床号、姓名、性别、日龄、分娩方式、腕带。

7. 新生儿归位：穿戴好尿布，包裹新生儿，放回婴儿床。

【注意事项】

1. 新生儿出生后体温未稳定前不宜沐浴，难产儿3天之内不宜沐浴。

2. 沐浴时间应在新生儿喂奶后1h，沐浴露不应直接倒在新生儿身上。

3. 防止交叉感染，沐浴床上每个婴儿更换一块治疗巾，婴儿全部洗完后，用消毒液擦拭沐浴床，浸泡沐浴池、沐浴垫，所用治疗巾弃之。

4. 沐浴时动作轻柔，注意保暖，沐浴过程中不能离开，始终用手接触和保护婴儿，避免婴儿受凉及损伤。

5. 勿将水进入新生儿耳、鼻、口、眼。颈下撒爽身粉时要用手掌遮住新生儿口鼻，防止粉末吸入呼吸道。

6. 洗浴时注意检查、洗净新生儿皮肤皱褶处，洗头时注意洗净耳后。腕带脱落要及时补上。发现新生儿有异常及时汇报医生，给予处理。

【思考题】

1. 沐浴前应做好哪些准备？

2. 沐浴时如何做到无菌原则？

【评分标准】

项目	操作标准	评分等级			
		A	B	C	D
准备 （10分）	个人准备：仪表端正，服装整洁，洗手，戴口罩	4	3	2	1
	实验用物：沐浴装置1套，婴儿秤1台，大浴巾1条，大毛巾1条，纱布1条，一次性治疗巾1块，换洗衣物1套，尿布1条，无刺激婴儿浴液1瓶，20%鞣酸软膏或护肤霜1支，消毒石蜡油棉球若干，婴儿爽身粉1瓶，弯盘1个，无菌棉签1包，安尔碘消毒液1瓶	6	5	4	3
评估病人 （10分）	评估：向母亲询问、了解新生儿身体状况，向母亲解释新生儿沐浴的目的及询问喂奶时间，取得配合	5	4	3	2
	核对：核对新生儿体温，核对新生儿包被牌、腕带信息	5	4	3	2
操作流程 （70分）	环境准备：将新生儿推至浴室，关闭门窗，光线充足。调节室温至26～28℃，水温39℃左右	5	4	3	2
	再次核对：护士修剪指甲，洗净双手，解开新生儿衣被再次核对床号、姓名、性别、日龄、分娩方式	5	4	3	2
	检查身体：脱去新生儿衣服检查全身皮肤有无黄疸，用石蜡油清除胎脂	5	4	3	2
	称重：将一次性垫巾平铺于婴儿秤上，称体重	5	4	3	2
	眼睛、耳部：将新生儿（与垫巾）放在沐浴床上，用浸湿的纱布擦眼（由内向外），更换纱布部位按同法擦另一眼。用纱布擦洗耳廓、耳后，同法洗净另一耳	5	4	3	2
	脸、头发：依次洗净洗脸部（额头—鼻翼—面部—下颌）。用水淋湿头发，抹少许浴液于婴儿头发，冲净，擦干	5	4	3	2
	躯干：淋湿新生儿上身，依次洗净（颈下—前胸—腋下—手—臂—后颈）；再淋湿下身，依次洗净（腹—背腰—腿—脚—会阴—臀部）	15	12	9	6

项目	操作标准	评分等级			
		A	B	C	D
操作流程 (70分)	擦干：将新生儿抱起放于大浴巾中，迅速包裹沾干全身水分	5	4	3	2
	脐部护理：无菌棉签蘸消毒液消毒脐带，必要时可在颈下、腋下、腹股沟处撒爽身粉（女婴腹股沟撒爽身粉时遮盖会阴部），必要时臀部涂护臀膏	5	4	3	2
	再次核对、归位：穿好衣服后再次核对。兜好尿布，包裹新生儿，放回婴儿床，送回病房	5	4	3	2
	整理用物，洗手，记录	5	4	3	2
	交代注意事项：将新生儿送至母亲床旁，向母亲交代注意事项	5	4	3	2
综合评价 (10分)	操作熟练，方法及顺序正确	4	3	2	1
	动作轻柔，注意保暖，无不适感	4	3	2	1
	操作时间 10min	2	1	0	0

实验十四　新生儿抚触

【实验学时】1 学时。

【实验类型】演示性实验。

【教学目标】①掌握新生儿抚触的目的。②掌握新生儿抚触的步骤。③掌握新生儿抚触的注意事项。

【实验目的】①为婴儿进行抚触，利于生长发育，增加免疫力，增进食物的消化和吸收。②减少婴儿哭闹，增加睡眠，促进婴儿健康成长。③增进父母与宝宝之间的情感交流，促使宝宝更加健康地成长。

【实验用物】大浴巾 2 条，抚触油 1 瓶，洁净纸尿裤 1 个，手消毒液 1 瓶。

【实验步骤】

1. 个人准备：抚触前温暖双手，取适量润肤油在手心，每个部位重复 4~6 次。

2. 评估新生儿：将新生儿放置在包被上，解开新生儿衣物，检查全身情况，及时更换尿布。

3. 抚触顺序：头部→胸部→腹部→上肢→手→下肢→脚→背部→臀部，要求动作要到位，开始轻柔，然后逐渐加力。

4. 头部：用两手拇指从前额中央向两侧滑动。用两手拇指从下额中央向外侧、向上滑动。两手掌面从前额发际向上后滑动至后下发际，停止于两耳后乳突处轻轻按压。

5. 胸部：双手放在宝宝两侧肋缘，右手食指和中指并拢，用指腹向上滑向宝宝右肩，避开乳头，左手以同样方法到对侧进行。像在宝宝的胸部划个大叉。

6. 腹部：右手指腹自左上腹滑向左下腹（似 I 型），右手指腹自右上腹经左上腹滑向左下腹（似 L 型）；右手指腹自右下腹经右上腹、左上腹滑向左下腹（似 U 型）。边按摩边微笑着对宝宝说：I love you。

7. 四肢：双手抓住上肢近端，边挤边滑向远端，并搓揉大肌肉群及关节；下肢与上肢相同。

8. 手足：两手拇指指腹从手掌面跟侧依次推向指侧，并提捏各手指关节。足与手相同。

9. 背部：新生儿呈俯卧位，两手掌分别于脊柱两侧由中央向两侧滑动。

10. 整理体位：将新生儿恢复成平卧位，为新生儿穿戴好尿布，整理衣物。

11．再次核对：再次核对新生儿信息，洗手，记录。

【注意事项】

1．观察期新生儿、颅内出血、皮下出血新生儿等有特殊情况者暂停抚触。

2．按摩前双手适当涂婴儿润肤油，每日按摩1～2次，每次10～15min为宜。

3．确保按摩时不受打扰，可播放一曲较柔和的音乐帮助彼此放松。

4．选择适当的时间进行按摩，当婴儿觉得疲劳、饥渴或烦躁时不适宜按摩。按摩最好在婴儿沐浴后或为其穿衣服时进行，按摩时室内需保持温暖。

5．抚触前需温暖双手，将婴儿润肤油倒在手掌心，轻轻按摩，随后逐渐增加压力以便婴儿适应。

6．抚触时保持微笑，与婴儿眼神交流，也可与婴儿说话，用积极的心态影响婴儿。

【思考题】

1．新生儿抚触按什么顺序？

2．抚触前应做好哪些准备？

【评分标准】

项目	操作标准	评分等级			
		A	B	C	D
准备 （10分）	个人准备：衣帽整洁，修剪指甲，更换洗澡衣，洗手	4	3	2	1
	物品准备：大浴巾2条，抚触油1瓶，洁净尿裤1个，手消毒液1瓶	2	1	0	
	新生儿准备：抚触于喂奶前或喂奶后1h进行，以防呕吐和溢奶	2	1	0	
	环境准备：调节室温至28～30℃，关门窗，安静、清洁，可播放柔和轻音乐	2	1	0	
评估 （10分）	评估、核对新生儿：携用物至床旁，评估新生儿全身皮肤及反应情况，核对新生儿腕带及包被牌，告知家属新生儿抚触的目的及方法，以取得产妇的合作	5	4	3	2
	评估环境：评估周围环境是否安全、温暖、舒适	5	4	3	2
操作 步骤 （70分）	抚触前准备：按摩前需洁净、温暖双手，取适量润肤油在手心，以下每个部位重复4～6次	5	4	3	2
	检查身体：将新生儿放置在包被上，解开新生儿衣物，检查全身情况，及时更换尿布	5	4	3	2
	抚触顺序：头部→胸部→腹部→上肢→手→下肢→脚→背部→臀部，要求动作要到位，开始轻柔，然后逐渐加力。整套动作要连贯熟练	15	12	9	6
	头部：用两手拇指从前额中央向两侧滑动。用两手拇指从下额中央向外侧、向上滑动。两手掌面从前额发际向上滑动至后下发际停止于两耳后乳突处轻轻按压	10	8	6	4
	胸部：双手放在宝宝两侧肋缘，右手食指和中指并拢，用指腹向上滑向宝宝右肩，避开乳头。左手以同样方法到对侧进行	10	8	6	4
	腹部：右手指腹自左上腹滑向左下腹（似Ⅰ型），右手指腹自右上腹经左上腹滑向左下腹（似L型）；右手指腹自右下腹经右上腹、左上腹滑向左下腹（似U型）	5	4	3	2
	四肢：双手抓住上肢近端，边挤边滑向远端，并搓揉大肌肉群及关节；下肢与上肢相同	5	4	3	2
	手足：两手拇指指腹从手掌面跟侧依次推向指侧，并提捏各手指关节。足与手相同	5	4	3	2
	背部：婴儿呈俯卧位，两手掌分别于脊柱两侧由中央向两侧滑动	5	4	3	2
	操作后处理：将新生儿恢复成仰卧位，为新生儿穿戴好尿布，整理衣物，核对新生儿信息，洗手，记录	5	4	3	2
综合评价 （10分）	选择适当的抚触时机，婴儿觉得疲劳、饥渴或烦躁时不适宜按摩	4	3	2	1
	操作熟练，动作轻柔、规范，新生儿无不适	2	1	0	
	抚触过程中注意与新生儿交流，用积极的心态影响婴儿	2	1	0	
	操作时间10～15min	2	1	0	

实验十五　新生儿辐射保暖床

【**实验学时**】0.5 学时。

【**实验类型**】演示性实验。

【**教学目标**】①熟悉新生儿辐射保暖床的使用方法。②掌握新生儿辐射保暖床使用的注意事项。

【**实验目的**】保持新生儿处于适中环境温度，为新生儿处理创造适宜环境。

【**实验用物**】新生儿辐射保暖床 1 台，新生儿模型 1 个，体温计 1 个，手消毒液 1 瓶。

【**实验步骤**】

1. 清洁、固定：做好整机清洁、消毒工作；锁好整机脚轮，防止整机工作时移动。

2. 接通电源：连接皮肤温度传感器，打开整机开关，检查是否漏电。

3. 打开机器：打开控制仪电源开关，在控制面板上按下设置键选择肤温模式，根据临床需要或医嘱设置肤温温度后锁定。

4. 预热后放入新生儿：使保暖台预热，待温度达到预设温度后，将患儿裸露放在暖床上。将传感器贴于患儿腹部皮肤并固定好。

5. 设定温度：在设置温度显示器闪烁情况下可做如下操作：根据临床需要或医嘱，若要改变温度设置值，可按加、减键设定所需温度（一般用 28℃ 左右），调节报警上下限，使报警的温度高于和低于预调的 0.5℃。

6. 测体温：定时测量患儿体温（每 2～4h）。根据患儿体温调节保暖床温度，使患儿体温维持在 36～37℃ 之间。

7. 检查环境：将四周挡板置于直立位，避免穿堂风，维持室温 22～26℃。

8. 打开照明开关，辐射台上冷光束射灯通电工作，以便临床操作之用。

9. 故障处理：当整机出现故障时，温控仪自动分类并声光报警，同时切断电源。

10. 整理用物，洗手，记录；设专人护理，随时观察患儿病情变化。

【**注意事项**】

1. 患儿裸露放在暖床上，不能用被褥包盖，以免影响患儿吸收热量。

2. 当完成一个新生儿的护理或抢救，仪器需彻底清洗、消毒。

3. 辐射加热器增加患儿不显性失水，若患儿在保暖床上时间超过数小时，需增加液体进入量。

4. 使用中每天对辐射台进行擦拭消毒，每周进行彻底的终末消毒。

5. 不要将皮肤温度传感器的探头置于患者的下方，与皮肤接触的部分应为探头的金属表面部分。皮肤温度传感器的探头应 1～2h 更换放置位置，以免造成皮肤损伤。

【**思考题**】

1. 新生儿辐射床使用过程中如何评估使用效果？

2. 新生儿辐射床使用时如何保障新生儿安全？

项目	操作标准	评分等级			
		A	B	C	D
准备 (10分)	个人准备:仪表端正,服装整洁,洗手	5	4	3	2
	实验用物:新生儿辐射保暖床1台,新生儿模型1个,体温计1个,手消毒液1瓶	5	4	3	2
评估病人 (10分)	评估:新生儿一般情况、意识状态及皮肤情况	3	2	1	0
	核对、解释:携医嘱执行单核对产妇及患儿腕带、包被牌;向患儿家属做好解释工作,说明使用新生儿辐射保暖床的目的、意义,以取得配合	4	3	2	1
	评估环境:患儿周围环境是否安全、温暖、整洁、明亮	3	2	1	0
操作流程 (65分)	清洁、固定:做好整机清洁、消毒工作;锁好整机脚轮,防止整机工作时移动	5	4	3	2
	接通电源:连接皮肤温度传感器,打开整机开关,检查是否漏电	5	4	3	2
	打开机器:控制仪电源开关,在控制面板上按下设置键选择肤温模式,根据临床需要或医嘱设置肤温温度后锁定	10	8	6	4
	预热后放入新生儿:使保暖台预热,待温度达到预设温度后,将患儿裸露放在暖床上。将传感器贴于患儿腹部皮肤并固定好	10	8	6	4
	设定温度:在设置温度显示器闪烁情况下可做如下操作:根据临床需要或医嘱,若要改变温度设置值,可按加、减键设定所需温度(一般用28℃左右),调节报警上下限,使报警的温度高于和低于预调的0.5℃	10	8	6	4
	测体温:定时测量患儿体温(每2~4h)。根据患儿体温调节保暖床温度,使患儿体温维持在36~37℃之间	5	4	3	2
	检查环境:将四周挡板置于直立位,避免穿堂风,维持室温22~26℃	5	4	3	2
	打开照明开关,辐射台上冷光束射灯通电工作,以便临床操作之用	5	4	3	2
	故障处理:当整机出现故障时,温控仪自动分类并声光报警,同时切断电源	5	4	3	2
	整理用物,洗手,记录;设专人护理,随时观察患儿病情变化	5	4	3	2
综合评价 (15分)	严格执行消毒隔离制度	5	4	3	2
	患儿在辐射保暖床上安全、舒适,若时间超过数小时时,需增加患儿液体进入量	5	4	3	2
	与皮肤接触的部分应为探头的金属表面部分。皮肤温度传感器的探头应1~2h更换放置位置,以免造成皮肤损伤	5	4	3	2

实验十六　新生儿脐部护理

【实验学时】0.5学时。

【实验类型】演示性实验。

【教学目标】①掌握新生儿脐部护理的方法。②掌握脐部护理的注意事项。

【实验目的】①保持脐部清洁,预防新生儿脐炎发生。②使脐部及脐周红肿减轻,保持局部完整性。

【实验用物】新生儿模型1个,治疗盘1个,弯盘1个,75%乙醇1瓶,5ml注射器1个,3%双氧水1瓶,0.9%氯化钠1瓶,无菌棉签1包,手消毒液1瓶,必要时备脐带包1个。

【实验步骤】

1. 个人准备:洗手、戴口罩。

2. 核对:携用物至床旁,核对床号、姓名。

3. 暴露脐部:新生儿取平卧位,打开包裹,暴露脐部,注意保暖。取下脐部的纱布及绷带，如敷料与伤口粘连，先用生理盐水轻轻湿润后揭去，以免损伤引起出血。

4. 脐部有分泌物时处理：若脐部分泌物多，先用 0.9% 生理盐水擦拭干净（由外向内），其次用 3% 双氧水棉签擦洗脐带根部，然后再用 0.9% 生理盐水清洗局部（由外向内）减少药物对局部皮肤刺激，清洗完毕后用 75% 乙醇（由内向外）擦洗消毒（范围 5cm）。

5. 脐部干燥时处理：若脐部干燥，无渗血渗液，先用 0.9% 生理盐水擦拭干净（由内向外），再用 75% 乙醇消毒脐部（顺序为由内向外）。

6. 操作后处理：待脐部干燥后包裹新生儿，并将头偏向一侧。向家属交代注意事项。

7. 整理用物，洗手，记录。

【注意事项】

1. 保持局部清洁，防止尿液浸润局部，尿布不宜盖过脐部。

2. 破伤风感染者使用的敷料及棉签，应单独处理或焚烧。

3. 脐部护理时动作应轻柔，注意保暖。

4. 每次护理完毕，认真洗手后方可接触另一个新生儿，预防交叉感染。

【思考题】

1. 脐带脱落的时间。

2. 脐部的异常体征有哪些？

【评分标准】

项目	操作标准	评分等级			
		A	B	C	D
准备 （10分）	个人准备:衣帽整洁,修剪指甲,洗手	5	4	3	2
	物品准备:新生儿模型1个,治疗盘1个,弯盘1个,75%乙醇1瓶,5ml注射器1个,3%双氧水1瓶,0.9%氯化钠1瓶,无菌棉签1包,手消毒液1瓶	5	4	3	2
评估 （10分）	核对、解释:携用物至床旁,核对产妇及新生儿腕带、包被牌,告知家属新生儿脐部护理的目的及方法,以取得产妇的合作,评估新生儿脐带是否脱落及周围皮肤情况	5	4	3	2
	评估环境:评估周围环境是否温暖、舒适	5	4	3	2
操作步骤 （60分）	洗手、戴口罩	5	4	3	2
	暴露脐部:患儿取平卧位,轻轻打开包裹,暴露脐部,注意保暖。取下脐部的纱布及绷带,如敷料与伤口粘连,先用生理盐水轻轻湿润后揭去,以免损伤引起出血	10	8	6	4
	脐部有分泌物时处理:若脐部分泌物多,先用0.9%生理盐水擦拭干净(由外向内),其次用3%双氧水棉签擦洗脐带根部,然后再用0.9%生理盐水清洗局部(由外向内)减少药物对局部皮肤刺激,清洗完毕后用75%乙醇(由内向外)擦洗消毒(范围5cm)	15	12	9	6
	脐部干燥时处理:若脐部干燥,无渗血渗液,先用0.9%生理盐水擦拭干净(由内向外),再用75%乙醇消毒脐部(由内向外)	15	12	9	6
	操作后处理:待脐部干燥后包裹患儿,并将患儿头偏向一侧。并向家属交代注意事项	10	8	6	4
	整理用物,洗手,记录	5	4	3	2
综合评价 （20分）	严格遵守无菌技术原则	5	4	3	2
	严格遵守消毒隔离原则,对于破伤风感染使用的敷料及棉签,应单独处理或焚烧	5	4	3	2
	脐部护理时动作应轻柔,注意保暖	5	4	3	2
	操作时间5min	5	4	3	2

实验十七　新生儿臀部护理

【实验学时】0.5 学时。

【实验类型】演示性实验。

【教学目标】①掌握新生儿臀部护理的方法。②熟悉新生儿臀部护理的注意事项。

【实验目的】①保持臀部皮肤清洁干燥和舒适，预防尿布皮炎，或使原有的尿布皮炎逐步痊愈。②维持皮肤的完整性。

【实验用物】新生儿模型 1 个，治疗盘 1 个，弯盘 1 个，洁净盆 1 个，温水（38～40℃），治疗巾 1 块，手消毒液 1 瓶，湿巾 1 抽，尿不湿 1 个，棉棒 1 包，执行单 1 张，笔 1 支，记录本 1 本。

【实验步骤】

1. 个人准备：洗手、戴口罩。

2. 核对：携用物至床旁，核对床号、姓名。

3. 体位：患儿取平卧位，将治疗巾垫于臀下。

4. 清洁臀部：解开患儿污染的尿不湿，用较清洁的部分擦净臀部，并将尿不湿正面垫于患儿臀下。

5. 清洗会阴：先用湿巾蘸温水清洗会阴部，女婴大阴唇分开自上而下擦洗；男婴应将包皮往上推，用棉签去除污垢洗净并推回包皮。

6. 擦干臀部：擦洗臀部，用毛巾轻轻吸干。

7. 穿清洁尿布，整理：用一手轻轻提起双足，使臀部略抬高，另一手取下污染尿布、治疗巾，将干净尿布垫于臀下，系好尿布带（尿布勿盖过患儿脐部），拉平衣服，盖好被子，整理单位。

8. 观察大便性质：打开污染尿布，观察大便性质（必要时留取标本送检）后放入尿布桶内。

9. 洗手，记录。

【注意事项】

1. 操作熟练敏捷，注意保暖。

2. 擦洗臀部动作要轻柔，水温合适，避免损伤臀部皮肤。

3. 操作者了解病情，准确估计和处理常见的护理问题。若有尿布皮炎，可采用暴露法、灯光照射法或吹氧法等，使局部皮肤干燥，再涂以呋锌膏等。

4. 避免使用不透气的塑料布和橡胶布，防止尿布皮炎的发生。

5. 女婴应注意会阴部的清洁，防止上行尿路感染。

【思考题】

1. 日常护理如何预防红臀？

2. 臀部异常体征出现的原因有哪些？

【评分标准】

项目	操作标准	评分等级 A	B	C	D
准备 (10分)	个人准备:衣帽整洁,修剪指甲,洗手	5	4	3	2
	物品准备:新生儿模型1个,治疗盘1个,弯盘1个,洁净盆1个,温水(38~40℃),治疗巾1块,手消毒液1瓶,湿巾1抽,尿不湿1个,棉棒1包,执行单1张,笔1支,记录本1本	5	4	3	2
评估 (10分)	核对、评估:携用物至床旁,核对新生儿腕带、包被牌,告知家属新生儿臀部护理的目的及方法,以取得产妇的合作,评估新生儿臀部皮肤是否清洁干燥,有无新生儿红臀	5	4	3	2
	评估环境:评估周围环境是否温暖、舒适	5	4	3	2
操作步骤 (60分)	洗手、戴口罩	5	4	3	2
	体位:患儿取平卧位,将治疗巾垫于臀下	5	4	3	2
	清洁臀部:解开患儿污染的尿不湿,用较清洁的部分擦净臀部,并将尿不湿正面垫于患儿臀下	10	8	6	4
	清洗会阴:先用湿巾蘸温水清洗会阴部,女婴大阴唇分开自上而下擦洗;男婴应将包皮往上推,用棉签去除污垢洗净并推回包皮	15	12	9	6
	擦干臀部:擦洗臀部,用毛巾轻轻吸干	5	4	3	2
	穿清洁尿布,整理:用一手轻轻提起双足,使臀部略抬高,另一手取下污染尿布、治疗巾,将干净尿布垫于臀下,系好尿布带(尿布勿盖过患儿脐部),拉平衣服,盖好被子,整理单位	10	8	6	4
	观察大便性质:打开污染尿布,观察大便性质(必要时留取标本送检)后放入尿布桶内	5	4	3	2
	洗手,记录	5	4	3	2
综合评价 (20分)	操作熟练敏捷,动作轻柔,注意保暖	5	4	3	2
	避免使用不透气的塑料布和橡胶布,防止尿布皮炎的发生	5	4	3	2
	若女婴患儿应注意会阴部的清洁,防止上行尿路感染	5	4	3	2
	操作时间5min	5	4	3	2

实验十八　会阴湿热敷

【实验学时】 1学时。

【实验类型】 演示性实验。

【教学目标】 ①掌握会阴湿热敷的方法。②掌握会阴湿热敷的注意事项。

【实验目的】 ①促进局部血液循环,改善组织营养,增强局部白细胞吞噬功能,加速组织再生。②消炎、止痛。

【实验用物】 腹部检查模型1具,治疗碗1个,棉垫1个、橡皮布1块、垫巾1块,会阴擦洗包1个(内有消毒弯盘1个,镊子2把,0.05%碘伏棉球5~6个,无菌纱布2块),放热源袋(如热水袋/电热包)或红外线灯1个,50%硫酸镁1瓶,95%乙醇1瓶,执行单1张,手消毒液1瓶。

【实验步骤】

1. 核对、解释:核对病人床号、姓名,解释操作的目的、方法和注意事项,取得理解和配合。

2. 检查用物:检查热水袋有无破损,热水袋与塞子是否配套,以防漏水。

3. 备热敷液:洗手,根据热敷要求,准备热水或热水袋,温度50~60℃。

4. 体位：协助患者取仰卧屈膝位，双腿稍外展，暴露会阴。

5. 清洁外阴：将垫巾铺于患者臀下，弯盘置会阴处。治疗碗置于弯盘后，左手戴一次性手套，右手持镊子夹碘伏棉球，按顺序擦洗消毒：尿道口、小阴唇、大阴唇、阴阜、肛门（由内到外，由上到下擦洗）。每个棉球只用一次。

6. 热敷过程：热敷部位先涂一薄层凡士林，盖上纱布，再轻轻敷上蘸有热敷溶液的温纱布，纱布以不滴水为宜。湿热敷的面积为病损范围的 2 倍。外面盖上棉布垫保温。一般每 3～5min 更换热敷垫 1 次，也可用热源袋放在棉垫外或用红外线灯照射，延长更换敷料的时间，1 次热敷 15～30min。定期检查热源袋的完好性，防止烫伤，对休克、虚脱、昏迷及术后感觉不灵敏的病人应特别注意。

7. 安置患者：热敷完毕，撤去覆布，观察热敷部位皮肤，用纱布擦净凡士林，协助整理衣裤，整理床单位。

8. 整理用物：整理病床单位，各物品消毒备用，垃圾分类处理。

9. 洗手记录：取手消毒剂，按"六步洗手法"的正确顺序洗手，详细记录。

【注意事项】

1. 会阴湿热敷应在会阴擦洗、清洁外阴局部伤口的污垢后进行。

2. 湿热敷面积是病灶范围的 2 倍。

3. 热敷温度为 41～48℃，以患者感觉能耐受为宜，注意观察皮肤颜色，防止烫伤，尤其是休克、昏迷和术后感觉欠佳者。

4. 会阴血肿者 24h 内禁止热敷。

【思考题】

1. 会阴湿热敷适合哪些人群？

2. 为保持湿敷温度，可以采用哪些方法？

【评分标准】

项目	操作标准	评分等级			
		A	B	C	D
准备（10分）	个人准备：仪表端庄，着装整齐	4	3	2	1
	物品准备：腹部检查模型 1 具，治疗碗 1 个，棉垫、橡皮布、垫巾各 1 块，会阴擦洗包 1 个（内有消毒弯盘 1 个，镊子 2 把，0.05％碘伏棉球，无菌纱布 2 块），放热源袋（如热水袋/电热包）或红外线灯 1 个，50％硫酸镁 1 瓶，95％乙醇 1 瓶，执行单 1 张，手消毒液 1 瓶	6	5	4	3
评估（15分）	核对、评估：评估患者病情、年龄、治疗情况，局部皮肤、伤口状况，活动能力及合作程度。向患者及家属解释，请无关人员离开，关闭门窗，为患者遮挡	5	4	3	2
	沟通解释：根据病情向患者或家属做好解释，以取得配合	5	4	3	2
	检查用物：检查热水袋有无破损，热水袋与塞子是否配套，以防漏水	5	4	3	2
热敷前（15分）	备热敷液：洗手，根据热敷要求，准备热水或热水袋，温度 50～60℃	5	4	3	2
	准备患者：协助患者取仰卧屈膝位，双腿稍外展，暴露会阴	10	8	6	4
热敷（35分）	清洁外阴：将垫巾铺于患者臀下，弯盘置会阴处。治疗碗置于弯盘后，左手戴一次性手套，右手持镊子夹碘伏棉球，按顺序擦洗消毒：尿道口、小阴唇、大阴唇、阴阜、肛门（由内到外，由上到下擦洗）。每个棉球只用一次	10	8	6	4
	热敷过程：热敷部位先涂一薄层凡士林，盖上纱布，再轻轻敷上蘸有热敷溶液的温纱布，纱布以不滴水为宜，湿热敷的面积为病损范围的 2 倍。外面盖上棉布垫保温。一般每 3～5min 更换热敷垫 1 次，也可用热源袋放在棉垫外或用红外线灯照射，延长更换敷料的时间，1 次热敷 15～30min。定期检查热源袋的完好性，防止烫伤	25	20	15	10

项目	操作标准	评分等级			
		A	B	C	D
热敷后 (15分)	安置患者:撤去用物;协助患者取舒适的卧位,寒冷天气注意保暖	5	4	3	2
	整理用物:整理病床单位,各物品消毒备用,垃圾分类处理	5	4	3	2
	洗手记录:取手消毒剂,按"六步洗手法"洗手,记录签字	5	4	3	2
综合评价 (10分)	整体素质:操作熟练,动作轻巧,步骤正确 沟通有效,注重人文关怀 操作时间 5min	10	8	6	4

实验十九　坐　　浴

【实验学时】0.5 学时。

【实验类型】演示性实验。

【教学目标】①掌握坐浴的操作方法。②掌握坐浴的注意事项。

【实验目的】清洁外阴,改善局部血液循环,消除炎症,有利于组织修复。

【实验用物】坐浴盆 1 个,消毒小毛巾 1 个,坐浴液（1:5000 高锰酸钾）,手消毒液 1 瓶。

【实验步骤】

1. 核对、解释:核对病人床号、姓名,解释操作的目的、方法和注意事项,取得病人理解和配合。

2. 配制坐浴液:根据病人病情配制坐浴液 2000ml,温度 35～37℃。

3. 坐浴:嘱病人排空膀胱后蹲位使全臀和外阴部浸泡在溶液中,持续 20min。

4. 擦干外阴部:结束后用洁净小毛巾蘸干外阴部。

【注意事项】

1. 经期、阴道流血者、孕妇、产后 7 天内禁止坐浴。

2. 严格配制坐浴液浓度,以免浓度过高烧伤黏膜,浓度过低影响治疗效果。

3. 水温适中,以免烫伤皮肤。

4. 坐浴前先将外阴部及肛门周围擦洗干净。

5. 坐浴时要将臀部和全部外阴进入药液中。

6. 注意保暖,以免受凉。

【思考题】

1. 坐浴的禁忌证是什么?

2. 如何保证坐浴效果?

【评分标准】

项目	操作标准	评分等级			
		A	B	C	D
准备 (10分)	个人准备:衣帽整洁,修剪指甲,洗手	5	4	3	2
	物品准备:坐浴盆 1 个,消毒小毛巾 1 个,坐浴液（1:5000 高锰酸钾）,手消毒液 1 瓶	5	4	3	2

项目	操作标准	评分等级			
		A	B	C	D
评估 (10分)	核对、解释:核对病人床号、姓名,解释操作的目的、方法和注意事项,取得病人理解和配合	5	4	3	2
	评估环境:评估周围环境是否温暖、舒适,私密性好	5	4	3	2
操作步骤 (70分)	洗手、戴口罩	5	4	3	2
	配制坐浴液:根据病人病情配制坐浴液2000ml,温度35~37℃	10	8	6	4
	体位:协助患者退下裤子,取蹲位	10	8	6	4
	坐浴:嘱病人排空膀胱后蹲位使全臀和外阴部浸泡在溶液中,持续20min	20	15	10	5
	擦干臀部:擦洗臀部,用毛巾轻轻吸干	5	4	3	2
	擦干外阴部:结束后用洁净小毛巾蘸干外阴部	10	8	6	4
	操作后处理:穿好衣裤,取舒适体位	5	4	3	2
	洗手,记录	5	4	3	2
综合评价 (10分)	操作熟练敏捷,动作轻柔,注意保暖	5	4	3	2
	操作时间25min	5	4	3	2

实验二十　阴道灌洗

【实验学时】1学时。

【实验类型】演示性实验。

【教学目标】①掌握阴道灌洗的操作方法。②掌握阴道灌洗的注意事项。

【实验目的】①妇科术前准备。②控制炎症,促进阴道血液循环,减少阴道分泌物,通过阴道灌洗起到清洁、收敛和热疗的作用。

【实验用物】妇科检查床1张,妇科检查模型1个,弯盘1个,一次性灌肠袋1只,便盆1个,灌洗液,无菌手套1副,一次性治疗巾1块,治疗卡1张,洗手液1瓶,垃圾桶1个,无菌纱布若干。

【实验步骤】

1. 洗手,准备用物:穿戴整洁,洗手,戴口罩。

2. 核对、评估:携用物至床旁,核对患者信息,评估患者(病情、意识状态、合作程度)、膀胱充盈度和会阴清洁情况。

3. 解释:向患者及家属解释阴道灌洗的目的及注意事项,关闭门窗,为患者遮挡,询问患者有无性生活史。

4. 体位:护士立于患者右侧,协助脱去对侧裤盖并在近侧腿上,气温低时可加盖浴巾,上身及对侧腿上用盖被盖好。协助患者取截石位,暴露会阴。

5. 臀下铺巾,置便盆:将治疗巾铺于患者臀下,臀下置便盆。

6. 准备灌洗液:将38~40℃的灌洗液倒入灌肠袋中,将灌肠袋挂于距床头60~70cm高的支架上,排气、试水温备用。

7. 灌洗:戴手套,右手持灌肠管,松开调节器,控制滴速,先冲洗外阴、然后将灌肠管前端沿阴道侧壁送入阴道深部,边冲洗边移动灌肠管头端,彻底冲洗阴道穹隆部及阴道壁，剩余 100ml 左右时夹闭灌洗管退出阴道，再次冲洗外阴部，冲洗过程中，要注意患者反应，如有不适，及时停止。

8. 排净阴道内残留液：冲洗完毕，协助患者坐于便盆上，使阴道内液体流出。

9. 擦干外阴：用纱布擦干外阴，取下便盆，协助患者整理好衣物。

10. 整理用物、洗手、记录。

【注意事项】

1. 掌握阴道冲洗的禁忌证：月经期、妊娠近足月期、产褥期或人工流产后宫口未闭，阴道流血者，宫颈癌有活动性出血者等。

2. 选择正确的灌洗液。

3. 灌洗液温度不宜过高，以免烫伤，温度过低易引起病人不适。

4. 控制灌洗袋的高度，高度过高，灌洗液会冲入宫腔，压力过大流速过快。

【思考题】

1. 阴道灌洗有哪些注意事项？

2. 灌洗袋的高度如何确定？

【评分标准】

项目	操作标准	评分等级			
		A	B	C	D
准备 (10分)	洗手,准备用物:穿戴整洁,洗手,戴口罩	4	3	2	1
	物品准备:妇科检查床 1 张,妇科检查模型 1 个,弯盘 1 个,一次性灌肠袋 1 只,便盆 1 个,灌洗液,无菌手套 1 副,一次性治疗巾 1 块,治疗卡 1 张,洗手液 1 瓶,垃圾桶 1 个,无菌纱布若干	6	5	4	3
评估 (10分)	核对、评估:携用物至床旁,核对患者信息,评估患者、膀胱充盈度和会阴清洁情况	5	4	3	2
	沟通解释:向患者及家属解释阴道冲洗的目的及注意事项,关闭门窗,为患者遮挡,询问患者有无性生活史	5	4	3	2
操作步骤 (70分)	体位:护士立于患者右侧,协助脱去对侧裤并盖在近侧腿上,气温低时可加盖浴巾,上身及对侧腿上用盖被盖好	5	4	3	2
	准备患者:协助患者取仰卧屈膝位,双腿稍外展,暴露会阴	5	4	3	2
	臀下铺巾,置便盆:将治疗巾铺于患者臀下,臀下置便盆	5	4	3	2
	准备灌洗液:检查灌洗袋完整性,将 38～40℃的灌洗液倒入灌肠袋中,将灌肠袋挂于距床头 60～70cm 高的支架上,排气、试水温备用	15	12	9	6
	灌洗:戴手套,右手持灌肠管,松开调节器,控制滴速,先冲洗外阴、然后将灌肠管前端沿阴道侧壁送入阴道深部,边冲洗边移动灌洗管头端,彻底冲洗阴道穹隆部及阴道壁,剩余 100ml 左右时夹闭灌洗管退出阴道,再次冲洗外阴部,冲洗过程中,要注意患者反应,如有不适,及时停止	25	20	15	10
	排净阴道内残留液:冲洗完毕,协助患者坐于便盆上,使阴道内液体流出	5	4	3	2
	擦干外阴:用纱布擦干外阴,取下便盆,协助患者整理好衣物	5	4	3	2
	整理用物、洗手、记录	5	4	3	2
综合评价 (10分)	整体素质:操作熟练,动作轻巧,步骤正确 沟通有效,注重人文关怀 操作时间 5min	10	8	6	4

实验二十一　阴道消毒

【实验学时】1学时。

【实验类型】演示性实验。

【教学目标】①掌握阴道消毒的方法。②掌握阴道消毒的注意事项。

【实验目的】①清洁、收敛、控制炎症、减少阴道分泌物。②妇科手术前的准备。

【实验用物】妇科检查床1张，妇科检查模型1个，一次性窥阴器2个，弯盘1个，无菌治疗碗1个，血管钳1把，无菌手套1副、一次性垫巾1块、手消毒液1瓶、垃圾桶1个，0.05％碘伏棉球4个，治疗卡1张、无菌纱布2块。

【实验步骤】

1. 核对、解释：核对患者信息，向患者及家属解释阴道消毒的目的及注意事项，取得合作。

2. 评估：患者（病情、意识状态、合作程度）、膀胱充盈度和会阴清洁情况。

3. 洗手，戴口罩，携用物至床旁。

4. 体位：护士立于患者右侧，协助脱去对侧裤并盖在近侧腿上，气温低时可加盖浴巾，上身及对侧腿上用盖被盖好。协助患者取截石位，暴露会阴。

5. 清洁外阴：由内向外，由上向外

6. 消毒：治疗碗置于弯盘后，左手戴一次性手套，右手持血管钳夹碘伏棉球，第一个棉球按顺序消毒外阴：尿道口、阴道口、小阴唇、大阴唇、阴阜、肛门。第二个棉球先润滑一次性窥阴器，将窥阴器闭合缓缓放入患者阴道，打开窥阴器暴露宫颈，由内向外消毒宫颈、阴道壁，转动窥阴器，彻底消毒阴道各壁及穹隆。第三、四个棉球同上。将阴道内分泌物及血迹彻底清理。

7. 整理用物：洗手，记录并签字。

【注意事项】

1. 操作熟练，动作轻巧，步骤正确。

2. 沟通有效，注重人文关怀。

3. 操作时间5min。

【评分标准】

项目	操作标准	评分等级			
		A	B	C	D
准备 （10分）	个人准备:仪表端庄、着装整洁,洗手、戴口罩	5	4	3	2
	物品准备:妇科检查床1张,妇科检查模型1个,一次性窥阴器2个,弯盘1个,无菌治疗碗1个,血管钳1把,无菌手套1副、一次性垫巾1块、手消毒液1瓶、垃圾桶1个,0.05％碘伏棉球4个,治疗卡1张、无菌纱布2块	5	4	3	2
评估 （15分）	核对、解释:携用物至床旁,查对床号、姓名,评估患者病情、意识状态、生命体征,询问有无性生活史。向患者及家属解释阴道消毒的目的及意义,取得配合	10	8	6	4
	评估会阴:观察患者会阴清洁度及外阴皮肤等局部情况。协助大小便,排空膀胱	5	4	3	2
操作步骤 （65分）	穿戴整洁,洗手、戴口罩	5	4	3	2
	体位:协助患者上检查床,臀下放一次性垫单,取膀胱截石位,充分暴露会阴,弯盘置于两腿之间。注意保暖	10	8	6	4

项目	操作标准	评分等级			
		A	B	C	D
操作步骤 （65 分）	清洁外阴：按顺序：尿道口、阴道口、小阴唇、大阴唇、阴阜、肛门（由内到外，由上到下擦洗）	15	12	9	6
	阴道消毒：将一次性阴道窥器润滑后，前端闭合轻轻插入阴道，扩张阴道壁，暴露宫颈。用卵圆钳夹取碘伏棉球消毒阴道壁及穹隆，同时转动窥器，使阴道各壁均充分消毒。同法消毒 3 遍。用过的棉球置于弯盘内。擦洗过程中与患者沟通，了解患者舒适程度	20	15	10	5
	整理用物：将用过的垫巾、污棉球放入医疗废物袋内，用过的卵圆钳放含氯消毒剂内浸泡消毒，整理床单位	5	4	3	2
	洗手记录：取手消毒剂，按"六步洗手法"的顺序洗手；详细记录阴道分泌物的量、颜色、气味	10	8	6	4
综合评价 （10 分）	操作熟练，动作轻巧，步骤正确；沟通有效，注重人文关怀	5	4	3	2
	操作时间 5min	5	4	3	2

综合性实验

实验二十二　生理产科妇女的护理

【实验学时】6～8 学时。

【实验类型】综合性实验。

【教学目标】①能够正确为孕妇进行产前检查、产前健康指导、产程观察和产程指导。②能够进行产时会阴冲洗，正确协助接生，脐带结扎并做好新生儿护理。③能够为正常分娩产妇进行产后指导和护理，识别新生儿特殊生理现象并进行指导。④能够为产妇进行母乳喂养指导。⑤能够为新生儿正确进行脐部护理。

【实验目的】①为孕妇进行产前检查，评估孕妇和胎儿健康状况。②为孕妇正确进行接生，评估产程中母儿状况，保证母婴安全。③为产妇进行产程指导，做好新生儿处理。④为产妇进行产后指导和护理，保持会阴清洁，观察恶露，使病人舒适。⑤保持新生儿脐部清洁，防止脐部并发症；促进新生儿免疫力和体格发育，加强母婴情感交流。

【情景案例一】

李某，女，26 岁。G_1P_0，停经 8 月余，无不适，于 2014 年 1 月 2 日来产科门诊进行检查。LMP：2013 年 5 月 3 日（公历）。孕妇平素月经规律，停经 30 余天自测尿妊免试验（＋），孕早期出现轻度恶心、嗜睡等症状，孕 4 个月自觉胎动，孕期无腹痛、阴道流血等症状，坚持产检，未发现异常，自诉胎动良好，但不清楚如何计数胎动，预产期记不清。

【实验步骤一】

1. 请你为孕妇进一步核算一下预产期和孕周。

2. 应该从哪几方面为其进行产前检查，应准备哪些实验用物？

3. 请你为孕妇进行自计胎动方面的指导。

4. 请你为孕妇做一个产前检查的时间表。

【情景案例二】

孕妇产前检查未发现异常,坚持产检至足月,坚持自计胎动。自诉自 2014 年 2 月 5 日起出现尿频,自觉腹部减轻,胎动较前减少,2 月 8 日发现内裤上有少许血性分泌物,未处理。2 月 10 日 9 时出现腹部阵发性"发硬",间隔 5～6min,伴轻微腹部疼痛。来院。

【实验步骤二】

1. 请你判断孕妇出现上述症状的原因是什么?

2. 如何判断该孕妇是否临产?需要做哪些检查?应准备哪些用物?

3. 请为孕妇制订第一产程的护理计划。

【情景案例三】

入院后查体:生命体征平稳,骨盆外测量未发现异常,LOA 位,胎心 140 次/分,测宫高、腹围估计胎儿体重约 3200g。入院前 B 超检查提示:晚期妊娠,LOA 位,羊水量正常,胎盘成熟度 2 级,余无异常。2 月 10 日晚 10 时 30 分,产妇宫口开全,先露+2。

【实验步骤三】

1. 助产士准备为其接生准备工作,应如何做好产时会阴消毒?

2. 请协助备产包,准备用物,铺产台。

3. 请协助助产士为产妇接生,需准备哪些用物?应从何时开始保护会阴?接生要点有哪些?

【情景案例四】

产妇于 2 月 10 晚 11 时 41 分,经阴分娩一女婴。

【实验步骤四】

1. 请为新生儿进行 Apgar 评分,正确清理呼吸道、结扎脐带。

2. 请为新生儿称体重、包裹、进行早期母婴接触。

3. 医嘱胎肩娩出后立即为产妇肌注 20U 缩宫素,目的是什么?

【情景案例五】

胎儿娩出后,产妇感到放松、兴奋,宫缩停止几分钟后于晚 11 时 43 分重又出现,2 月 11 日 0 时 02 分,宫体变硬呈球形,宫底位于脐上 1 指,阴道口外露的脐带自行延长,在耻骨联合上按压子宫下段,宫底上升,外露的脐带不再回缩,同时阴道口出现少量阴道流血。

【实验步骤五】

1. 请判断胎盘是否已自行从宫壁剥离?请协助娩出胎盘。

2. 胎盘娩出后应如何检查软产道,胎盘胎膜是否完整?

3. 产后 2h 内是产后出血的重要时期,应重点从哪几个方面进行观察和护理?

4. 经过产后 2h 观察,产妇病情平稳,回到病房。请为产妇做产后当天的健康指导并协助早期哺乳。

【情景案例六】

2 月 12 日,产后第 1 天,宫底脐下 1 指,血性恶露。医嘱会阴擦洗 bid。

【实验步骤六】

1. 请准备用物并为产妇进行会阴擦洗。

2. 请为新生儿进行脐部护理。

3. 请评估新生儿母乳喂养情况并为产妇及家属做好母乳喂养指导。

4. 请为产妇进行产后饮食和活动指导。

实验二十三　剖宫产妇女的护理

【实验学时】 2～4 学时。

【实验类型】 综合性实验。

【教学目标】 ①能够正确为剖宫产孕妇进行术前准备。②能够配合手术，做好剖宫产时新生儿护理。③能够为剖宫产产妇做好产后护理。

【实验目的】 ①为剖宫产孕妇做好手术准备，保证手术及时、顺利进行。②为新生儿出生后及时进行产时、产后护理，做好难产儿抢救准备。③为剖宫产产妇进行产后指导和护理，防止并发症，保障母婴安全。

【情景案例一】

田某，女，34 岁。G_2P_1，停经 39^{+3} 周，发现胎动减少 1 天、阴道流液 1h，于 2013 年 4 月 22 日晚 7 时入院。生命体征平稳，产科检查：宫高 35cm，腹围 90cm，LOA 位，胎心 162 次/分，无宫缩，骨盆外测量正常。阴道检查：将先露上推，见阴道内有羊水流出，呈黄绿色。胎心电子监护示：NST 无反应型。急查血、尿常规、血凝、肝功能无异常。诊断：①足月妊娠；②胎儿窘迫；③胎膜早破。医嘱在腰硬联合麻醉下行急症剖宫产术。

【实验步骤一】

1. 作为责任护士，应立即为孕妇做好哪些护理措施？

2. 请为孕妇做好手术前准备，同时准备新生儿用物和抢救用品。

【情景案例二】

入院后完善辅助检查，于晚 7 时 45 分行急症剖宫产术，剖出一男婴，1 分钟评分 9 分（皮肤颜色-1 分），羊水 2 度污染。宫缩好，阴道流血不多。

【实验步骤二】

1. 请协助术者做好新生儿出生后处理（清理呼吸道、断脐等）。

2. 术毕，产妇返回病房，应如何正确安置产妇并做好术后指导？

3. 产后第 1 日，医嘱会阴擦洗，请准备用物并实施。

设计性实验

实验二十四　妇产科护理学设计性实验-围手术期护理

【实验学时】 4 学时。

【实验类型】 设计性实验。

【教学目标】 ①掌握术前准备的方法和注意事项。②掌握术后的护理措施。③熟悉术中的配合要点。

【实验目的】 ①做好术前准备，为手术创造条件。②做好术中配合与术后护理，促进病情恢复。

【学生基础】 学生学习完妇产科护理学课程及所有妇产科护理操作，于本课程末期进行。

【实施原则】 遵循学生自主性学习的原则，以学生为主体，教师督促、引导。

【实验设计】 教师在学期初布置本实验任务，并告知学生在学期末学习完相关操作后进行。学生自行分组，4~5名同学一组，请每组同学自行设计一个围手术期护理情景案例，并进行情景模拟演示。教师宏观指导学生进行实验准备，包括深入临床、检索文献，编写案例，角色分工等。

要求案例设计合理、完整，设置的情景中必有患者角色（1~2名），且患者角色的处理要求包含不少于3项围手术期护理相关操作项目（如备皮、留置尿管、肌内注射等），其他专业技能操作按需设计；必须有护士角色，其他角色如患者家属、病友等按需设计。

患者角色由同学模拟或使用示教人，按需设计；小组成员做好分工和角色扮演，体现团队分工及协作精神。设计案例于情景模拟前3天上交任课教师，教师指导进行适当修改和补充。情景模拟所需的一切道具、用物及器材由实验室提供，小组成员自己准备完善。时间：20min。

【实施要点】重点展示各组同学情景模拟、角色扮演、正确处理不同病情、团队分工协作、护士素质展现。

各组学生展示，展示后每组对本组表现给予自我评价，指出不当或欠妥之处；其他全体师生共同观摩学习，给予评价，包括提出建议并评分。总分值包括小组内自评得分、其他组评价得分及教师评价得分三部分。自评时若能正确指出本组存在的问题可适当给予加分。

各组需在情景模拟前上交设计性实验方案一份，方案书写使用专用统一表格（见下表），小组学生自行填写，内容包括策划者、小组成员、角色分配、实验用物、实验涉及的专业操作项目、设计思路、实验总结及自评得分等。

妇产科护理学-围手术期护理设计性实验方案

组别		小组	
指导教师		成员	
专业		班级	
课程名称		实验名称	
实验地点		实验时间	
实验涉及的专业操作项目			
实验用物			
设计思路（角色及主要情节）			
1. 小组自我评价及分析			
2. 改进措施			
3. 小组自评分数（百分制）			
4. 组间评语及分数（百分制）			
5. 指导老师评语与成绩　　　　　　　　　　　　　　　　教师签名： 　　　　　　　　　　　　　　　　　　　　　　　　　　年　　月　　日			

学生设计案例举例

【模拟案例一】李某，女，28岁，G_1P_0，停经38周，晨醒突然发现多量阴道流血，鲜红色，有凝血块，约成人巴掌面积大，褥子被浸湿，自诉无腹痛。

【实验设计一】

1. 小组成员角色

（1）孕妇。

（2）家属（丈夫）。

（3）产科护士：配合医生完善检查，紧急处置患者，做好手术准备。

（4）医生：做出诊断，实施手术。

（5）手术室护士：接手术。

2. 情景设计

（1）发现阴道流血后，患者及丈夫十分惊恐，丈夫紧急拨打120急救电话，就医。

（2）急诊来院，产科护士接待患者，及时通知产科医生，并协助办理各项入院手术。护士立即听胎心、观察阴道流血的量、颜色和性状，以及有无腹痛等伴随症状。协助进行B超检查。

（3）产科医生接诊患者，完善辅助检查，发现阴道流血较多，胎心持续150～160次/分，考虑胎儿宫内缺氧，医嘱急症剖宫产。

（4）护士配合完善术前准备，左侧卧位、吸氧、禁饮食、备皮、留置尿管，通知手术室急症手术，备好新生儿抢救所需物品。

（5）手术室护士接患者去手术室，准备手术。同时，产科护士铺麻醉床，备好婴儿床、心电监护仪、氧气吸入、沙袋等。

（6）手术完毕护士送患者返病房，产科责任护士接手术，并进行术后健康教育。

【模拟案例二】王某，女，47岁，G_3P_1。性生活后阴道出血1个月，无腹痛。平素月经规律，阴道流血量不多，无痛经。

【实验设计二】

1. 小组成员角色

（1）医生：负责为患者进行妇科检查和辅助检查、制定手术方案并实施手术。

（2）妇科护士：配合医生完善术前辅助检查，做好术前准备、术后准备和健康教育。

（3）患者。

（4）家属。

旁白：介绍基本情节变化、场景及情景模拟者不方便模拟的部分。

2. 情景设计

（1）患者来院。

（2）医生接诊，完善辅助检查（HPV、阴道镜、活检），确定临床分期和手术方案。

（3）护士配合医生进行妇科检查、术前准备（备皮、肠道准备、阴道准备、基础麻醉、留置尿管等），并为患者回病房做好准备（铺麻醉床、心电监护、氧气吸入、铺会阴垫等）。

（4）术后接待病人，并做好术后健康教育，重点做好尿管护理。

（5）拔管前3天做好膀胱功能锻炼指导，术后第14天拔除尿管，为患者测残余尿，观察膀胱功能恢复状况。

儿科护理学

演示性实验

实验一　小儿体格测量

【实验学时】2 学时。

【实验类型】演示性实验。

【教学目标】①掌握不同年龄阶段小儿体格生长发育常用指标的正常值及变化规律。②会体重、身高（长）、头围、胸围的测量方法。③了解小儿体格生长发育的评价方法。

【实验目的】①正确测量体重等体格生长发育常用指标，为临床输液、给药、奶量的计算及治疗效果的评估提供依据。②根据各指标测量值评价小儿生长发育状况。

【实验用物】磅秤 1 个（婴儿用载重 10～15kg 的盘式杠杆秤，1～3 岁的幼儿用载重 15～20kg 的坐式杠杆秤，3 岁以上年长儿分别用载重 50kg、100kg 的站式杠杆秤），身长测量板 1 个（3 岁以下婴幼儿用）或身高计 1 个（3 岁以上儿童用），软尺 1 条，尿布 1 片（婴幼儿），一次性治疗巾 1 块。

【实验步骤】

1. 核对、评估及解释

（1）评估小儿的年龄、胎次、胎龄、性别、宫内营养状况、出生体重、喂养方式、喂养种类及量。

（2）向小儿及家长解释体格测量的目的、方法、注意事项及配合要点。

2. 体重测量法

（1）婴儿体重测量法：①把一次性治疗巾铺在婴儿磅秤的秤盘上，调节指针到零点。②脱去婴儿衣服、帽、鞋、袜及尿布，将婴儿轻放在秤盘上，准确读数至 10g。③记录测量值，整理用物。

（2）幼儿体重测量法：①调节坐式杠杆秤指针到零点。②脱去幼儿的外衣、帽、鞋、袜，让其坐于坐式杠杆秤中央，儿童坐稳后读数，准确读数至 50g。③记录测量值，整理用物。

（3）年长儿体重测量法：①调节站式杠杆秤指针到零点。②脱去 3 岁以上年长儿的外衣、帽、鞋、袜，让其站立于站板中央，两手自然下垂，儿童站稳后读数，准确读数不超过 100g。③记录测量值，整理用物。

3. 身长（高）测量法

（1）婴幼儿身长测量法：①协助小儿脱去鞋帽，仰卧于身长测量板的底板中央。②助手将小儿头扶正，使小儿头顶接触测量板的头板，测量者一手按直小儿膝部，使两下肢伸直，一手移动足板紧贴小儿足底，并与底板相垂直，准确读数至 0.1cm。③记录测量值，整理用物。

（2）儿童身高测量法：①协助小儿脱去鞋帽，取立正姿势站在身高计的站板上，双眼平视正前方，头部保持正直位置，两臂自然下垂，足跟靠拢，足尖分开约60°，保证足跟、臀部、两肩胛、枕骨粗隆均同时紧贴测量杆。②将推板轻轻推至头顶，推板与测量杆呈90°。③查看刻度，准确读出身高厘米数，精确至0.1cm。④记录测量值，整理用物。

4. 头围测量法

（1）小儿取立位或坐位。

（2）测量用左手拇指将软尺0点固定于小儿头部右侧眉弓上缘，左手中、示指固定软尺于枕骨粗隆，手掌稳定小儿头部，右手使软尺紧贴头皮，绕枕骨结节最高点及左侧眉弓上缘回至0点。

（3）读数记录至小数点后一位数。

5. 胸围测量法

（1）小儿取卧位或立位，两手自然平放或下垂。

（2）测量者一手将软尺0点固定于小儿一侧乳头下缘，另一手将软尺紧贴皮肤，经背部两侧肩胛骨下缘回至0点。

（3）取平静呼吸时的中间读数，或吸气、呼气时的平均数，记录至小数点后一位数。

【注意事项】

1. 检查室要光线充足、安静，温度、湿度适宜。

2. 测量体重时，在晨起空腹、排尿或饭后2h称量最佳。如需每天测量体重观察体重变化，应选择一天的同一时间进行。称前磅秤必须要校零，称量时小儿不可接触其他物体或摇晃。天气寒冷或体温偏低及病重婴儿，衣服不能脱去时称量后应除去衣服重量，以求准确测量值。不合作或因病重不能站立的儿童，由护理人员或家长抱着小儿一起称，将测得重量减去儿童衣物重量及成人体重即为小儿体重。

3. 头围测量时头发过多或梳辫者，应将头发拨开后测量。

4. 胸围测量时，如果女孩的乳腺已发育，将软尺0点固定于胸骨中线第四肋间。

【思考题】

1. 评价小儿生长发育的常用指标有哪些？

2. 身高、体重、头围、胸围等生长发育常用指标超出正常范围分别有什么意义？

【评分标准】

项目	要求	分值				得分
		A	B	C	D	
目的 （10分）	（1）测量患儿体重,作为用药依据及治疗评估。 （2）测量头围,可作为脑积水、头颅畸形的参考。 （3）评估患儿的生长发育	10	8	6	4	
实验准备 （10分）	（1）体重:盘式杠杆称、坐式杠杆称或站立式杠杆秤1个,尿布1片,一次性治疗巾1块。 （2）身高:身高计或身长测量板1个。 （3）头围、胸围:软尺1条	6	4	2	0	
	个人准备:仪表端庄,着装整齐,洗手	4	3	2	0	
评估核对 （10分）	（1）核对小儿姓名。 （2）评估小儿的年龄、胎次、胎龄、性别、宫内营养状况、出生体重、喂养方式、喂养种类及量。 （3）向小儿及家长解释体格测量的目的、方法、注意事项及配合要点	10	8	6	4	

项目	要求	分值				得分
		A	B	C	D	
操作步骤 (60分)	(1)站立式杠杆秤:协助患儿脱下外套及鞋子,站在秤上,当秤指标稳定时读数;再帮患儿穿衣鞋。记录精确到50～100g。 (2)盘式杠杆秤:适当除去婴儿衣服及尿布,磅秤放平并垫上一次性治疗巾,再校零;将婴儿轻轻放在磅秤上,当秤的指针稳定时读数;给婴儿穿衣,包尿布。记录精确到10g。 (3)坐式杠杆称:协助患儿脱下外套及鞋子,坐在秤上,当秤指标稳定时读数;再将患儿穿衣鞋。记录精确到50～100g	20	15	10	5	
	(1)身高计:协助小儿脱下衣帽鞋,背靠身高计立柱,抬头挺胸收腹,使脚跟、臀部及肩胛同时接触立柱,移动身高计顶板与小儿头部接触,读数。记录到0.1cm。 (2)量板:小儿脱下衣帽鞋,仰卧于量板,助手将小儿扶正,头顶接触头板,测量者一手按直小儿膝部,使两下肢伸直贴底板,一手移动足板使其紧贴小儿两足底并与底板垂直,读数。记录到0.1cm	20	15	10	5	
	测量头围:以卷尺经眉弓上方、枕后结节绕头一周的长度。记录到0.1cm	10	8	6	4	
	测量胸围:以卷尺沿乳头下缘水平,经两侧肩胛骨下缘绕胸一周的长度。记录到0.1cm	10	8	6	4	
综合评价 (10分)	对测量值的评价正确	5	4	3	2	
	操作过程熟练、流畅、准确	3	2	1	0	
	注意与小儿及家长的解释和沟通	2	1	0	0	

实验二 小儿头皮静脉输液

【实验学时】2学时。

【实验类型】演示性实验。

【教学目标】①掌握小儿头皮静脉输液的操作流程与注意事项。②会操作小儿头皮静脉穿刺。③了解小儿头皮静脉的解剖结构。

【实验目的】①纠正、维持体内电解质和酸碱平衡。②纠正血容量不足,维持循环血量。③建立给药途径,使药物较快速度进入体内,达到治疗疾病的目的。④补充营养,维持热量。

【实验用物】小儿输液器1套,液体及药物,输液卡1个,治疗盘1个,碘伏1瓶,75%乙醇1瓶,棉签1包,弯盘1个,胶布1卷,头皮针1个,10ml注射器1个,一次性备皮刀1个,污物杯1个,纱布1块,治疗巾1块,砂袋1个,约束带1条。

【头皮静脉的选择】小儿头皮静脉极为丰富,分支甚多,互相沟通交错成网且静脉表浅,选用头皮静脉易于固定、保暖,体位舒适又不影响其他诊疗和护理操作。常选用的静脉有额上静脉、颞浅静脉、眶上静脉,还有枕后静脉和耳后静脉。

【实验步骤】

1. 评估患儿年龄、病情、有无卧位需求及监护仪的限制、合作程度、患儿头皮静脉情况,了解药物性质、剂量及医嘱要求;有无过敏史;环境是否温暖、舒适、安全。

2. 在治疗室内随时进行"三查七对",如核对药物名称、剂量、浓度。按医嘱加入药物,并将输液器针头插入输液瓶塞内,关闭调节器。

3. 携用物至患儿床旁，核对姓名，再次查对药液，解释输液目的及注意事项。

4. 按常规方法消毒瓶口，检查输液器质量及失效期。取出输液器排尽空气，关闭调节器，确定无误，将输液瓶挂于输液架上。

5. 将枕头放于床沿，铺小方巾，使患儿横卧于床中央，选择粗直头皮静脉，必要时用全身约束法约束患儿。

6. 如两人操作，则一人备皮后固定患儿头部，另一人穿刺。穿刺者位于患儿头端，消毒皮肤后，用注射器接头皮针，排出空气后，一手绷紧血管两端皮肤，另一手持针在距静脉最清楚点向后移 0.3cm 处将针头沿静脉向心方向平行刺入皮肤，然后将针头稍微挑起，沿静脉走向缓缓刺入，见回血后推液少许，如无异常，用胶带固定。

7. 用一条短胶布固定针头，再用一条长胶布围绕针柄作交叉固定，一条短胶布压于交叉胶布之上固定，将头皮针与输液器连接，然后将硅胶管盘曲后于头上适当位置用最后一条胶布固定。

8. 根据患儿年龄、病情、药物性质调节输液速度。一般新生儿 8～10 滴/分；婴幼儿 10～20 滴/分。再次进行"三查七对"，并在输液卡签全名，将输液卡挂于输液架上。交代注意事项。

9. 整理用物。洗手，记录。

【注意事项】

1. 操作过程中，严格执行查对制度和无菌操作技术。

2. 注意区别头皮静脉与头皮动脉。

3. 常选用额上静脉、颞浅静脉及耳后静脉。对长期输液患儿，选用静脉自远心端开始，注意保护，交替使用静脉。对昏迷小儿等不合作患儿应选用易固定部位静脉。

4. 针头进入血管，如无回血，可用注射器轻轻抽吸，因血管细小或血管充盈不明显而无回血者，可推入极少量液体，如推注无阻力，局部皮肤表面无隆起，且点滴顺利时，证实穿刺成功。如推注少量液体时局部皮肤出现苍白区则提示进入动脉应重新穿刺。

5. 在穿刺中密切观察患儿的面色、呼吸，有无发绀等全身情况（特别是危重患儿），避免患儿病情变化而发生意外。

6. 输入高渗性、刺激性药物时，应在确定针头已刺入静脉内时再加药，给药后加快流速，片刻后调回原流速。

7. 加强输液巡视，观察有无输液反应，输液速度的快慢，局部有无肿胀，针头有无移动、脱出，瓶内溶液是否滴完，各连接处有无漏液现象，注意有无全身输液反应。

8. 严防空气进入静脉，加药、更换液体及结束输液时，均保持输液导管内充满液体。

9. 大量输液时，根据医嘱安排输液计划，并注意配伍禁忌。

10. 输液时间超过 24h 者，应更换输液装置。

11. 备皮时，动作要轻柔、敏捷，以免损伤皮肤。

【思考题】

1. 小儿头皮静脉与动脉有何区别？

2. 小儿输液过程中易出现哪些问题？如何观察？

3. 在穿刺过程中，如何证明穿刺成功？如果针头刺入动脉，会出现什么情况？

【评分标准】

项目	要 求	A	B	C	D	得分
实验准备 (20分)	护士准备：①了解患儿病情、年龄、意识状态、对输液的认识程度、心理状态，观察穿刺部位的皮肤及血管状况；②根据患儿的年龄做好解释工作；③操作前洗手、戴口罩	5	4	3	2	
	用物准备：①输液器、液体及药液。②治疗盘：内置碘伏、棉签、弯盘、胶布、头皮针（4~5.5号）、无菌巾内放入已吸入生理盐水或10%葡萄糖溶液2ml的注射器。③其他物品：剃刀、污物杯、肥皂、纱布，必要时备约束带	5	4	3	2	
	患儿准备：为小婴儿更换尿布，协助幼儿排尿	5	4	3	2	
	环境准备：清洁、宽敞，操作前半小时停止扫地及更换床单	5	4	3	2	
操作步骤 (70分)	(1)在治疗室内按医嘱准备好药液。 (2)携用物至床边，核对，向家长解释。将液体挂在输液架上，排尽气体	15	10	5	2	
	穿刺过程：①将枕头放在床沿，使患儿横卧于床中央，助手固定患儿头部。②穿刺者位于患儿头端，选择静脉，必要时顺头发方向剃净局部头发。③操作者常规消毒皮肤后，左手绷紧皮肤，右手持针将针头向心方向平行刺入皮肤，见回血后如无异常，用胶布固定（营养不良及体弱新生儿、特殊患儿可先用注射器接头皮针，排气后再刺入，抽出回血，取下2ml注射器将头皮针与输液器连接，再用胶布固定）	40	30	20	10	
	根据医嘱调节滴数，整理床单位	5	4	3	2	
	整理用物，洗手记录	5	4	3	2	
	输液过程中观察输液情况	5	4	3	2	
评价 (10分)	操作熟练、流畅，注意无菌原则	4	3	2	1	
	注意与患儿及家长的解释和沟通	3	2	1	0	
	注意输液过程中的观察和故障排除	3	2	1	0	

实验三　小儿静脉留置针穿刺法

【实验学时】2学时。

【实验类型】演示性实验。

【教学目标】①掌握小儿静脉留置针穿刺操作流程及注意事项。②会操作小儿静脉留置针穿刺。

【实验目的】①减轻患儿痛苦，保护血管。②合理用药，提高疗效。③保持静脉通道的通畅，便于抢救。

【实验用物】治疗盘1个，2%碘酊1瓶，75%乙醇1瓶，棉签1包，弯盘1个，止血带1条，备皮刀1个，静脉留置针1套，肝素帽1个，不粘敷贴1张，5ml注射器1个，生理盐水100ml，砂轮1个，小枕1个，肝素盐水液。

【实验步骤】

1. 洗手，戴口罩。

2. 携用物至患儿床前，查对床号、姓名，向患儿家属解释，以取得合作。协助患儿排尿，并取适当体位。

3. 选择合适的静脉，确定留置针的规格。若选择头皮静脉，将血管周围的毛发剃去，并清洗干净，直径不少于8cm。

4. 置小枕于穿刺部位下面，扎止血带，2%碘酊消毒皮肤，范围6~8cm，松止血带待干。备胶布，扎止血带，75％乙醇脱碘。

5. 松动留置针外套管，左手绷紧皮肤，右手拇指与食指握紧留置针回血腔两侧，与皮肤呈15°～30°角进针，直刺静脉。见到回血后，压低角度，将穿刺针送入少许。

6. 一手固定针芯，一手拇指与食指将外套管全部送入血管。

7. 松开止血带，并压住导管前端处的静脉，抽出针芯。

8. 连接肝素帽，敷贴固定。

9. 封管时用空针抽取5～10ml肝素盐水或生理盐水，针头刺入肝素帽，使用边退针、边推注的脉冲封管方法。如使用可来福接头替代肝素帽，可不用封管。

10. 注明穿刺时间。

11. 整理用物及床单位。

【注意事项】

1. 严格无菌操作。

2. 留置针保留时间一般48～72h，注意保持穿刺部位清洁干燥。

3. 每次输液完毕肝素封管，并正确使用正压封管法。

4. 注意保护使用留置针的肢体，不输液时，也尽量避免肢体下垂姿势，以免由于重力作用造成回血堵塞导管。

5. 注意观察穿刺部位变化及患儿主诉，若穿刺部位有红肿、疼痛等异常情况，及时拔除导管，给予处理。

6. 更换穿刺点应选用对侧手臂或不同的静脉。

7. 及时做好记录。

【思考题】

1. 不同年龄小儿穿刺角度应如何选择？

2. 留置针穿刺过程中可能会出现的问题有哪些？

【评分标准】

项目	操作标准	评分等级				实得分
		A	B	C	D	
准备 (10分)	个人准备:仪表端正服装整洁,洗手,戴口罩	4	3	2	1	
	用物准备:治疗盘内放:0.75％碘酊、75％乙醇、棉棒、弯盘、止血带、备皮刀、静脉留置针、肝素帽、3M胶带、5ml注射器、生理盐水	6	5	4	3	
评估患儿 (10分)	评估患儿病情及穿刺部位(选择粗直有弹性的静脉,尽可能从血管远端开始)	5	4	3	2	
	向患儿家属解释留置针穿刺的目的及注意事项,取得配合	5	4	3	2	
操作规程 (70分)	洗手、戴口罩	5	4	3	2	
	携用物至患儿床前,查对床号、姓名,并做好解释工作	5	4	3	2	
	根据病儿的年龄选择合适的血管	5	4	3	2	
	若选择头部静脉,将血管周围的毛发剃去,并清洗干净(直径不少于8cm)	5	4	3	2	
	常规消毒皮肤,消毒范围要广,直径不少于8cm,待干	5	4	3	2	
	检查留置针、肝素帽、3M胶带的有效期限,包装有无破损及型号并取出备用	5	4	3	2	
	抽取生理盐水备用	5	4	3	2	
	操作者左手绷紧皮肤,右手持留置针与皮肤呈5°～10°角直刺血管,见回血后再压低角度进0.2cm,然后退针芯至外套管中0.2cm,再将外套管全部送入血管内,确实针头在血管内后,左手按压针尖处,右手将针芯拔出,并拧好肝素帽,用3M胶带固定留置针并注明日期,注射者签名	20	15	10	5	

项目	操作标准	评分等级				实得分
		A	B	C	D	
操作规程 (70分)	常规消毒肝素帽,用5ml注射器注射生理盐水3～5ml于留置针内	10	8	6	4	
	整理用物	5	4	3	2	
综合评价 (10分)	操作熟练,动作轻柔,无菌观念强	4	3	2	1	
	穿刺一次成功	3	2	1	0	
	操作时间5min	3	2	1	0	

实验四　股静脉穿刺采集血标本

【实验学时】1学时。

【实验类型】演示性实验。

【教学目标】①掌握股静脉穿刺的操作流程与注意事项。②会操作股静脉穿刺。

【实验目的】①采血做生化检查,以协助诊断。②为病情危重不易翻动、肥胖且不易寻找血管的婴幼儿采血。

【实验用物】治疗盘1个,0.75％碘酊1瓶,75％乙醇1瓶,无菌棉签1包,弯盘1个,注射器(5ml或10ml)1个,试管架1个,试管1个,胶布1卷。

【实验步骤】

1. 评估患儿股静脉周围皮肤情况,患儿凝血功能情况,向家长做好解释,并嘱患儿排大小便。

2. 核对,检查注射器有无过期、破损。

3. 将患儿抱上操作台,清洁患儿臀部、外阴及皮肤,并更换干净尿布,用尿布覆盖外阴部以免排尿时污染穿刺部位。

4. 患儿两腿分开成蛙腿状,用包布适当覆盖患儿双腿。助手双手固定患儿双腿膝部,与此同时,操用者进行第二次核对。

5. 在患儿腹股沟中、内1/3交界处,以左手食指触及股动脉搏动处,以搏动点为中心,直径6～8cm,消毒穿刺部位皮肤,消毒操作者左手食指远端。

6. 重复消毒患儿穿刺部位及操作者左手食指远端。

7. 打开注射器的外包装,再次确定搏动点。右手持注射器沿股动脉搏动点内侧0.3～0.5cm处垂直刺入,感觉无阻力,见回血后固定,抽足所需血量后拔针。消瘦患儿,可改为斜刺法,自股动脉搏动点下方1～1.5cm,与腿长轴平行呈45°角股动脉搏动点内侧进针。

8. 拔针后立即用消毒干棉签加压止血3～5min,确认无出血方可放松。将抽取的血液沿试管壁缓慢注入试管,送检。

9. 观察患儿有无异常,安抚患儿,整理衣物、用物。

【注意事项】

1. 严格无菌操作及操作规程,充分消毒皮肤,防止感染。

2. 有严重出血、凝血疾病患儿禁止用该方法。

3. 穿刺失败,不宜在同侧多次穿刺,以防形成血肿。

4. 操作者要熟练掌握股三角的解剖位置，股动脉内侧与股静脉外侧是股神经。

5. 若回血为鲜红，表明误入股动脉，应立即拔出针头，用无菌纱布压紧 5～10min，直到无出血，敷料包扎。放松后仍要观察片刻有无出血现象，必要时加压包扎。

6. 当采集多管血标本时，其采集顺序为：微生物学标本-无添加剂标本-凝血试验标本-含抗凝剂标本-含促凝剂标本。

7. 注意观察患儿有无特殊反应。

【思考题】

1. 股三角的解剖位置。

2. 股静脉采血的常见并发症有哪些？

【评分标准】

项目	操作标准	A	B	C	D	得分
		评分等级				
准备 (10分)	个人准备:仪表端正,服装整洁,洗手,戴口罩	4	3	2	1	
	用物准备:治疗盘内放置:5ml 空针、碘伏、纱布、胶布、棉棒、负压真空采血管	6	4	2	0	
评估 (10分)	备齐用物至床旁。查对病人,自我介绍,了解病人病情,做好解释(采血目的、方法及配合指导),取得配合	5	4	3	2	
	观察局部皮肤、血管状况,取平卧位或坐位	5	4	3	2	
操作流程 (70分)	洗手,戴口罩。核对医嘱、化验单(床号、姓名、住院号、检查项目),根据检验申请单,检查负压真空采血管的保质期等,将条形码粘贴采血管上	5	4	3	2	
	备齐用物携至床旁,查对床号、姓名、抽血项目等,向患者及家属解释股静脉穿刺目的、注意事项	5	4	3	2	
	清洗患儿股沟至阴部,更换尿布,覆盖生殖器与会阴(以免污染穿刺点)	4	3	2	1	
	患儿仰卧位,垫高穿刺侧臀部,展平腹股沟,大腿外展外旋,小腿屈曲呈 90 度角	5	4	3	2	
	检查注射器的包装、有效期等,检查注射器并取出注射器(取用注射器、针头的方法正确,不污染),试通。再次核对,常规消毒穿刺部位皮肤	9	7	5	3	
	再次核对,术者消毒左手中指及食指,在腹股沟韧带下方内侧,用左手食指触及股动脉搏动明显部位并固定	6	5	4	3	
	右手持注射器,在股动脉内侧 0.3～0.5cm 处,使针头和皮肤呈直角刺入股静脉,待针头刺入 1/3 处或一半左右,然后缓将空针上提并抽吸活塞,见抽出血液后即固定针头位置,抽取需要的血量或输入液体	10	8	6	4	
	抽血或注射完毕后,迅速拔针,局部用 3～5 根消毒棉签(无菌纱布)加压止血至不出血为止	6	5	4	3	
	取血到量后,将针头取下,沿管壁注入标本试管瓶内。抗凝标本在平面旋转摇匀	5	4	3	2	
	再次核对医嘱,标本及时送检	5	4	3	2	
	协助患者取舒适卧位,整理床单位,爱护体贴患者,告知注意事项	5	4	3	2	
	正确处理用物,洗手记录签字	5	4	3	2	
综合评价 (10分)	操作正确,动作轻柔,病人痛感较小,无不适感	3	2	1	0	
	无菌区与非无菌区的观念明确	3	2	1	0	
	血标本符合要求;沟通有效,注重人文关怀	2	1	0	0	
	操作时间 6min	2	1	0	0	

实验五　婴儿暖箱的使用

【实验学时】1学时。

【实验类型】演示性实验。

【教学目标】①掌握暖箱使用的注意事项。②会操作暖箱使用。③了解暖箱消毒的方法。

【实验目的】①创造一个温度和湿度相适宜的环境，使患儿体温保持稳定，以提高未成熟儿的成活率。②适用于出生体重小于2000g的早产儿。③可用于新生儿寒冷损伤综合征及低体温患儿的复温治疗。

【实验用物】婴儿暖箱1台，新生儿模拟人1个，尿不湿1块，蒸馏水2瓶，治疗碗1个，纱布2块，温度计1个，单衣或大单1件。

【实验步骤】

1. 入暖箱条件：凡出生体重在2000g以下者；异常新生儿，如新生儿寒冷损伤综合征、体温不升者。

2. 入暖箱前准备

（1）暖箱需先用消毒液擦拭消毒。

（2）接通电源，检查暖箱各项显示是否正常。

（3）将水槽内加入适量的蒸馏水。

（4）将暖箱调温至所需的温度进行预热，根据早产儿出生体重与出生天数决定暖箱温度（见下表），相对湿度为55％～65％。

不同出生体重早产儿暖箱温度参考数

出生体重/g	暖箱温度			
	35℃	34℃	33℃	32℃
＜1000	初生10d内	10天后	3周内	5周后
1500	—	初生10天内	10天后	4周后
2000	—	初生2天内	2天后	3周后
＜2500	—	—	初生2天内	2天后

3. 入暖箱后的护理

（1）密切观察病儿的面色、呼吸、心率、体温变化，随体温变化调节暖箱的温度。

（2）各种操作集中进行，动作要轻柔、熟练、准确。

（3）每日在固定时间测病儿体重1次。

（4）交接班时各班应交接暖箱使用情况。

（5）病儿需要暂时出暖箱接受治疗检查时要注意保温。

（6）水槽内蒸馏水每日更换1次，每周消毒暖箱1次。

（7）对出生体重低于1000g的早产儿，暖箱一切用物（布类）均需经过高压消毒。

4. 出暖箱条件

（1）患儿体重达2000g或以上，体温正常。

（2）在室温24～26℃的情况下，患儿穿衣在不加热的暖箱内，能维持正常体温。

（3）患儿在暖箱内生活了1个月以上，体重虽不到2000g，但一般情况良好。

5. 出暖箱后的处理

(1) 切断电源。

(2) 放掉水槽内的蒸馏水。

(3) 用消毒液擦拭，清洁暖箱。

(4) 以紫外线灯照射 30min 后，表面置遮盖物备用。

【注意事项】

1. 掌握暖箱性能，严格执行操作规程，定期检查有无故障，保证绝对安全。

2. 观察使用效果，如暖箱发出报警信号，应及时查找原因，妥善处理。

3. 严禁骤然提高箱温，以免患儿体温上升造成不良后果。

4. 工作人员入箱操作、检查或接触患儿前，必须洗手，防止交叉感染。护理操作集中进行，避免过多开启箱门，影响箱内温度。

5. 暖箱放置的房间温度应高于 23℃，以减少暖箱的热量损失，暖箱应避免阳光直射或靠近火炉、暖气（暖箱距炉子或暖气 150cm），也不要置于窗旁及有对流风下，以免影响其温度。

6. 保持暖箱的清洁。

(1) 每天用消毒液及清水擦拭暖箱内外，若遇奶渍、葡萄糖液等应随时将污迹擦去，每周更换温箱 1 次，以便清洁、消毒。

(2) 暖箱下面或后面的空气净化垫每月清洗 1 次，如有破损，及时更换。

(3) 湿化器水箱用水应每天更换 1 次，避免细菌生长。

(4) 患儿出箱后，暖箱应进行终末清洁消毒。先用消毒液擦拭，再用紫外线照射 30min。

(5) 定期做细菌培养以检查清洁消毒的质量。

7. 每周更换一次暖箱。

【思考题】

1. 暖箱消毒的方法及注意事项有哪些？

2. 入暖箱患儿的适应证是什么？

【评分标准】

项目	操作标准	评分等级				得分
		A	B	C	D	
准备 (10分)	个人准备:仪表端正服装整洁,洗手,戴口罩	4	3	2	1	
	用物准备:清洁的暖箱、温度计、蒸馏水	6	4	2	0	
评估患儿 (10分)	评估患儿病情、胎龄、日龄、体重、体温、暖箱性能	5	4	3	2	
	向患儿家属解释臀部护理目的及注意事项,取得家属配合	5	4	3	2	
操作规程 (70分)	锁紧脚轮	5	4	3	2	
	接通电源,检查暖箱各项指标显示是否正常	10	8	6	4	
	将适量的蒸馏水加入水槽内	10	8	6	4	
	铺好床单,根据医嘱及早产儿出生体重与出生天数调节暖箱温度,相对湿度为55%~65%。一般体重在 1501~2000g 者,暖箱温度在 30~32℃;体重在 1001~1500g 者,暖箱温度在 32~34℃;体重<1000g 者,暖箱温度宜在 34~36℃	20	15	10	5	
	将暖箱调温至所需的温度预热	20	15	10	5	
	将患儿裸露放入预热好的暖箱	5	4	3	2	

项目	操作标准	评分等级				得分
		A	B	C	D	
综合评价 （10分）	操作熟练，动作轻柔	4	3	2	1	
	有爱伤观念	3	2	1	0	
	操作时间 3min	3	2	1	0	

实验六　光照疗法

【实验学时】1 学时。

【实验类型】演示性实验。

【教学目标】①掌握光照疗法的注意事项及副作用。②会操作蓝光箱。③了解光照疗法的原理。

【实验目的】　治疗各种原因引起的新生儿高胆红素血症（以未结合胆红素升高为主），预防核黄疸发生，是目前治疗新生儿高胆红素血症的首选方法。

【光照原理】　光照治疗是一种通过荧光灯照射治疗新生儿高胆红素血症的辅助疗法，主要作用是使血清间接胆红素经光氧化分解为水溶性胆红素，从而易于从胆汁和尿液中排出体外。未结合胆红素不溶于水，但能吸收光线，通过光照，可使未结合胆红素发生异构作用，转变为易溶于水的结合胆红素，易随胆汁和尿液排出。波长为 450～460nm 的光线对胆红素作用最强，而蓝光的波长在 425～475nm 之间，故蓝光是人工照射的最好光源。

【实验用物】光疗箱 1 个，护眼罩 1 个，长条尿布 1 片，胶布 1 卷，墨镜 1 个。

【实验步骤】

1. 光疗前准备

（1）了解患儿诊断、日龄、体重、黄疸的范围和程度。胆红素检查结果、生命体征、精神、反应等资料。

（2）清洁光疗箱，特别注意清除灯管及反射板的灰尘。

（3）水箱内加蒸馏水至 2/3 满，接通电源使箱温升至患儿适中温度，相对湿度为55％～65％。

（4）为患儿测体重，体温。

（5）将患儿裸露，戴眼罩，用长条尿布遮盖会阴部，特别是注意保护男婴生殖器（用黑布遮盖）。

（6）用大毛巾将箱周围围好，以防碰伤患儿。

（7）将患儿置于光疗箱中，关好边门。灯管与皮肤距离为 33～55cm。

（8）记录光疗开始时间。

2. 光疗中观察及护理

（1）光疗时应每 2～4h 测体温 1 次或根据病情、体温情况随时测量，使体温保持在36～37℃为宜，根据体温调节箱温。若光疗时体温上升超过 38.5℃时，要暂停光疗，经处理体温恢复正常后再继续光疗。

（2）观察患儿精神、反应、呼吸、脉搏变化及黄疸程度。

（3）观察大便次数及性质，多喂水。

（4）光疗过程中如出现烦躁不安、皮肤呈花纹状、高热或惊厥等情况时应及时报告医生，找出原因，必要时可调节灯管数目，拉开边门使箱温降低。若情况不见好转，则停止光疗，出箱观察。

（5）若使用单面光疗箱，一般每 2h 更换体位 1 次，可以仰卧、侧卧、俯卧交替更换。俯卧照射时要有专人巡视，以免口鼻受压而影响呼吸。

3. 光疗后护理

（1）切断电源。

（2）摘掉眼罩，将患儿衣着整理舒适，测体重。

（3）登记出箱时间。

（4）倒尽水槽中的水，用有效消毒溶液擦净光疗箱，整理完毕后备用。

【光照疗法的副作用】

1. 发热：最常见，应保持患儿体温不过高或过低。

2. 腹泻：大便为黄绿色稀便，光疗结束即可停止，一般不需处理，但应注意补充适量水分，防止脱水。

3. 皮疹：可为斑丘疹或瘀点，绿光较蓝光光疗皮疹少见，可自行消退。

4. 青铜症：当血中结合胆红素超过 4mg/L，使皮肤呈青铜色，停止光疗后可缓慢恢复。

5. 低钙血症：在光疗停止后即可恢复。

6. 核黄素缺乏：光疗使胆红素和核黄素同时分解，应及时补充。

【注意事项】

1. 保证水分及营养供给：光疗过程中，应按医嘱静脉输液，按需喂奶，因光疗时患儿不显性失水比正常小儿高 2~3 倍，定时喂奶，两次喂奶中间喂水，不能经口喂养者可鼻饲或静脉输液，并记录出入量。

2. 严密观察病情：光疗前后及期间要监测血清胆红素变化，以判断疗效。光疗过程要观察患儿精神反应及生命体征；注意患儿黄疸部位、范围、程度及变化，注意尿、大便颜色和性状（部分患儿大便稀、薄、黄绿色，次数少增多，一般不需处理），注意患儿的神态、面色、食欲及前囟、哭声的变化，有无四肢颤抖、惊厥，注意皮肤有无发红、干燥、皮疹等，并随时记录。若有异常须及时与医师联系，以便检查原因，及时进行处理。密切观察病情。

3. 光疗中应使患儿皮肤均匀受光，并尽量使身体广泛照射，禁止在箱上放置杂物以免遮挡光线。

4. 照射中加强巡视，及时清除患儿的呕吐物、大小便，保持箱体玻璃的透明度。

5. 一切操作尽可能在光疗箱内进行，工作人员为患儿检查、治疗及护理时，可戴墨镜，并严格进行交接班。

6. 保持灯管及反射板清洁，并定时更换灯管：每天应清洁灯箱及反射板，如有灰尘会影响照射效果，灯管使用 300h 后其灯光能量输出减弱 20%，900h 后减弱 35%，因此灯管使用 1000h 必须更换。

7. 加强皮肤护理，大小便后及时清洗，如需抱出患儿，应注意保暖。

8. 光疗箱的维护与保养：光疗结束后，关好电源，拔出电源插座，将湿化器水箱内水倒尽，做好整机的清洗、消毒工作，有机玻璃制品忌用乙醇擦洗。光疗箱应放置在干净、温度、湿度变化较小，无阳光直射的场所。

【思考题】

1. 光照疗法的副作用有哪些？

2. 光照疗法的原理是什么？

3. 光照疗法过程中应注意观察哪些内容？

【评分标准】

项目	操作标准	评分等级				得分
		A	B	C	D	
准备 （10分）	个人准备：仪表端正服装整洁，洗手，戴口罩	4	3	2	1	
	用物准备：眼罩、尿不湿、清洁的暖箱、湿温度表、蒸馏水、遮光布	6	4	2	0	
评估患儿 （10分）	评估患儿病情、血清胆红素检查结果、皮肤黄染情况	5	4	3	2	
	向患儿家属解释蓝光照射的目的及注意事项，取得家属配合	5	4	3	2	
操作规程 （70分）	蓝光箱水箱内加水，连接好蓝光仪电源	20	15	10	5	
	预热好蓝光箱，若为使用中的蓝光箱则将箱温下调0.5～1℃	10	6	4	2	
	将患儿裸露，带好眼罩，换好干净的纸尿裤，置入蓝光箱中	20	15	10	5	
	打开蓝光仪开关，将折光布置于蓝光仪上	10	6	4	2	
	记录开始时间	10	6	4	2	
综合评价 （10分）	操作熟练，动作轻柔	4	3	2	1	
	有爱伤观念	3	2	1	0	
	操作时间5min	3	2	1	0	

实验七　婴儿配方奶的配置

【实验学时】 1学时。

【实验类型】 综合性实验。

【教学目标】 ①掌握婴儿配奶的方法及注意事项。②会操作配制不同浓度的奶。

【实验目的】 满足小儿的营养需要。

【实验用物】 奶瓶1个，瓶盖（盖上刻印有床号）1个，筐1个，配乳牌1个，大量杯1个，漏斗1个，搅拌棒1个，消毒纱布1块，天平1个，汤匙1个，滴管1个，鲜牛乳或乳粉，白糖，温开水，10%乳酸溶液。

【实验步骤】

1. 普通牛乳配制法：配乳有全奶、4∶1奶、3∶1奶、2∶1奶、1∶1奶等，其操作方法如下。

（1）工作人员要换鞋，戴帽，戴口罩，洗手，穿专用工作衣。

（2）备齐用物，放在桌上。

（3）算出一日所需要牛奶、水、糖的总量与分量。

（4）调匀糖、牛奶、水，然后消毒10～15min，冷却，放在冰箱内备用。

（5）按配乳牌要求，利用漏斗把配乳准确地分装入乳瓶中（乳瓶上应用红色特种铅笔标好床号与量），按时送入病房。

2. 酸乳配制法：牛乳中加酸使酪蛋白变细，有利于消化，并抑制大肠埃希菌生长，适用于消化不良患儿。配制方法：酸乳配制比例为 100ml 鲜牛乳中加入 10％乳酸 5ml 或原橘子汁 6ml 或 5％柠檬酸 2ml。配制时先将配乳煮沸，冷却至 40℃后方可加入乳酸。并应注意：①慢慢加入，边加边搅拌，加得太快或温度过高可形成大凝块，不利于消化；②喂前再用热水温热，不可煮沸，否则会使乳凝块过大。

3. 脱脂乳配制法：目前采用抽掉乳皮法。牛奶煮沸后，冷却 8～12h，去除上面乳皮即可。可去除 80％脂肪。适用于腹泻及脂肪吸收不良的婴儿食用，但不能长期应用，以免导致营养不良。

4. 蛋白乳配制法：先将牛奶配成钙凝乳，在 100ml 牛乳中加 2 片乳酸钙或 1000ml 牛乳中加入 10％氯化钙 20m1，搅拌煮沸，结成凝块，经过筛滤，去除乳清液，留下凝块搅匀后放入 500ml 的脱脂牛乳中，用乳清液补足至 1000ml，再煮沸。适用于营养不良、消耗性疾病（如结核病）、手术后胃口欠佳及蛋白需要量大的患儿。

【注意事项】

1. 各种配奶用具要严格消毒。

2. 配奶过程中要遵循无菌操作的原则。

3. 配奶的水温要合适。

【思考题】

1. 怎样合理安排婴儿喂养（包括方法、添加辅食及断奶等注意事项）？

2. 能量及主要营养素的合理分配有何意义？

【评分标准】

项目	要求	分值				得分
		A	B	C	D	
实验准备 (10分)	个人准备:仪表端正,服装整洁,洗手,戴口罩	4	3	2	1	
	物品准备:奶瓶、瓶盖(盖上刻印有床号)、筐、配乳牌、大量杯、漏斗、搅拌棒、消毒纱布、天平、汤匙、鲜牛乳或乳粉、白糖、温开水、滴管及 10％乳酸溶液	6	4	3	2	
操作步骤 (80分)	普通牛乳配制法:①工作人员要换鞋,戴帽,戴口罩,洗手,穿专用工作衣。②备齐用物,放在桌上。③算出一日所需要牛奶、水、糖的总量与分量。④调匀糖、牛奶、水,然后消毒 10～15min,冷却,放在冰箱内备用。⑤按配乳牌要求,利用漏斗把配乳准确地分装入乳瓶中(乳瓶上应用红色特种铅笔标好床号与量),按时送入病房	20	15	10	5	
	酸乳配制法:酸乳配制比例为 100ml 鲜牛乳中加入 10％乳酸 5ml 或原橘子汁 6ml 或 5％柠檬酸 2ml。配制时先将配乳煮沸,冷却至 40℃后方可加入乳酸。	20	15	10	5	
	脱脂乳配制法:牛奶煮沸后,冷却 8～12h,去除上面乳皮	20	15	10	5	
	蛋白乳配制法:先将牛奶配成钙凝乳,在 100ml 牛乳中加 2 片乳酸钙或 1000ml 牛乳中加入 10％氯化钙 20mL,搅拌煮沸,结成凝块,经过筛滤,去除乳清液,留下凝块搅匀后放入 500ml 的脱脂牛乳中,用乳清液补足至 1000ml,再煮沸	20	15	10	5	
评价 (10分)	操作动作娴熟、流畅,注意节力原则	4	3	2	1	
	注意与小儿及家长的解释和沟通	3	2	1	0	
	了解操作相关理论知识	3	2	1	0	

实验八 婴儿臀红护理

【实验学时】1学时。

【实验类型】演示性实验。

【教学目标】①掌握臀红的分度。②会操作婴儿臀红的护理方法③认识护理臀红患儿的注意事项。

【实验目的】①使局部皮肤保持干燥。②用于治疗尿布皮炎，促进炎症的消散。

【实验用物】尿布1片，浴盆1个及温水1盆，小毛巾1条，无菌棉签1包，中单1条，垫巾1块，约束带2条，按臀部皮肤情况准备治疗药物（如油类、鞣酸软膏、抗生素）及烤灯等。

【臀红定义】臀红是婴儿臀部皮肤长期受尿液、粪便以及漂洗不净的湿尿布刺激、摩擦，或局部湿热，如用塑料膜、橡胶布等，引起皮肤潮红、溃破甚至糜烂及表皮剥脱，故又称尿布皮炎。多发生于外生殖器、会阴及臀部。病损可轻可重，易继发感染。轻度：表皮潮红；Ⅰ度：局部皮肤潮红，伴有皮疹；Ⅱ度：除以上表现外，有皮肤溃破、脱皮；Ⅲ度：局部大片糜烂或表皮剥脱，有时可继发感染。

【实验步骤】

1. 评估患儿病情、臀部皮肤情况，有无臀红、尿布疹、真菌感染及范围、程度。患儿合作程度，有无特殊治疗。

2. 核对患儿床头卡、手条及药物。

3. 打开包被、尿布，暴露臀部。

4. 用温水洗净臀部。

5. 观察臀部皮肤情况。

6. 用无菌棉签取适量鞣酸软膏均匀涂于臀部或按医嘱将药物涂于病变部位。

（1）轻度涂鞣酸软膏。

（2）Ⅰ、Ⅱ度涂鱼肝油膏。

（3）Ⅲ度涂鱼肝油膏或康复新液，每日3～4次。

（4）继发细菌或真菌感染时，可涂红霉素软膏或硝酸咪康唑霜（达克宁霜），每日2次，用至局部感染控制。

7. 也可用40～60W鹅顶灯照射臀部，灯泡与臀部患处照射距离可为30～40cm，3次/天，每次10～15min。如皮肤糜烂破溃，可以用氧疗法，用塑料漏斗作为吹氧罩，将漏斗颈部与氧气接头相连，大口朝向患部，距皮肤1～2cm，打开氧气开关，氧流量调至5～10L/min，吹氧10min后，局部皮肤酌情涂药膏或油类，3次/天。

8. 系好尿布，穿衣，包裹患儿，放置舒适体位。

9. 整理用物、床单位。

10. 洗手、记录。

【注意事项】

1. 注意观察患儿臀部情况，依据病变的范围、程度、条件采用不同的处理方法。

（1）臀部皮肤直接暴露法：使臀部皮肤暴露在空气或阳光下，每日2～3次，每次10～20min。

（2）灯光照射法：可用红外线或白炽灯照射局部，功率为40W，灯泡距臀部患处30～

40cm，每日 2 次，每次 10～15min。

2. 使用烤灯前应清理皮肤上的油渍，以防烫伤。应用灯光照射疗法时，应有专人进行看护，应密切观察受热部位皮肤状况，以防止意外发生。

3. 操作时，动作轻柔，避免反复涂抹，药物涂擦均匀。

4. 臀部皮肤溃破或糜烂时禁用肥皂，清洗时用手蘸水冲洗；涂抹油类或药膏时应使棉签贴在皮肤上轻轻滚动，不可上下涂刷，以免加剧疼痛和导致脱皮。

5. 暴露时应注意保暖，照射时应有护士守护，防止烫伤。

6. 重度臀部压红者所用尿布应煮沸、消毒、浸泡或阳光下暴晒以消灭细菌。

【思考题】

1. 鹅顶灯照射臀红的注意事项有哪些？

2. 治疗臀红的方法有哪些？

【评分标准】

| 项目 | 操作标准 | 评分等级 | | | | 得分 |
		A	B	C	D	
准备 (10分)	个人准备:仪表端正,服装整洁,洗手,戴口罩	5	4	3	2	
	用物准备:尿片两块、治疗巾、浴盆内放温水(38～40℃)、湿巾、2块无菌小毛巾、棉签、爽身粉、红霉素软膏、红外线烤灯	5	4	3	2	
评估患儿 (10分)	评估患儿生命体征及臀部皮肤情况	5	4	3	2	
	向患儿家属解释臀部护理目的及注意事项,取得家属配合	5	4	3	2	
操作规程 (70分)	洗手、戴口罩	5	4	3	2	
	携用物至床旁,核对床号、姓名	5	4	3	2	
	解开患儿包被,将治疗巾及尿不湿垫于臀下,注意保暖	5	4	3	2	
	解开患儿污染尿布,用湿巾擦净臀部,并将污染尿布扔至污物桶	5	4	3	2	
	先用无菌小毛巾清洗会阴部,分开女婴大阴唇,用温水由上而下冲洗,男婴将包皮往上推,用棉签去除污垢洗净后推回包皮	10	8	6	4	
	最后清洗臀部及肛周皮肤。如皮肤起斑丘疹或水疱,可在局部涂红霉素软膏,以避免皮肤感染,亦可将鱼肝油和必奇放在一起,混匀涂于患处。还可以用 40～60W 鹅顶灯照射臀部,灯泡与臀部患处照射距离可为 30～40cm,3 次/天,每次 10～15min。如皮肤糜烂破溃,可以用氧疗法,用塑料漏斗作为吹氧罩,将漏斗颈部与氧气接头相连,大口朝向患部,距皮肤 1～2cm,打开氧气开关,氧流量调至 5～10L/min,吹氧 10min 后,局部皮肤酌情涂药膏或油类,3 次/天	30	25	20	15	
	去除尿不湿,将干净的尿不湿垫于臀下,涂爽湿粉。勿使尿不湿盖过脐部	5	4	3	2	
	整理患儿用物,洗手,做好记录	5	4	3	2	
综合评价 (10分)	操作熟练,动作轻柔	4	3	2	1	
	有爱伤观念	3	2	1	0	
	操作时间 5min	3	2	1	0	

实验九　新生儿心肺复苏

【实验学时】 2 学时。

【实验类型】 演示性实验。

【教学目标】 ①掌握新生儿心肺复苏的目的及注意事项。②会操作新生儿心肺复苏。

【实验目的】保持新生儿气道通畅，建立有效呼吸，维持正常循环。

【实验用物】新生儿复苏模型1个，新生儿复苏气囊1个，面罩（足月和早产的尺寸）1个，吸球1个，低压吸引器和导管1套，听诊器1个，肩垫1个，预热毛巾1条，计时器1个，手套1副。

【实验步骤】

1. 快速评估：出生后立即用几秒钟的时间快速评估4项指标：是否足月、羊水是否清、是否有哭声或呼吸、肌张力是否好。以上4项中有1项为"否"，则进行以下复苏。

2. 通畅气道

（1）新生儿娩出后即置于远红外线或其他方法预热的保暖台上。

（2）摆好体位：肩部垫高2～2.5cm，使颈部轻微仰伸。

（3）立即清理呼吸道：新生儿娩出后，用吸球或吸管负压吸净口、咽、鼻黏液。应控制吸管的深度和吸引时间（不超过10s），吸引器的负压不应超过100mmHg（1mmHg＝0.133kPa）。

3. 建立呼吸

（1）触觉刺激：温热干毛巾揩干头部及全身后，轻拍或轻弹足底，或沿脊柱长轴摩擦背部，以诱发其自主呼吸，如这些努力无效，表明新生儿处于继发性呼吸暂停，需要正压通气。

（2）正压通气：新生儿复苏成功的关键在于建立充分的正压通气。正压通气的两项指征：呼吸暂停或喘息样呼吸，心率＜100次/分。主要方式为气囊面罩正压通气。

① 通气压力需要20～25cmH₂O（1cmH₂O＝0.098kPa），少数病情严重的新生儿可用2～3次30～40cmH₂O，以后维持在20cmH₂O。

② 通气频率40～60次/分（胸外按压时为30次/分），吸呼比为1:2。

③ 有效的正压通气应显示心率迅速增快，以心率、胸廓起伏、呼吸音及氧饱和度来评价。

④ 如正压通气达不到有效通气，需检查面罩和面部之间的密闭性，是否有气道阻塞（可调整头位，清除分泌物，使新生儿的口张开）或气囊是否漏气。面罩型号应正好封住口鼻，但不能盖住眼睛或超过下颌。

⑤ 经30s充分正压通气后，如有自主呼吸，且心率≥100次/分，可逐步减少并停止正压通气。如无规律性呼吸，或心率＜100次/分，须继续用气囊面罩或气管插管施行正压通气，并检查及矫正通气操作。如心率＜60次/分，给予气管插管正压通气并开始胸外按压。

4. 胸外按压

（1）指征：充分正压通气30s后心率＜60次/分，在正压通气同时须进行胸外按压。

（2）方法：应在新生儿两乳头连线中点的下方，即胸骨体下1/3进行按压。

① 拇指法：操作者双手拇指端压胸骨，根据新生儿体型不同，双拇指重叠或并列，双手环抱胸廓支撑背部。

② 双指法：操作者的一手食指、中指2个手指尖放在胸骨上，另一只手支撑背部。按压的深度约为前后胸直径的1/3，产生可触及脉搏的效果。按压和放松的比例为按压时间稍短于放松时间，放松时拇指或其余手指不应离开胸壁。

（3）胸外按压和正压通气需默契配合。需要胸外按压时，应气管插管进行正压通气。胸外按压和正压通气的比例应为3:1，即90次/分按压和30次/分呼吸，达到每分钟约120个动作。按压 30 秒后重新评估心率，如心率仍＜60 次/分，除继续胸外按压外，考虑使用肾上腺素。如心率＞60/分以上，可停止按压，继续通气直到心率达 100 次/分并出现自主呼吸。

5. 药物治疗

(1) 建立有效的静脉通路。

(2) 遵医嘱给予肾上腺素、扩容剂等药物。

【注意事项】

1. 清理呼吸道分泌物时，先吸口咽，再吸鼻腔黏液。应限制吸管的深度、吸引时间（不超过 10s）和负压（不超过 100mmHg），过度吸引可能导致喉痉挛和迷走神经性心动过缓，并使自主呼吸出现延迟。

2. 应用复苏气囊加压给氧，面罩应密闭遮盖下巴尖端、口鼻，但不盖住眼睛；通气频率为 40～60 次/分，吸呼比为 1：2，压力以可见胸动和听诊呼吸音正常为宜。

3. 胸外按压的频率为 90 次/分，与正压通气的比例应为 3：1，即每按压 3 次，正压通气 1 次，每个动作周期包括 3 次按压和 1 次正压通气，耗时约 2s。压下深度为 1.5～2cm，按压放松过程中，手指不离开胸壁，按压有效时可摸到股动脉、颈动脉搏动。

4. 整个复苏过程中，评估-决策-措施的基本程序不断重复。评估主要基于呼吸、心率、氧饱和度 3 个体征，每次评估需 6s 时间，通过评估这 3 个体征中的每一项来确定每一步骤是否有效，再决定下一步操作，其中，心率对于决定进入下一步骤最重要。

【思考题】

1. 对新生儿施行胸外按压的潜在危险有哪些？

2. 新生儿心肺复苏与成人相比有哪些异同点？

3. 你正在经气管插管为新生儿做正压人工呼吸，并认为在复苏过程中可能需要给药或扩容，复苏小组的另一成员将要实施哪项操作？

【评分标准】

项目	要求	分值				得分
		A	B	C	D	
实验准备 (10 分)	护士准备：洗手、戴口罩、衣帽整洁、戴手套	4	3	2	0	
	用物准备：新生儿复苏模型 1 个、新生儿复苏气囊 1 个、面罩（足月和早产的尺寸）1 个、吸球 1 个、低压吸引器和导管 1 套、听诊器 1 个、肩垫 1 个、预热毛巾 1 条、计时器 1 个、手套 1 副	6	4	2	0	
评估 (10 分)	快速评估是否足月、羊水是否清、是否有哭声或呼吸、肌张力是否好	8	6	4	0	
	环境：温度、光线适宜	2	1	0	0	
操作步骤 (70 分)	将新生儿放在预热的辐射保温台上	3	2	1	0	
	摆体位：置新生儿头轻度仰伸位（鼻吸气位）	5	4-3	2	0	
	立即清理呼吸道，先吸口咽后吸鼻腔，不可过深，吸引时间不超过 10s，吸引压力不超过 100mmHg	10	6	4	0	
	预热毛巾擦干全身，给予刺激（手指弹或用手拍打足底或背部触摸），重新摆好体位	7	5	3	0	
	评价呼吸、心率、肤色（6s 时间）	5	4	3	0	
	掌握人工通气指征	2	1	0	0	
	复苏囊使用正确（手持姿势正确、挤压手法正确、频率正确 40～60 次/分，快挤慢放），持续 30s	10	6	4	0	

项目	要　　求	分值				得分
		A	B	C	D	
操作步骤 (70分)	评价呼吸、心率、肤色(6s时间)	5	4	2	0	
	掌握胸外按压指征	3	2	1	0	
	胸外按压实施:①按压部位:胸骨体下1/3处(两乳头连线下一横指)。②按压方法:拇指法、双指法。③按压深度:达胸廓前后径的1/3。④按压频率:心脏按压与人工通气保持协调,比例为3∶1,即90次/分钟按压和30次/分钟呼吸,达到每分钟约120个动作,2s内3次胸外按压1次人工呼吸	15	10	5	0	
	按压30s后再次6s评价法,如心率<60次/分继续按压加通气并辅以药物。如心率>60次/分以上,可停止按压,继续通气直到心率达100次/分并出现自主呼吸	5	3	2	0	
综合评价 (10分)	理论知识:目的、注意事项表述完整、正确	5	3	2	0	
	整体素质:动作迅速、准确、有效、爱伤观念强	5	3	2	0	

综合性实验

实验十　腹泻患儿的护理

【实验学时】4～5学时。

【实验类型】综合性实验。

【教学目标】①能够正确判断腹泻患儿脱水的程度及性质。②能够正确操作小儿静脉留置针穿刺。③能够使用输液泵准确调节输液速度。④掌握静脉补钾的原则及溶液配制方法。⑤能够做好腹泻患儿的皮肤护理及健康指导。

【实验目的】①建立静脉通道,给予液体疗法。②纠正腹泻所致水、电解质、酸碱平衡紊乱。③纠正血容量不足,维持循环血量。④减少腹泻的并发症,促进疾病恢复。

【情景案例一】患儿王某,男,1岁3个月,因腹泻呕吐6天,加重1天入院。患儿于入院前6天开始腹泻黄色稀水便,每日5～6次,量中等;进食后呕吐,量不多,每日2～3次,口渴,伴流涕轻咳,食欲下降,饮水较多(均为白开水),尿量减少,日渐消瘦,精神不振,有时烦躁。入院前一天病情加重,腹泻达15次左右,量多,性质同前。呕吐胃内容物10余次。精神萎靡,四肢发冷,眼不能闭合。一日排尿2次,每次排尿20～30ml。无发热及抽风。未做其他治疗。查体:体温38.5℃,心率160次/分,体重9kg,身高78cm,面色发灰,嗜睡状,对外界反应差,呼吸深快,唇微呈樱红色,四肢凉,皮肤干燥,弹性极差。

【实验步骤一】

1. 为明确诊断,该患儿需做哪些实验室检查?你需要留取患儿的哪些标本?

2. 请遵医嘱为该患儿实施静脉留置针穿刺,建立静脉通道。

3. 医嘱要求使用2∶1等张含钠液快速扩容,请你使用输液泵将静脉输液的滴速设为300ml/h。

【情景案例二】入院后,医生对患儿进一步查体发现其心音低钝,肠鸣减弱,四肢肌张力低下,腱反射减弱。血生化结果:Na^+ 120mmol/L,K^+ 3.0mmol/L,Cl^- 100mmol/L,

CO_2-CP 10mmol/L。

【实验步骤二】

1. 请判断该患儿是什么性质的脱水？

2. 该患儿是否需要补钾？补钾的原则是什么？

3. 该患儿是否需要补碱？如何补碱？

4. 请遵医嘱在 100ml 5％ GS 溶液中加入 10％ KCl，配制浓度为 0.2％的 KCl 溶液。

【情景案例三】

护士在护理该患儿的过程中，发现其臀部皮肤潮红，肛周出现皮肤糜烂。

【实验步骤三】

1. 请你为该患儿做好臀部护理。

2. 请对该患儿的父母进行饮食、皮肤护理等方面的健康指导。

实验十一　早产儿的护理

【实验学时】4～5 学时。

【实验类型】综合性实验。

【教学目标】①能够正确判断早产儿的外观特点。②能够正确制定早产儿的护理措施。③能够使用暖箱进行复温。④掌握蓝光箱的使用流程及注意事项。⑤能够做好呼吸暂停的救护措施。

【实验目的】①辨别早产儿的外观特点。②制定早产儿的护理措施。③预防早产儿的并发症，促进身心健康发展。④掌握黄疸的分类、病因及光照疗法。

【情景案例一】患儿，男，胎龄 25^{+5} 周，第 5 胎第 1 产，其母习惯性流产，孕 25^{+5} 周经阴分娩，出生体重 800g。生后 5 分钟 Apgar 评分 6 分，羊水Ⅲ度污染，生后立即由外院转入我院 NICU。

查体：T35.4℃，早产儿貌，反应差，哭声弱，呼吸不规则，呼吸困难，呻吟，三凹征阳性，全身皮肤绛红色，未睁开眼；前囟 3.0cm×3.0cm，平、紧张；双侧瞳孔等大等圆，对光反射存在；口周发绀，颈软，胸廓对称未见畸形，双肺呼吸音粗，未闻及干湿性啰音。四肢末端发绀，趾纹少，四肢肌张力低下。握持反射、吸吮反射未引出，阴囊未触及睾丸。

【实验步骤一】

1. 该患儿按照胎龄和出生体重分类分别为哪种类型？

2. 该患儿现存哪些护理问题？

3. 针对护理问题制定护理措施。

4. 请你为该患儿进行脐部护理。

【情景案例二】入院 12h 后，患儿多次出现呼吸暂停。

【实验步骤二】

1. 请判断该患儿出现呼吸暂停的原因。

2. 制定该患儿出现呼吸暂停的救护措施。

【情景案例三】患儿入院第 2 天出现黄疸，经检查总胆红素 324μmol/L。

【实验步骤三】

1. 请你分析引起该患儿黄疸可能的原因。

2. 为确诊需要进一步做哪些检查？

3. 请你为该患儿进行蓝光照射，需要注意哪些事项？

设计性实验

实验十二　儿科护理学设计性实验

【实验学时】3 学时。

【实验类型】设计性实验。

【教学目标】①能够应用护理程序给予患儿整体护理。②掌握儿科常见疾病的治疗、护理要点。③能够正确评估患儿的生长发育状况。④能够与患儿家长有效沟通并正确给予健康教育。

【实验目的】①评估患儿情况，明确护理诊断，给予有效的护理措施，促进患儿疾病恢复。②提高患儿的舒适度，预防并发症的发生。③为患儿、家属提供心理支持，减少不良情绪。④使患儿家长具备一定的疾病相关知识及护理能力。

【实验用物】根据实验设计的具体操作项目按需提供。

【实验步骤】1. 方案设计：在学期初布置本实验任务，在学期末学生学习完儿科护理学所有独立实验及理论知识后进行。将学生按照学号分为若干实验小组，每组 5～6 人。每组同学自行设计一个儿科常见疾病的病例，并根据病例进行实验设计。要求每组在课堂上进行角色表演，模拟临床情境。其中必有患儿 1 名，患儿家属 1～2 名，护士 3～4 名，其他角色如医生等按需设计。课堂上由本组的 1 名护士询问患儿病史并进行体格检查，汇报护理评估结果，提出护理诊断，并制订护理计划（包括护理措施、健康教育、护理评价）。护理措施中至少包括 3 项儿护专科操作，如小儿体格测量、头皮静脉输液、婴儿沐浴、婴儿抚触等，要求学生根据临床情境设计护理操作及相关情节，按需使用模拟人。学生将本组的设计性实验方案形成书面材料（具体的内容与格式要求见下表），于上课前 1 周上交，教师根据设计方案的目的性、科学性、创新性和可行性进行初审，然后与同学一起对实验方案进行论证与修改。

儿科护理学设计性实验方案内容与要求

方案内容	具体要求
病例设计	自行设计儿科护理学已学疾病病例，科学合理，贴近临床
护理评估	包括病史询问、体格检查、实验室检查等，全面准确
护理诊断	使用正确，排序合理，具有针对性
护理措施	合理、全面、具有针对性；至少包括 3 项儿护专科操作，可酌情给予护理基础操作，操作均在模拟人上进行
健康教育	语言通俗易懂，信息准确，具有针对性
护理评价	评价护理计划实施效果

2. 方案实施

（1）课前准备：①各小组在上课前自行排练角色表演，可按需准备 PPT、多媒体等辅助手段。②根据实验方案涉及的护理操作准备实验用物。

（2）课堂展示：各小组依次展示本组的实验设计，其他全体师生共同观摩学习，并讨论、评价各小组表现，如病例设计是否科学合理、护理程序应用是否恰当、护理操作是否符合标准、角色表演是否逼真等。

3. 书写实验报告：各小组在课堂展示后结合小组表现、师生评价等撰写实验报告，评估本次实验是否达到预期实验目的，总结经验与不足。实验报告于课后 1 周内上交。

急危重症护理学

演示性实验

实验一　单人心肺复苏术

【实验学时】2 学时。

【实验类型】演示性实验。

【教学目标】①掌握单人心肺复苏术的目的和注意事项。②会操作单人心肺复苏术。③了解胸外心脏按压、口对口人工呼吸原理和机制。

【实验目的】①通过实施 CPR，促进建立患者的循环和呼吸功能。②保证重要脏器的基本血供，延长机体耐受临床死亡时间。

【实验用物】心肺复苏模拟人 1 具，胸外心脏按压板 1 块，踏板 1 块，治疗盘 1 个，治疗碗 1 个，纱布 3 块，弯盘 1 个，必要时备开口器 1 个，舌钳 1 个，手表 1 只，听诊器 1 个，血压计 1 台等。

【实验步骤】

1. 判断（Assessment）

（1）评估周围环境：观察周围环境，确定安全。口述"周围环境安全。"

（2）判断意识：跑至患者身边，轻拍、摇动肩背部或大声呼唤患者，口述"同志，醒醒，你怎么了！同志，醒醒，你怎么了！"（两遍，双耳呼唤）

（3）呼救：口述"这里有人晕倒，请拨打 120，并协助抢救！"（标准手势）

（4）同时快速判断呼吸和大动脉搏动：急救者食指和中指指尖触及患者气管正中部（相当于喉结的部位），旁开两指，至胸锁乳突肌前缘凹陷处判断心跳；将耳部贴近患者口鼻，观察有无胸廓起伏动作，聆听有无呼吸音并感觉有无气流出入以判断呼吸，共 5～10s 时间。口述"心跳呼吸停止，心肺复苏！""记录抢救时间。"

2. 人工循环（Circulation）

（1）准备患者：患者仰卧硬板床上或平整地面，头颈、躯干无扭曲，两臂放于身体两侧。解开上肢衣服，并折于体侧，松解腰带。口述"硬板床，置于复苏体位，暴露胸壁"。

（2）胸外心脏按压：①定位：两乳头连线与胸骨交叉点处；②操作要点：一手掌根部置于按压位置，另一手掌根部叠放其上，双手指紧扣进行按压；使身体稍前倾，使肩、肘、腕位于同一轴线上，与患者身体平面垂直，双肘关节伸直，利用上身重量垂直下压；③幅度：至少 5cm，婴儿和儿童的按压幅度至少为胸部前后径的 1/3（婴儿大约为 4cm，儿童大约为 5cm）；④频率：至少 100 次/分。

3. 判断和畅通呼吸道（Airway）：双手拇指打开患者下唇，根据口腔内情况处理。若有义齿取下，若有分泌物，使患者头偏向一侧，取长条纱布缠绕右手食指、中指，左手按压一侧唇角，从对侧口角沿口腔黏膜进入，挖出口内分泌物，纱布置于弯盘。取方形纱布，清除鼻腔分泌物，纱布置于弯盘。放正头部。

4. 人工呼吸（Breathing）：仰头举颏法（急救者一手置于患者前额，手掌向后下方施力，使头呈后仰位，另一手托起下颌部，使下颌尖与耳垂的连线与地面垂直）开放气道，取单层纱布置于患者嘴上，吹气2口。吹气时，左手拇指食指捏紧鼻孔，右手食指中指举颏，拇指按压下拉嘴角，眼睛观察胸壁隆起；呼气时，放松左手（呈伸直状态），侧转换气，感受呼气气流，并观察胸壁自行恢复。

5. 重复心肺复苏：按压/通气比30：2，反复进行，共五组。

6. 判断心肺复苏效果：口述"五个循环结束，判断心肺复苏效果。""可触及颈动脉搏动，患者恢复自主呼吸。""瞳孔由大变小、面色、口唇、甲床色泽转红，助手测收缩压大于60mmHg。"

7. 安置患者：口述"复苏成功！记录时间！整理衣物！行进一步生命支持。""如未恢复，继续上述操作5个循环后再次判断，直至高级生命支持人员及仪器设备到达。""操作完毕！"

【注意事项】

1. 评估时间：检查脉搏、呼吸的时间5～7s，要少于10s。

2. 心脏按压部位：两乳头连线与胸骨交叉点处。

3. 心脏按压幅度及频率：①幅度：至少5cm，婴儿和儿童的按压幅度至少为胸部前后径的1/3（婴儿大约为4cm，儿童大约为5cm）；②频率：至少100次/分（所有患者）。尽量不间断，放松与按压时间相等。

4. 按压姿势正确：以髋关节为轴；肩肘腕成一直线；肘关节要伸直，双肩位于双手的正上方；放松期，手掌根不离开胸壁，以免移位，但不加任何压力，保证胸壁充分自行恢复。

5. 口对口人工呼吸：缓慢吹气，每次吹气应持续2s以上；通气频率应为10～12次/分；成人潮气量700～1000ml。

6. 判断心肺复苏效果：触及大动脉脉搏；有知觉反射、呻吟，开始有自主呼吸；肱动脉收缩压≥60mmHg；瞳孔逐渐缩小；口唇转红润。

【思考题】

1. 男性，50岁，晨起在公园习惯性活动时，突然栽倒在地，伴有抽搐，呼之不应。若你是现场目击者，该如何处理？

2. 如何有效做好口对口人工呼吸和胸外心脏按压？

【评分标准】

项目		操作标准与细节
准备 （10分）	个人准备 （4分）	仪表端庄，着装整齐
	物品准备 （6分）	心肺复苏模拟人，胸外心脏按压板，踏板，治疗盘，治疗碗，纱布，弯盘，必要时备开口器，舌钳，手表，听诊器，血压计等
评估患者 （10分）	判断意识 （5分）	轻拍、摇动肩背部或大声呼唤患者
	寻求帮助 （5分）	呼救，记录时间
快速判断 （10分）	判断患者 （10分）	同时迅速判断患者呼吸状态及脉搏情况，判断时间5～10s

项目		操作标准与细节
胸外按压 （30分）	正确摆位 （5分）	患者仰卧硬板床上或平整地面，头颈、躯干无扭曲，两臂放于身体两侧
	暴露胸部 （5分）	解开衣领、腰带，暴露胸部
	正确定位 （5分）	迅速准确按压两乳头连线与胸骨交叉点处位置
	按压方法 （5分）	一手掌根部置于按压位置，另一手掌根部叠放其上，双手指紧扣进行按压；使身体稍前倾，使肩、肘、腕位于同一轴线上，与患者身体平面垂直，双肘关节伸直，利用上身重量垂直下压
	按压要点 （5分）	实施有节律的胸外心脏按压，按压深度至少5cm，按压时间：放松时间为1：1，按压频率100～110次/分
	按压/通气比（5分）	按压/通气比30：2，反复进行
人工呼吸 （20分）	清除异物 （5分）	检查并取下假牙，清除口、鼻腔内分泌物（头偏向操作者）
	开放气道 （5分）	急救者一手置于患者前额，手掌向后下方施力，使头呈后仰位，另一手托起下颌部，使下颌尖与耳垂的连线与地面垂直，仰面举颏法打开气道
	人工呼吸 （10分）	急救者取单层纱布覆盖患者口部，口对口吹气2次
效果评价 （10分）	判断效果 （5分）	按压30次，吹气2口，算一个循环，操作5个循环后再次判断心肺复苏效果
	洗手记录 （5分）	按"六步洗手法"洗手，记录签字
综合评价 （10分）	整体素质 （5分）	动作迅速、准确、有效，爱伤观念强
	操作时间 （5分）	5个周期操作时间4min

实验二　双人心肺复苏术

【实验学时】2学时。

【实验类型】演示性实验。

【教学目标】①掌握双人心肺复苏术的目的、注意事项及双人配合要点。②会操作双人心肺复苏术。③了解除颤监护仪原理和机制。

【实验目的】①通过实施CPR，促进建立患者的循环和呼吸功能。②保证重要脏器的基本血供，延长机体耐受临床死亡时间。③通过电除颤，使患者致命性心律失常转为窦性心律。

【实验用物】心肺复苏模拟人1具，胸外心脏按压板1块，踏板1块，除颤监护仪1台，治疗盘1个，简易呼吸气囊1个，治疗碗1个，干纱布2块，酒精纱布2块，导电糊1瓶，弯盘1个，必要时备开口器1个，舌钳1个等。

【实验步骤】

1. 判断（Assessment）

（1）评估周围环境：观察周围环境，确定安全。口述"周围环境安全"。

（2）判断意识：跑至患者身边，轻拍、摇动肩背部或大声呼唤患者，口述"同志，醒醒，你怎么了！同志，醒醒，你怎么了！"（轻拍重唤，双耳呼唤）

（3）呼救：呼救，记录时间。准备除颤仪、简易人工呼吸器。口述"意识丧失，除颤仪、呼吸器。"

（4）快速同时判断呼吸和大动脉搏动：急救者食指和中指指尖触及患者气管正中部（相当于喉结的部位），旁开两指，至胸锁乳突肌前缘凹陷处判断心跳；将耳部贴近患者口鼻，观察有无胸廓起伏动作，聆听有无呼吸音并感觉有无气流出入以判断呼吸，共5～10s时间。汇报"心跳呼吸停止，心肺复苏！""记录抢救时间。"

2. 人工循环（Circulation）

（1）准备患者：口述"硬板床，置于复苏体位"。患者仰卧硬板床上或平整地面，头颈、躯干无扭曲，两臂放于身体两侧。解开上肢衣服，并折于体侧，松解腰带。

（2）胸外心脏按压：①定位：两乳头连线与胸骨交叉点处；②操作要点：一手掌根部置于按压位置，另一手掌根部叠放其上，双手指紧扣进行按压；使身体稍前倾，使肩、肘、腕位于同一轴线上，与患者身体平面垂直，双肘关节伸直，利用上身重量垂直下压；③幅度：至少5cm，婴儿和儿童的按压幅度至少为胸部前后径的1/3（婴儿大约为4cm，儿童大约为5cm）；④频率：至少100次/min（所有患者）。

3. 判断和畅通呼吸道（Airway）：双手拇指打开患者下唇，根据口腔内情况处理。若有义齿取下，若有分泌物，使患者头偏向一侧，取长条纱布缠绕右手食指、中指，左手按压一侧唇角，从对侧口角沿口腔黏膜进入，挖出口内分泌物，纱布置于弯盘；取方形纱布，清除鼻腔分泌物，纱布置于弯盘；放正头部。

4. 人工呼吸（Breathing）：仰头举颏法（急救者一手置于患者前额，手掌向后下方施力，使头呈后仰位，另一手托起下颌部，使下颌尖与耳垂的连线与地面垂直）开放气道。简易人工呼吸器辅助呼吸，按10～12次/分的频率有规律地反复挤压呼吸囊。双手挤压呼吸囊的方法：两手捏住呼吸囊中间部分，两拇指相对朝内，四指并拢或略分开，两手用力均匀挤压呼吸囊，待呼吸囊重新膨起后开始下一次挤压，应尽量在患者吸气时挤压呼吸囊。对清醒患者边挤压边指导患者"吸……""呼……"。

5. 重复心肺复苏：按压/通气比30：2，反复进行。

6. 判断心肺复苏效果：口述"五个循环结束，判断心肺复苏效果。"检查呼吸、颈动脉搏动情况。口述"有呼吸、无脉搏，开机至监护位。"

7. 电除颤

（1）监护：开启除颤监护仪，调至监护位置，正确安放电极板至标准位置：右锁骨中线第2、3肋间（心底部）和左腋中线第5、6肋间（心尖部）。报心律情况"室颤，需紧急除颤"。

（2）准备皮肤：左手持酒精纱布，右手持干纱布将电击部位皮肤脱脂并擦干，范围同电极板大小。

（3）涂导电糊：打开导电胶盖，挤出适量导电糊，然后将两电极板的上下、左右各对擦两次从一侧划开，保证电极板涂抹均匀。

（4）放电极板，选择能量：正确安放电极板，电极板与皮肤紧密接触，不得歪斜。口述"再次确认室颤。"选择按钮置于"非同步"，能量选择正确（首次双向波200J或单向波360J）。口述"选择能量200J。"

（5）充电、放电：按下充电按钮，充电。边充电边转向患者，待充电至所选能量。口述"请旁人离开，充电。"充电完毕后，急救者身体离开床缘，口述"再请旁人离开，除颤。"确认阻抗绿灯显示后，两拇指同时按压放电按钮迅速放电除颤。

8. 除颤后安置患者：移开电极板，旋钮回位至"手动通"，根据病情，遵医嘱关机。清洁除颤电极板，先用干纱布将电极板导电糊擦净，再用酒精纱布擦拭，将电极板清洁彻底，用正确的方法回位。用纱布擦净患者除颤部位的导电糊。报告"继续心肺复苏2min后复检，心跳、呼吸恢复，心肺复苏成功。"整理好患者上衣，安置患者。

【注意事项】

1. 判断呼吸心跳、定位按压、判断心肺复苏效果等步骤同单人心肺复苏。

2. 简易人工呼吸器辅助呼吸：主操作按10～12次/分的频率有规律地反复挤压呼吸囊，助手"CE"手法固定面罩。

3. 电极板标准位置：右锁骨中线第2、3肋间（心底部）及左腋中线第5、6肋间（心尖部）。

4. 监测心律：观察心电图状态以及是否有室颤波。若室颤为细颤，遵医嘱给予肾上腺素1mg静脉注射，使之转为粗颤。报心律情况"室颤，需紧急除颤"。

【思考题】

1. 双人心肺复苏术相对于单人心肺复苏术的优势在哪里？

2. 两位急救者如何做好双人心肺复苏术中配合？

【评分标准】

项目		操作标准与细节
准备 （6分）	个人准备 （3分）	仪表端庄,着装整齐,戴手套
	物品准备 （3分）	模拟人、除颤监护仪、导电糊、酒精纱布、干纱布、治疗碗、弯盘、洗手液、笔、抢救记录单、手表等,必要时备抢救车。物品摆放有序
评估 （10分）	周围环境 （3分）	观察周围环境,确定安全。口述"周围环境安全"
	判断意识 （4分）	轻拍、摇动肩背部或大声呼唤患者(包括摆体位)
	寻求帮助 （3分）	呼救,记录时间。准备除颤仪、简易呼吸器
胸外按压 （20分）	正确摆位 （2分）	患者仰卧硬板床上或平整地面,头颈、躯干无扭曲,两臂放于身体两侧
	暴露胸部 （2分）	解开衣领、腰带,暴露胸部
	正确定位 （4分）	迅速准确定位按压位置
	按压方法 （5分）	一手掌根置于按压位置,另一手掌根部叠放其上,双手指紧扣进行按压;使身体稍前倾,使肩、肘、腕位于同一轴线上,与患者身体平面垂直,双肘关节伸直,利用上身重量垂直下压
	按压要点 （4分）	实施有节律的胸外心脏按压,按压深度至少5cm。按压时间:放松时间为1:1,按压频率至100～110次/分
	按压/通气比（3分）	按压/通气比30:2,反复进行
人工呼吸 （20分）	检查异物 （2分）	检查并取下义齿,检查口、鼻腔内有无分泌物
	开放气道 （6分）	仰头举颏法打开气道
	判断患者 （5分）	同时迅速判断患者呼吸状态及脉搏情况,判断时间5～10s
	人工呼吸 （7分）	简易人工呼吸器辅助呼吸

项目		操作标准与细节
效果评价 （4分）	判断效果 （4分）	操作5个循环后再次判断心肺复苏效果
除颤前 （10分）	正确摆位 （2分）	帮助患者取正确的卧位，充分暴露除颤部位
	心电监护 （3分）	开启除颤仪，调至监护位置，正确安放电极板
	监测心律 （2分）	报心律情况，口述"室颤，需紧急除颤"
	准备皮肤 （3分）	迅速擦干患者胸部皮肤
除颤 （20分）	涂导电糊 （4分）	在电极板上涂以适量导电糊，并涂匀
	放电极板 （5分）	正确安放电极板，电极板与皮肤紧密接触，不得歪斜。口述"再次确认室颤。"
	选择能量 （3分）	选择按钮置于"非同步"，能量选择正确（首次双向波200J或单向波360J）。口述"选择能量200J"
	正确充电 （3分）	按下充电按钮，充电
	放电除颤 （5分）	双拇指同时按压放电按钮电击除颤
除颤后 （4分）	整理用物 （4分）	关机，安置患者，整理用物
综合评价 （6分）	整体素质 （3分）	动作沉着、迅速、手法熟练；操作方法正确，安全；注重人文关怀；熟悉机器性能
	时间要求 （3分）	操作时间7min

实验三　经口明视气管插管术

【实验学时】2学时。

【实验类型】演示性实验。

【教学目标】①掌握人工气道的目的和注意事项。②会操作经口明视气管插管术。③了解经口明视气管插管的原理。

【实验目的】①通过建立人工气道，保证患者正常的呼吸功能。②通过建立人工气道，促进呼吸道分泌物不能自行咳出者有效排痰。

【实验用物】气管插管模型1具，治疗车1辆，治疗盘1个（内铺无菌治疗巾），喉镜1只，一次性气管导管2根，导管芯1根，牙垫1个（或10ml注射器1个），10ml注射器1个，颈下垫枕1个，听诊器1个，弯盘1个，胶布1卷，简易呼吸器1个，无菌石蜡油1瓶，无菌棉签1包，无菌手套1副，剪刀1把，治疗卡1张，手表1只，笔1支，洗手液1瓶，治疗车下放垃圾桶1个。

【实验步骤】

1. 评估

（1）病情评估：携用物至床旁，查对床号、姓名，评估患者年龄、性别、意识、生命体征、病情、呼吸道分泌物等。

（2）局部评估：评估患者口腔有无炎症、溃疡，检查并取出义齿。

（3）沟通解释：根据病情向清醒患者或家属做好解释工作，以取得配合。

2. 插管前准备：检查导管、注射器、吸痰管的有效期及包装是否完好；检查气管导管气囊是否漏气；安装喉镜，检查灯泡是否明亮、有无松动；将导管芯插入导管内，并弯成 U 形，放于治疗巾内，使所有物品处于备用状态。

3. 插管

（1）畅通气道：协助患者取仰卧位，将枕垫于颈部，头部充分后仰，使口、咽、喉三点呈一直线。

（2）置入喉镜：戴手套，操作者站在患者头部，左手持喉镜，右手将患者上、下齿分开，将喉镜叶片沿口腔右颊侧置入，将舌体推向左侧，徐徐向前推进，暴露悬雍垂，继续进入，即可看到会厌，将弯镜片置于会厌和舌根之间的皱襞处，以左手腕为支点向前、向上提，并挑起会厌，充分暴露声门。

（3）插入导管：暴露声门后，右手以握笔状持已润滑好的气管导管中端，沿喉镜片右侧弧形斜插口中送入，导管前端对准声门后，轻柔地将导管经声门插入气管。当导管尖端过声门 1cm 后，及时将管芯拔出，检查管芯有无缺损，继续将导管旋转轻轻下送 5cm，小儿为 2～3cm。其深度距门齿 21～24cm（成人）。

（4）验证导管：根据情况选择如下一项验证方法：①有自主呼吸者，急救者面部靠近导管外端，感觉有气体呼出；②呼吸停止者，做胸外心脏按压时可听到气流通过导管的声音；③连接简易呼吸器，挤压呼吸囊时，两侧胸廓同时均匀抬起，无上腹部膨隆现象，听两侧呼吸音，上、下、左、右均匀一致。如已确认导管插入气管内，向导管气囊内注气 5～7ml，立即在气管导管旁塞入牙垫，退出喉镜。

（5）固定导管：左手固定导管和牙垫，右手用长胶布妥善固定。

（6）辅助通气：吸痰管吸引气道分泌物，必要时接呼吸机辅助呼吸，根据病情调整呼吸模式和参数（口述）。

4. 插管后处理

（1）安置患者：将患者头部放平，检查患者口唇有无受压，清理面部污物，告知患者或家属气管导管对病情恢复的重要性，请勿自行随意拔除等注意事项。

（2）整理用物：整理病床单元，分类正确处理用物。

（3）洗手记录：取手消毒剂，按"六步洗手法"的正确顺序洗手；密切观察并及时记录患者生命体征变化情况。

【注意事项】

1. 导管选择：应根据患者性别、体重和身高选择合适的气管导管，成人一般为 6～7.5 号（导管内径 6～7.5mm）。小儿导管选择公式：导管内径（mm）＝患儿年龄（岁）/4＋4.0。

2. 插管时，充分暴露喉部，使视野清楚，动作轻柔准确，避免损伤。

3. 动作迅速，以免时间过长导致缺氧和心率异常。

4. 置管深度：自门齿计算，男性 22～24cm，女性 20～22cm。小儿可参照公式：插管深度（cm）＝年龄/2＋12。

5. 妥善固定：采用胶布、寸带、气囊等固定导管，每班次检查并记录导管置入长度、固定是否牢固以及气囊压力情况。

6. 预防非计划性拔管：评估患者是否存在非计划性拔管的危险因素，如吸痰情况、患者躁动、心理状况等，及时制定防范计划，并做好交接班。

【思考题】

1. 在操作练习中仔细体会喉镜的使用技巧，如何有效暴露？

2. 经口明视气管插管法开放气道相对于其他开放气道方式有什么优劣？

【评分标准】

项目		操作标准与细节
准备 (10分)	个人准备 (4分)	仪表端庄，着装整齐；洗手、戴口罩
	物品准备 (6分)	气管插管模型，治疗车，治疗盘(内铺无菌治疗巾)，喉镜，一次性气管导管，导管芯，牙垫(或10ml注射器)，10ml注射器，颈下垫枕，听诊器，弯盘，胶布，简易呼吸器，无菌石蜡油，无菌棉签，无菌手套，剪刀，治疗卡，手表，笔，洗手液，治疗车下放垃圾桶
评估 (15分)	病情评估 (5分)	携用物至床旁，查对床号、姓名，评估患者年龄、性别、意识、生命体征、病情、呼吸道分泌物等
	局部评估 (5分)	评估患者口腔有无炎症、溃疡，检查并取出义齿
	沟通解释 (5分)	根据病情向清醒患者或家属做好解释工作，以取得配合
插管前 (10分)	检查物品 (7分)	洗手，检查并做好物品准备
	准备胶布 (3分)	准备2条长35~40cm，宽1~1.5cm的胶布
插管 (45分)	清除异物 (6分)	协助患者取侧卧位，清除口鼻、咽喉部的分泌物(头偏向操作者)
	畅通气道 (4分)	协助患者取仰卧位，将枕垫于颈部，头部充分后仰，使口、咽、喉三点呈一直线
	置入喉镜 (6分)	戴手套，严格按操作规程暴露声门
	插入导管 (10分)	暴露声门后，右手以握笔状持已润滑好的气管导管中端，沿喉镜片右侧弧形斜插口中送入，导管前端对准声门后，轻柔地将导管经声门插入气管。当导管尖端过声门1cm后，及时将管芯拔出，检查管芯有无缺损，继续将导管旋转轻轻下送5cm，小儿为2~3cm。其深度距门齿21~22cm(成人)
	验证导管 (6分)	根据情况选择一项验证导管位置是否合适：①有自主呼吸者，急救者面部靠近导管外端，感觉有气体呼出；②呼吸停止者，做胸外心脏按压时可听到气流通过导管的声音；③连接简易呼吸器，挤压呼吸囊时，两侧胸廓同时均匀抬起，无上腹部膨隆现象，听两侧呼吸音，上、下、左、右均匀一致。如已确认导管插入气管内，向导管气囊内注气5~7ml，立即在气管导管旁塞入牙垫，退出喉镜
	固定导管 (4分)	左手固定导管和牙垫，右手用长胶布妥善固定
	辅助通气 (4分)	用吸痰管吸引气道分泌物，必要时接呼吸机辅助呼吸，根据病情调整呼吸模式和参数(口述)
	插管时间 (5分)	从开始插管(打开喉镜)至插管完毕、开始第一次有效气囊通气全过程不超过20s，每超过3s扣1分
插管后 (10分)	安置患者 (4分)	将患者头部放平，检查患者口唇有无受压，清理面部污物，告知注意事项
	整理用物 (3分)	整理病床单元，分类正确处理用物
	洗手记录 (3分)	按"六步洗手法"洗手，记录签字
综合评价 (10分)	整体素质 (5分)	操作熟练、动作轻巧、判断准确、方法正确、一次成功、型号合适
	操作时间 (5分)	操作时间5min

实验四　除颤仪的使用

【实验学时】2 学时。

【实验类型】演示性实验。

【教学目标】①掌握除颤仪使用的目的和注意事项。②学会使用除颤仪为室颤患者除颤。③理解除颤仪的工作原理和机制，熟悉除颤仪性能。

【实验目的】①通过除颤仪监护功能，发现患者致命性心律失常。②通过电除颤，使患者致命性心律失常转为窦性心律。

【实验用物】模拟人 1 具，除颤仪 1 台，导电糊 1 瓶，电极片 3～5 个，75％乙醇 1 瓶，纱布 4 块，弯盘 1 个，笔 1 支，手表 1 块，洗手液 1 瓶，必要时准备相关抢救物品及药物。

【实验步骤】

1. 评估

(1) 评估患者：呼喊并轻拍患者，评估患者病情、意识等，患者无反应，立即给予心电监护。

(2) 评估仪器：迅速打开除颤仪开关，检查仪器性能。

2. 除颤前

(1) 心电监护：左手持酒精纱布，右手持干纱布将左、右锁骨中点外下方及下腹部监护位置脱脂并擦干，将电极贴与患者连接。开启除颤仪，调至监护位置，调至监护 Ⅱ 导，并调节报警上下线。

(2) 监测心律：观察心电图状态以及是否有室颤波。若室颤为细颤，遵医嘱给予肾上腺素 1mg 静脉注射，使之转为粗颤。报心律情况"室颤需紧急除颤"。

(3) 正确摆位：立即将患者去枕平卧于硬板床上，检查并除去所有金属及导电物品，松开衣扣，充分暴露除颤部位。

(4) 准备皮肤：左手持酒精纱布，右手持干纱布将电击部位（右锁骨中线第 2、3 肋间，即心底部；左腋中线第 5、6 肋间，即心尖部）的皮肤脱脂并擦干，范围同电极板大小。

3. 除颤

(1) 选择能量：选择按钮置于"非同步"，能量选择正确（首次双向波 200J 或单向波 360J）。

(2) 涂导电糊：打开导电胶盖，挤出适量导电糊，然后将两电极板的上下、左右各对擦两次从一侧划开，保证电极板涂抹均匀。

(3) 充电放电：按下充电按钮，充电，请旁人离开，正确安放电极板，再次确认旁人离开后双拇指同时按压放电按钮电击除颤。

4. 除颤后

(1) 监测心律：除颤后，观察心电示波，报告"除颤成功，恢复窦性心律"。

(2) 关机顺序：移开电极板，旋钮回位至监护，清洁除颤电极板，电极板回位正确，根据病情，遵医嘱关机，关闭电源。

(3) 安置病人：用纱布擦净患者皮肤，关爱患者；整理病床单位，整理用物。

(4) 洗手记录：口述"六步洗手法洗手"，密切观察并及时记录生命体征变化情况。

【注意事项】

1. 电极板标准位置：右锁骨中线第 2、3 肋间（心底部）及左腋中线第 5、6 肋间（心尖部），两个电极板至少距离 10cm。

2. 时间要求：自发现室颤至皮肤准备完毕时间不超过 30s；从启用手控除颤电极板至第一次除颤完毕，全过程不超过 20s。

【思考题】

1. 患者，男，76 岁，心衰加重 1 周入院，入院后第四天凌晨，患者突然意识丧失，心电监护提示室颤，请问当班护士该如何处理？

2. 除颤仪使用的适应证有哪些？

【评分标准】

项目		操作标准与细节
准备 (10分)	个人准备 (5分)	仪表端庄,着装整齐
	物品准备 (5分)	模拟人,除颤仪,导电糊,电极片,75％乙醇,纱布,弯盘,笔,手表,洗手液,必要时准备相关抢救物品及药物
评估 (10分)	评估病人 (5分)	评估患者病情、意识。可喊"喂,同志,您感觉哪里不舒服?" 如患者无反应,口述"给予心电监护"
	仪器性能 (5分)	迅速,检查除颤仪后,报"设备完好",开机。保证除颤仪电量充足,连线正常,电极板完好
除颤前 (20分)	心电监护 (4分)	将电极贴与患者连接,开启除颤仪,调至监护位置
	监测心律 (4分)	观察心电图状态以及是否有室颤波。若室颤为细颤,遵医嘱给予肾上腺素 1mg 静脉注射,使之转为粗颤。报心律情况"室颤需紧急除颤"
	正确摆位 (4分)	立即将患者去枕平卧于硬板床上,检查并除去金属及导电物质,松开衣扣,充分暴露除颤部位。口述"助手胸外心脏按压"
	准备皮肤 (4分)	左手持酒精纱布,右手持干纱布将电击部位(右锁骨中线第 2、3 肋间,即心底部;左腋中线第 5、6 肋间,即心尖部)的皮肤脱脂并擦干,范围同电极板大小
	时间要求 (4分)	自发现室颤至皮肤准备完毕时间不超过 30s(31～35s 扣 2 分,36～40s 扣 4 分,>40s 扣 6 分)
除颤 (30分)	选择能量 (5分)	选择按钮置于"非同步",能量选择正确(首次双向波 200J 或单向波 360J)
	涂导电糊 (5分)	在电极板上涂以适量导电糊并涂匀
	正确充电 (4分)	按下充电按钮,充电
	放电除颤 (10分)	将一电极板置于心底部,另一电极板置于心尖部,两个电极板至少距离 10cm,双手适当用力使电极板与皮肤紧密接触,不得歪斜;观察心电示波;操作者身体离开床缘,述"请旁人离开";两拇指同时按压放电按钮迅速放电除颤
	时间要求 (6分)	从启用手控除颤电极板至第一次除颤完毕,全过程不超过 20s(21～25s 扣 1 分,26～30s 扣 2 分,31～35s 扣 4 分,>35s 扣 6 分)
除颤后 (20分)	监测心律 (5分)	除颤后,观察心电示波,报告"除颤成功,恢复窦性心律"
	关机顺序 (5分)	移开电极板,旋钮回位至监护,清洁除颤电极板,电极板回位正确,根据病情,遵医嘱关机,关闭电源
	安置病人 (5分)	用纱布擦净患者皮肤,关爱患者;整理病床单位,整理用物
	洗手记录 (5分)	口述"六步洗手法"洗手,密切观察并及时记录生命体征变化情况
评价 (10分)	过程评价 (5分)	动作沉着、迅速、手法熟练;操作方法正确,安全;注重人文关怀;熟悉机器性能
	时间要求 (5分)	操作时间 5min

实验五 电动洗胃机洗胃术

【实验学时】2学时。

【实验类型】演示性实验。

【教学目标】①掌握电动洗胃机的使用方法和注意事项。②掌握洗胃术的适应证和禁忌证。③熟悉常见洗胃液的种类、性质及其适应证。

【实验目的】①清除胃内毒物和刺激物，挽救病人的生命。②为某些手术和检查做准备。

【实验用物】电动洗胃机1台（处于功能位），治疗盘1个，一次性胃管1根，治疗碗1个，镊子1个，20ml注射器1支，纱布2块，弯盘1个，液状石蜡1瓶，棉签1包，胶布1卷，听诊器1个，洗液桶1个，污水桶1个，塑料围裙1个，按需准备灌洗液（温度为25～38℃），必要时备手电筒1个、压舌板1个、舌钳1个、开口器1个。

【实验步骤】

1. 评估

（1）评估病人的意识状态及合作程度。

（2）评估病人中毒的情况：中毒的时间和途径，毒物的种类、性质及有无腐蚀性。

（3）评估病人有无洗胃禁忌证：是否患有肝硬化伴食管-胃底静脉曲张，近期有无发生过上消化道出血或穿孔。

（4）评估病人口腔黏膜的情况，有无义齿及其他疾病。

2. 核对解释：核对病人床号、姓名、住院号（手腕带），向清醒病人及家属解释洗胃的目的、方法和注意事项，取得病人及家属的同意与配合。

3. 操作前准备

（1）洗胃机及洗胃液的准备：连接洗胃机的三根塑料管，将进液管放进洗液桶中，排液管放进污水桶，接通电源。准备灌洗液，温度25～38℃。

（2）病人准备：协助病人取左侧卧位，昏迷病人去枕平卧头偏向一侧，围塑料围裙，置弯盘及纱布于病人口角旁，如有活动义齿应取出。

4. 插胃管

（1）右手持胃管前端，左手垫纱布捏住胃管后端测量病人发际至剑突距离并做标记。

（2）胃管前端涂以液状石蜡，自口腔插入至约10cm时，嘱病人做吞咽动作，同时插入胃管。

（3）用50～60ml注射器抽吸胃液证实胃管在胃内，留取胃内容物标本，胃管胶布固定。

5. 洗胃

（1）胃管连接洗胃机，按"自动"键，洗胃机即开始进行自动冲洗。

（2）反复冲洗至流出的液体澄清无味为止。

6. 留置胃管：患者留置胃管不少于24h，做好固定，鼻部、面颊部及肩部衣服上分别固定，末端反折并结扎。交代不要随便牵拉或者拔出。

7. 拔胃管："患者留置胃管不少于24h后，遵医嘱拔除胃管"。左手反折胃管末端，右手用纱布包裹拔出胃管，边拔边擦，当胃管前端接近咽喉处（看胃管刻度，约10cm处）时嘱患者深呼气并快速拔出。将胃管盘放于弯盘内，一并移至治疗车下层。

8. 操作后整理

（1）清洁病人口鼻面部，整理床单位及用物。

（2）消毒液和清水反复冲洗洗胃机各管道，关闭电源。

（3）观察病情，记录，做好健康指导。

【注意事项】

1. 插管时动作要轻快，以防损伤病人食管及误入气管。

2. 急性中毒病例，应从速采用"口服催吐法"，然后进行洗胃，以减少毒物的吸收，一般服毒 6h 内洗胃最有效。

3. 中毒物质不明时，及时抽取胃内容物送检，选用温开水或生理盐水洗胃，待毒物明确后再采用对抗剂洗胃。

4. 吞食强酸、强碱时禁忌洗胃，以免造成穿孔，给予牛奶、蛋清、米汤等保护胃黏膜。

5. 幽门梗阻患者，洗胃宜在饭后 4～6h 或空腹时进行，并记录胃内潴留量。

6. 随时观察病人的生命体征的变化。插胃管时如出现呛咳、发绀、呼吸困难应立即停止；洗胃过程中如病人出现腹痛、洗出的液体呈血性或出现休克，应立即停止并联系医生，采取相应的急救措施。

7. 消化性溃疡、食管-胃底静脉曲张、上消化道出血、胃癌病人等不宜洗胃。

8. 每次灌洗液量不超过 500ml，温度不宜过高，以免胃扩张和加速毒物吸收。

9. 准确记录灌洗液名称、用量，洗出液量及颜色、气味等。

【思考题】

1. 插胃管时，确定胃管在胃内的方法有哪些？

2. 电动洗胃机洗胃术的注意事项有哪些？

【评分标准】

项目		操作标准与细节
准备 （10分）	个人准备 （3分）	仪表端正，服装整洁，洗手，戴口罩
	物品准备 （7分）	电动洗胃机 1 台（处于功能位），治疗盘 1 个，一次性胃管 1 根，治疗碗 1 个，镊子 1 个，20ml 注射器 1 支，纱布 2 块，弯盘 1 个，液状石蜡 1 瓶，棉签 1 包，胶布 1 卷，听诊器 1 个，洗液桶 1 个，污水桶 1 个，塑料围裙 1 个，按需准备灌洗液（温度为 25～38℃），必要时备手电筒 1 个、压舌板 1 个、舌钳 1 个、开口器 1 个
评估 （10分）	评估病人 （10分）	评估病人的意识状态及合作程度；病人中毒的情况（中毒的时间和途径，毒物的种类、性质、有无腐蚀性）；病人的疾病史（是否患有肝硬化伴食管-胃底静脉曲张，近期有无发生过上消化道出血或穿孔）；病人口鼻腔黏膜的情况，有无义齿和其他疾患等
核对解释 （10分）	核对 （3分）	核对病人床号、姓名、住院号（手腕带）
	解释 （7分）	向清醒病人及家属解释洗胃的目的、方法和注意事项，取得病人及家属的同意与配合
操作前 准备 （10分）	用物准备 （5分）	连接洗胃机的三根塑料管，将进液管放进洗液桶中，排液管放进污水桶，接通电源。准备灌洗液，温度 25～38℃
	病人准备 （5分）	协助病人取左侧卧位，昏迷病人去枕平卧头偏向一侧，围塑料围裙，置弯盘及纱布于病人口角旁，如有活动义齿应取出
插胃管 （15分）	测量长度 （5分）	测量病人发际至剑突距离并在胃管上做标记
	插管 （5分）	胃管前端涂以液状石蜡，自鼻腔插入至约 10cm 时，嘱病人做吞咽动作，插入胃管

项目		操作标准与细节
插胃管 (15分)	固定 (5分)	用50～60ml注射器抽吸胃液证实胃管在胃内,留取标本,胶布固定
洗胃 (10分)	洗胃 (10分)	按"自动"键,洗胃机即开始进行自动冲洗,反复冲洗至流出的液体澄清无味为止
留置胃管 (5分)	留置胃管 (5分)	留置胃管不少于24h,按需再次洗胃
拔胃管 (5分)	反折拔管 (5分)	反折胃管末端,用纱布包裹近口腔端胃管,拔出
操作后 整理 (15分)	整理病人 (5分)	清洁病人口鼻面部,整理床单位及用物
	整理用物 (5分)	反复冲洗洗胃机各管道,关闭电源
	观察记录 (5分)	观察病情,记录,做好健康指导
综合评价 (10分)	整体素质 (5分)	操作熟练,动作轻柔、规范;爱伤观念强
	操作时间 (5分)	操作时间8min

实验六 微量输注泵使用技术

【实验学时】2学时。

【实验类型】演示性实验。

【教学目标】①掌握微量输注泵的操作流程与注意事项。②能够正确使用微量输注泵,正确调节输液量及速度。

【实验目的】准确控制静脉注射的液量和速度,使药物按照设定值均匀、连续、安全地进入病人体内。

【实验用物】微量输注泵1个,治疗盘1个,头皮针2个,延长管1条,60ml注射器1个,10ml注射器1个,10ml生理盐水1支,止血带1根,小枕1个,手消毒剂1瓶,0.75%碘酊1瓶,棉棒1包,胶布若干,砂轮1个,标签纸1张,治疗卡1张。

【实验步骤】

1. 核对、评估及解释

(1) 核对医嘱及病人信息。

(2) 评估病人的病情、意识状态、皮肤及血管情况,询问大小便。接通微量泵电源,评估仪器性能是否完好,备用。

(3) 对于清醒病人,告知应用微量泵的目的及方法,取得合作。

2. 准备

(1) 个人准备:护士仪表端庄,着装整洁,洗手,戴口罩和帽子。

(2) 物品准备:按照实验用物内容准备物品,检查物品的有效期、包装是否完好、无菌物品的灭菌效果及有无潮湿、污染。

（3）环境准备：环境清洁，光线充足，保证病人舒适、安全。

3. 配制药液

（1）核对检查：核对医嘱，检查生理盐水药液质量及有效期，消毒并打开备用。

（2）抽取生理盐水：检查 10ml 注射器有效期及是否密封严密，取出，试通，抽取生理盐水 10ml 以备穿刺用。

（3）抽取药液、贴标签：按相同的步骤检查并抽取药液，严格无菌操作。标签纸上注明床号、姓名、药物名称、剂量、浓度、用法、加药时间、速度，贴于注射器上，并将抽好的药液放于治疗盘内备用。

4. 连接设定微量泵

（1）打开微量泵：携用物至床旁，再次核对病人的床号、姓名，协助病人取合适体位。连接电源，打开微量泵开关。

（2）安装入泵：再次核对药液，检查并取出延长管，连接于注射器上，排气，对光检查有无气泡，安装入泵，遵医嘱设定输入液量、速度，备用。

（3）静脉穿刺：备胶布，按静脉输液规范选血管、消毒，检查并取出头皮针，连接于生理盐水注射器，排气，穿刺，见回血后固定。

（4）启动微量泵：将已安装入泵的延长管与已穿刺的头皮针连接，注意防止气泡进入及污染，按下 START 键启动注射泵。

5. 记录整理

（1）核对签卡：再次核对（七对），签输液卡。

（2）交代病人：向病人交代注意事项，协助病人取舒适卧位，观察病人反应及泵运行情况。

（3）整理记录：整理用物，洗手记录。

6. 关闭微量泵

（1）核对解释：微量泵治疗结束，核对病人，向病人告知，取得合作。

（2）拔针，按下 STOP 键，关电源，将空针撤下，分离针头放于锐器盒。

（3）整理床单元，洗手记录。

【注意事项】

1. 管路连接的过程中一定要确保整条管路中空气排净。

2. 正确设定微量泵的输注速度及其他参数，嘱病人及家属勿擅自调节，护士应在输注过程中随时查看泵的参数设定、工作状态，及时排除报警、故障，防止液体输入失控。

3. 注意观察病人的穿刺部位有无液体外渗，若出现及时给予相应处理。

4. 微量泵使用中，如需更改参数或更换药液，均需先按停止键，重新设置参数或更换药液完毕确认无误后，再按启动键。

5. 长时间不使用微量泵时，根据产品说明书定期充放电，出现故障及时报修，定期清洁擦拭。

【思考题】

1. 微量输注泵有什么功能？适用于临床的哪些情况？

2. 微量输注泵存在哪些报警提示？出现这些报警的原因可能有哪些？应如何排除？

【评分标准】

项目		操作标准与细节
核对、解释、评估（10分）	核对、解释（3分）	核对医嘱及病人,对于清醒病人,告知应用微量泵的目的及方法,取得合作
	评估病人（3分）	评估病人病情,意识状态,皮肤及血管情况,询问大小便
	评估微量泵（4分）	接通微量泵电源,评估仪器性能,是否完好备用
准备（10分）	个人准备（2分）	仪表端庄,服装整洁,洗手,戴口罩
	物品准备（6分）	微量注射泵1个,治疗盘1个,头皮针2个,延长管1条,60ml注射器1个,10ml注射器1个,10ml生理盐水1支,止血带1根,小枕1个,手消毒剂1瓶,0.75%碘酊1瓶,棉棒1包,胶布若干,砂轮1个,标签纸1张,治疗卡1个
	环境准备（2分）	环境清洁,光线充足,保证病人舒适、安全
配制药液（25分）	核对检查（5分）	核对医嘱,检查生理盐水药液质量及有效期,消毒并打开备用
	抽取生理盐水（8分）	检查10ml注射器有效期及是否密封严密,取出,试通,抽取生理盐水10ml以备穿刺用
	抽取药液、贴标签（12分）	按相同的步骤检查并抽取药液,标签纸上注明床号、姓名、药物名称、剂量、浓度、用法、加药时间、速度,贴于注射器上,并将抽好的药液放于治疗盘内备用
连接设定微量泵（20分）	打开微量泵（3分）	携用物至床旁,再次核对病人的床号、姓名,协助病人取合适体位。打开微量泵开关
	安装入泵（5分）	再次核对药液,检查并取出延长管,连接于注射器上,排气,对光检查有无气泡,安装入泵,遵医嘱设定输入液量、速度,备用
	静脉穿刺（7分）	备胶布,按静脉输液规范选血管,消毒,检查并取出头皮针,连接于生理盐水注射器,排气,穿刺,见回血后固定
	启动微量泵（5分）	将已安装入泵的延长管与已穿刺的头皮针连接,注意防止气泡进入及污染,按下START键启动微量泵
记录整理（11分）	核对签卡（3分）	再次核对(七对),签输液卡
	交代病人（5分）	向病人交代注意事项,协助病人取舒适卧位
	整理记录（3分）	整理用物,洗手记录
关闭微量泵（14分）	核对解释（5分）	微量泵治疗结束,核对病人,向病人告知,取得合作
	拔针（5分）	拔针,按下STOP键,关电源,将空针撤下,分离针头放于锐器盒
	整理（4分）	整理床单元,洗手记录。说明仪器处理方法
综合评价（10分）	整体素质（5分）	操作熟练,动作轻柔,无菌观念强
	操作时间（5分）	操作时间8min

实验七　有创呼吸机应用技术

【实验学时】 3 学时。

【实验类型】 演示性实验。

【教学目标】 ①掌握呼吸机辅助呼吸病人的护理要点。②会操作人工呼吸机。③认识机械通气模式、主要参数设置。

【实验目的】 ①维持肺泡通气。②纠正低氧血症和改善氧气运输。③减少呼吸肌负担，降低耗氧量，减轻心脏负担。

【实验用物】

1. 呼吸机 1 台，压力表 1 个，呼吸机管路 1 套，模拟肺 1 个，治疗盘 1 个，无菌注射用水 1 瓶，输液器 1 个，听诊器 1 个，弯盘 1 个，清洁手套 1 副，酒精棉片若干，洗手液 1 瓶，笔 1 支。

2. 吸氧用物：氧气流量表装置 1 套，中心供氧装置或氧气筒 1 个，鼻导管或面罩 1 个，盛放生理盐水的治疗碗 1 个，棉签 1 包，扳手 1 个，纱布 1 块。

【实验步骤】

1. 评估

（1）评估病人病情、体重、生命体征，听诊呼吸音，了解肺功能。

（2）评估病人气管插管或气管切开处固定是否牢固，接口是否与呼吸机匹配。

（3）检查呼吸机各部件是否完好。

（4）环境明亮、整洁、舒适、室温适合。

2. 核对解释：核对病人床号、姓名、住院号（手腕带），对清醒病人及家属解释操作目的、方法、注意事项及配合要点。

3. 安装

（1）安装呼吸机湿化器。

（2）查看无菌呼吸管路包装、消毒日期并打开，戴手套，用酒精棉片擦拭呼吸机的吸气端和呼气端，呼吸机湿化器内安装过滤纸，管道连接从吸气端到呼气端；用机械臂支撑呼吸机管道，积水杯正立，位于最低位。

（3）连接模拟肺。

4. 湿化器准备：检查并开启灭菌注射用水，倒挂于输液架上，检查并取出输液器，插入注射用水，排气，去掉头皮针，连接湿化器，打开调节夹，加入无菌注射水至所需刻度，关闭调节夹。

5. 呼吸机准备

（1）接通呼吸机主机、压缩机；连接呼吸机气源。若使用呼吸机空气压缩机，应先开压缩机，产生合适的压力后再开主机，若使用氧气瓶必须使用减压阀把氧气调整到所需的压力后再开主机。

（2）观察呼吸机是否正常工作，管道有无漏气。打开湿化器开关，将温度调节旋钮调至所需加温位置（根据痰液黏稠度调节加温装置）。

（3）根据病人的年龄、体重和病情选择所需模式并调节参数。模式选择：A/C、SIMV、SPONT。参数（成人）：氧浓度（FiO_2）设置原则为维持病人理想脉搏血氧饱和度（SPO_2）的最低水平＞90％，FiO_2 一般＜40％；呼吸频率（RR）12～16 次/分；潮气量（VT）8～12ml/kg；每分钟通气量（MV）6～8L；吸气时间（Ti）1.7～2s，吸呼比（I：E）

$1:(1.5\sim2.5)$；根据病情调节呼吸末正压（PEEP）$3\sim5cmH_2O$。

（4）设置报警限：MV、VT 高低报警线为监测值±20％，高压和低压报警为监测值高 $10cm\ H_2O$ 和低 $5cm\ H_2O$。

6. 上机

（1）模拟肺试机正常后，根据病情协助病人取平卧位或半卧位，尽可能半卧位以利于呼吸机治疗，再次确认人工气道的长度和位置，若无异常，取下模拟肺，连接气管插管或气管切开接头。

（2）机械通气开始后，立即听诊病人双肺呼吸音。必须在模拟肺试机正常后才能给病人带机，严禁呼吸机带故障工作，以保证病人安全。观察病人生命体征，带机后 30min 做动脉血气分析，根据上述情况调整呼吸机支持模式和相应参数。及时清除呼吸道分泌物，保持呼吸道通畅。

7. 洗手及记录：向病人及家属讲解呼吸机使用中注意事项及特殊情况紧急处理，整理用物，洗手，记录病人呼吸机机型、时间、模式、参数、运行情况以及病人各项监测指标及体征变化、治疗效果等。

8. 停机

（1）使呼吸机工作模式处于待机状态，调整病人舒适体位，准备好吸氧用物。向病人解释，分离呼吸机与呼吸机连接处，为病人吸氧。

（2）监护病人生命体征，分离呼吸机 30min 后复查血气，若病人病情稳定、血气正常，呼吸机待机 $1\sim2h$，病人无异常情况可停机，依次关呼吸机主机、压缩机、湿化器电源、气源。

9. 停机后处理

（1）关爱病人，整理床单元及用物，停机后再次查对，协助病人取舒适卧位。

（2）拆除呼吸机管道，一次性呼吸机管按医疗废物处理，复用管路进行拆卸，由消毒供应室集中回收清洗消毒。注意更换过滤纸，做好呼吸机保养与维护。

（3）取手消毒剂，按"六步洗手法"的正确顺序洗手；记录停机时间及病人病情。

【注意事项】

1. 严密监测呼吸、循环指标。

2. 加强呼吸管理

（1）重视报警信号，及时检查处理。

（2）保持气道通畅，及时清理分泌物。

（3）严格无菌操作，预防感染。

3. 加强呼吸机管理

（1）机器电源插座牢固、不松动，保持电压在 220V 左右。

（2）机器与病人保持一定的距离，以免病人触摸呼吸机或旋钮、按键。

（3）及时倾倒积水杯内的水。

（4）呼吸管道妥善消毒，注意防管道老化、折断、破裂。注意固定，避免过分牵拉。

（5）机壳表面用软布隔天擦拭一次，保持清洁。

（6）机器定期通电、检修，整机功能每年测试一次。

【思考题】

1. 怎样选择合适的呼吸模式及参数？

2. 使用呼吸机有哪些相关并发症？

【评分标准】

项目		操作标准与细节
准备 （10分）	个人准备 （4分）	仪表端庄，着装整齐，洗手、戴口罩和帽子，修剪指甲
	物品准备 （6分）	呼吸机，压力表，呼吸机管路，治疗盘，无菌注射用水，输液器，无菌手套，模拟肺，听诊器，弯盘，酒精棉片，洗手液，笔，吸氧用物（氧气流量表装置，中心供氧装置或氧气筒，鼻导管或面罩，盛放生理盐水的治疗碗，棉签，扳手，纱布）
评估 （10分）	环境 （2分）	环境明亮、整洁、舒适、室温适合
	病人 （8分）	（1）评估病人病情、体重、生命体征，听诊呼吸音，了解肺功能； （2）评估病人气管插管或气管切开处固定是否牢固，接口是否与呼吸机匹配
核对解释 （5分）	向病人解释 （5分）	核对病人床号、姓名、住院号（手腕带），对清醒病人及家属解释操作目的、方法、注意事项及配合要点
上机 （50分）	安装 （10分）	（1）检查呼吸机各部件是否完好； （2）安装呼吸机湿化器； （3）检查无菌呼吸机管路，戴手套，酒精棉片擦拭呼吸机吸气端和呼气端，正确连接管道，管道无扭曲、折叠，用机械臂支撑呼吸机管道，积水杯正立，位于最低位； （4）连接模拟肺
	湿化器准备 （5分）	检查并开启灭菌注射用水，检查并取出输液器，插入注射用水，排气，去掉头皮针，连接湿化器，加入无菌注射水至所需刻度
	呼吸机准备 （15分）	（1）接通呼吸机主机、压缩机，连接呼吸机气源； （2）若使用呼吸机空气压缩机，应先开压缩机，产生合适的压力后再开主机，若使用氧气瓶必须使用减压阀把氧气调整到所需压力后再开主机； （3）观察呼吸机是否正常工作，管道有无漏气； （4）打开湿化器开关，将温度调节旋钮调至所需加温位置； （5）根据病人的年龄、体重和病情选择所需模式并调节参数； （6）设置报警限
	呼吸机上机 （15分）	（1）模拟肺试机正常后，根据病情协助病人取平卧位或半卧位，再次确认人工气道的长度和位置，若无异常，取下模拟肺，连接气管插管或气管切开接头； （2）机械通气开始后，立即听诊病人双肺呼吸音； （3）观察病人生命体征，带机30min后做动脉血气分析，根据上述情况调整呼吸机支持模式和相应参数； （4）及时清除呼吸道分泌物，保持呼吸道通畅
	洗手记录 （5分）	向病人及家属讲解呼吸机使用中注意事项及特殊情况紧急处理，整理用物，洗手，记录
停机 （15分）	分离呼吸机 （5分）	（1）使呼吸机工作模式处于待机状态，调整病人舒适体位，准备好吸氧用物； （2）向病人解释，分离呼吸机与呼吸机连接处，为病人吸氧
	监护 （5分）	监护病人生命体征，分离呼吸机30min后复查血气，若病人病情稳定、血气正常，呼吸机待机1～2h，病人无异常情况可停机，依次关呼吸机主机、压缩机、湿化器电源、气源
	停机后处理 （5分）	（1）关爱病人，整理床单元及用物，停机后再次查对，协助病人取舒适卧位； （2）拆除呼吸机管道，一次性呼吸机管按医疗废物处理，复用管路进行拆卸，由消毒供应室集中回收清洗消毒； （3）取手消毒剂，按"六步洗手法"的正确顺序洗手，记录
综合评价 （10分）	整体素质 （5分）	动作迅速、准确、有效，爱伤观念强，操作规范
	操作时间 （5分）	操作时间10min

实验八　止血包扎

【实验学时】4 学时。

【实验类型】演示性实验。

【教学目标】①会判断患者出血量的大小。②能根据患者伤情选择合适的包扎方法。③掌握常用的止血技术、包扎方法。④会操作指压止血法、止血带止血法、绷带包扎法、三角巾包扎法。⑤能有效对患者实施止血包扎。

【实验目的】①保证患者及时有效正确地止血。②保证患者及时有效正确地包扎。③保证患者安全、平稳，防止二次伤害。

【实验用物】绷带、三角巾、衬垫、止血带、纱布、绞棒、硬纸卡片、曲别针等止血包扎用物。

【实验步骤】

1. 止血

(1) 指压止血法：是用手指、手掌或拳头压迫伤口近心端动脉经过骨骼表面的部位，阻断血液流通，达到临时止血的目的。适用于中等或较大动脉的出血，以及较大范围的静脉和毛细血管出血。常见部位的指压点及方法：①头顶部出血：压迫同侧耳屏前方颧弓根部的搏动点（颞浅动脉），将动脉压向颞骨。②颜面部出血：压迫同侧下颌骨下缘、咬肌前缘的搏动点（面动脉），将动脉压向下颌骨。③头颈部出血：用拇指或其他四指压迫同侧气管外侧与胸锁乳突肌前缘中点之间的强搏动点（颈总动脉），用力压向第五颈椎横突处。压迫颈总动脉止血应慎重，绝对禁止同时压迫双侧颈总动脉，以免引起脑缺氧。④头后部出血：压迫同侧耳后乳突下稍后方的搏动点（枕动脉），将动脉压向乳突。⑤肩部、腋部出血：压迫同侧锁骨上窝中部的搏动点（锁骨下动脉），将动脉压向第 1 肋骨。⑥上臂出血：外展上肢90°，在腋窝中点用拇指将腋动脉压向肱骨头。⑦前臂出血：压迫肱二头肌内侧沟中部的搏动点（肱动脉），用四指指腹将动脉压向肱骨干。⑧手部出血：压迫手腕横纹稍上处的内、外侧搏动点（尺、桡动脉），将动脉分别压向尺骨和桡骨。⑨大腿出血：压迫腹股沟中点稍下部的强搏动点（股动脉），可用拳头或双手拇指交叠用力将动脉压向耻骨上支。⑩小腿出血：在腘窝中部压迫腘动脉。⑪足部出血：压迫足背中部近脚腕处的搏动点（胫前动脉）和足跟内侧与内踝之间的搏动点（胫后动脉）。

(2) 加压包扎止血法：体表及四肢出血，大多可用加压包扎和抬高肢体来达到暂时止血的目的。用急救敷料压迫创口加压包扎即可止血，若效果不满意，可再加敷料用绷带或叠成带状的三角巾加压包扎。包扎时敷料要垫厚、压力要适当、包扎范围要大，同时抬高患肢以避免因静脉回流受阻而增加出血。此方法适用于小动脉和小静脉出血。

(3) 填塞止血法：将无菌敷料填入伤口内压紧，外加敷料加压包扎。此方法应用范围较局限，仅在腋窝、肩部、大腿根部出血，用指压法或加压包扎法难以止血时使用，且在清创取出填塞物时有再次大出血的可能，应尽快行手术彻底止血。

(4) 屈曲肢体加垫止血法：多用于肘或膝关节以下的出血，在无骨关节损伤时可使用。在肘窝或腘部放置一绷带卷，然后强屈关节，并用绷带、三角巾扎紧。此法伤员痛苦较大，有可能压迫到神经、血管，且不便于搬动伤员，不宜首选，对疑有骨折或关节损伤的伤员不可使用。

（5）止血带止血法：适用于四肢较大动脉的出血，用加压包扎或其他方法不能有效止血而有生命危险时，可采用此方法。专用的止血带有橡皮止血带、卡式止血带、充气止血带等，以充气止血带的效果较好。在紧急情况下，也可用绷带、三角巾、布条等代替。使用时，要先在止血带下放好衬垫物。常用的几种止血带止血法：

① 勒紧止血法：先在伤口上部用绷带或带状布料或三角巾折叠成带状，勒紧伤肢并扎两道，第一道作为衬垫，第二道压在第一道上适当勒紧止血。②绞紧止血法：将叠成带状的三角巾，平整地绕伤肢一圈，两端向前拉紧打活结，并在一头留出一小套，以小木棒、笔杆、筷子等做绞棒，插在带圈内，提起绞棒绞紧，再将木棒一头插入活结小套内，并拉紧小套固定。③橡皮止血带止血法：在肢体伤口的近心端，用棉垫、纱布或衣服、毛巾等物作为衬垫后再上止血带。以左手的拇指、食指、中指持止血带的头端，将长的尾端绕肢体一圈后压住头端，再绕肢体一圈，然后用左手食指、中指夹住尾端后将尾端从止血带下拉过，由另一缘牵出，使之成为一个活结，如需放松止血带，只需将尾端拉出即可。④卡式止血带止血法：将涤纶松紧带绕肢体一圈，然后把插入式自动锁卡插进活动锁紧开关内，一只手按住活动锁紧开头，另一只手紧拉涤纶松紧带，直到不出血为止。放松时用手向后扳放松板，解开时按压开关即可。⑤充气止血带止血法：充气止血带是根据血压计原理设计，有压力表指示压力的大小，压力均匀，效果较好。将袖带绑在伤口的近心端，充气后起到止血的作用。

2. 包扎：绷带包扎法，参见外科护理学实验内容—"绷带包扎"。下述为三角巾包扎法。

（1）头顶部包扎法：三角巾底边反折，正中放于伤员前额，顶角经头顶垂于枕后，然后将两底角经耳上向后扎紧，压住顶角，在枕部交叉再经耳上绕到前额打结固定。最后将顶角向上反折嵌入底边内。

（2）下颌部包扎法：多作为下颌骨骨折的临时固定。将三角巾折成3、4指宽的带状巾，于1/3处放于下颌处，长端经耳前向上拉到头顶部到对侧耳前与短的一端交叉，然后两端均环绕头部至对侧耳前打结。

（3）眼部包扎法：①单眼包扎法：将三角巾叠成4指宽的带状巾，斜放在眼部，将下侧较长的一端经枕后绕到额前压住上侧较短的一端后，再环绕头部到健侧颞部，与翻下的另一端打结。②双眼包扎法：将4指宽的带巾中央部先盖在一侧伤眼，下端从耳下绕枕后，经对侧耳上至眉间上方压住上端继续绕头部到对侧耳前，将上端反折斜向下，盖住另一伤眼，再绕耳下与另一端在对侧耳上打结。

（4）单肩包扎法：三角巾折叠成燕尾式，燕尾夹角约90度，大片放于肩上。燕尾夹角对准伤侧颈部，燕尾底边包绕上臂在腋前线或腋后线打结，两角分别经胸部和背部拉向对侧腋下打结。

（5）双肩包扎法：三角巾折叠成燕尾式，燕尾夹角约100度。披在双肩上，燕尾夹角对准颈后正中部。燕尾角过肩，由前向后包肩于腋前或腋后，与燕尾底边打结。

（6）单胸包扎法：将三角巾顶角越过伤侧肩部，垂在背部，使三角巾底边中央正位于伤部，两底角拉背后打结，再用顶角上的小带将顶角与底边打结在一起。

（7）双胸包扎法：将三角巾折成燕尾式，燕尾夹角约100度，底边中央放于胸部剑突下，并于后背打结，两角提向上越过两肩部，顶角带子穿过底边结自身打结。

（8）全腹包扎法：将三角巾底边向上，顶角向下，横放在腹部。两底边围绕到腰部后打结，然后顶角经会阴拉至臀部上方，用底角余头打结。此法也可包扎臀部，不同的是顶角和两底角在腹部打结。

（9）侧臀包扎法：将三角巾折成燕尾式，燕尾夹角约 60 度，置于大腿外侧，夹角对准大腿中央（裤缝），利用顶角系带环绕伤侧大腿根部，与另一端打结，再将燕尾角底边拉到对侧腰部腋前线或腋后线处打结。

（10）双臀包扎法：可参照全腹包扎。

（11）手（足）包扎法：将手（足）放在三角巾上，手指（或脚趾）对准三角巾顶角，将顶角提起反折覆盖全手（足）背部，折叠手（足）两侧的三角巾使之符合手（足）的外形，然后将两底角绕腕（踝）部围绕一圈后在手（足）背打结。

（12）膝关节包扎法：将三角巾叠成 4 指宽的带状巾，盖住关节，在膝窝处交叉后，一端向上，一端向下，环绕包扎，在外侧打结。

（13）上肢三角巾包扎法：将三角巾一底角打结后套在伤侧手上，结的余头留长些备用，另一底角沿手臂侧拉到对侧肩上，顶角包裹伤肢适当固定，前臂屈到胸前，拉紧两底角打结。

（14）上肢悬吊包扎法：①大悬臂带：将三角巾放于健侧胸部，底边和躯干平行，上端越过肩部，顶角对着伤臂的肘部，伤臂弯曲使手略高于肘部，并放在三角巾中部，下端绕过伤臂反折越过伤侧肩部，两端在颈后或侧方打结，再将三角巾顶角折平用安全针固定（或旋转折叠塞入三角巾中）。②小悬臂带：也可将三角巾叠成带巾，将伤肢屈肘使手略高于肘部，用带巾悬吊，两端打结于颈后。

【注意事项】

1. 指压法止血法注意事项：指压止血属应急措施，因动脉有侧支循环，故效果有限，应及时根据现场情况改用其他止血方法。实施指压法止血，应正确掌握四肢等处的血管行径和体表标志。

2. 止血带止血法注意事项

（1）部位准确：止血带扎在伤口的近心端，并尽量靠近伤口。不强调"标准位置"。

（2）压力适当：达到远端动脉搏动消失，出血停止，止血带最松状态为宜。既要达到止血的目的，又要避免造成神经及软组织的损伤。

（3）下加衬垫。

（4）控制时间：总时间不超过 5h。越短越好。

（5）定时放松：每隔 0.5～1h 放松一次，放松时用指压止血法临时止血，每次松开 2～3min，放松期间在伤口近心端局部加压止血，再在稍高的平面上扎止血带，不可在同一平面反复缚扎。

（6）标记明显：使用止血带必须在患者的体表做出明显的标记，注明伤情和使用止血带的原因和时间，并严格交接班，以便后续救护人员继续处理。

（7）做好松解准备：松解前先补充血容量，做好纠正休克和止血用器材的准备，然后缓慢松开止血带，切忌突然完全松开，并应观察是否还有出血。

3. 绷带、三角巾包扎法注意事项：先清创，再包扎；不准用手或脏物触摸伤口；不水洗（化学伤除外）；不轻易取异物；不送回脱出体腔的内脏；动作轻柔、松紧适当；包扎后的肢体保持功能位置；先从远心端到近心端；指（趾）端外露；于肢体外侧面打结，严禁在伤口上、骨隆突处或易于受压的部位打结；解除绷带（或三角巾）时，缓慢松解。

【思考题】

1. 叙述四肢等处的血管行径和体表标志。

2. 归纳总结患者不同伤情、伤处合适的止血包扎方法。

3. 本次课所学绷带及三角巾包扎法，有无需要改进的地方？

【评分标准】

项目		操作标准与细节
准备 （10分）	个人准备 （4分）	仪表端庄，着装整齐
	物品准备 （6分）	绷带、三角巾、衬垫、止血带、纱布、绞棒、硬纸卡片、曲别针等止血包扎用物一宗
评估 （15分）	环境 （5分）	观察环境、排除险情、确保环境安全、做好个人防护
	患者检伤 （10分）	施救者进入现场，和患者做好沟通解释，并为其检伤
呼救分工 （10分）		呼救内容：表明伤者情况、表明救护员身份、请周围来人协助拨打120急救电话、请求周围人的帮助。根据病人伤情寻找合适数量助手，做好分工
止血 （20分）	指压止血法 （5分）	根据患者伤情选择合适的止血位置，主操作止血有效后，请助手或患者协助压迫止。
	止血带止血法 （10分）	根据伤处，于适当位置止血带加压止血，上好止血带后检查止血效果
	止血后处理 （5分）	记录加压止血部位、时间于硬纸卡片，曲别针别于止血带上
包扎 （25分）		敷料覆盖伤口，根据伤处伤情选择合适的包扎方法对患者实施包扎。多处伤或多人伤注意根据伤情的轻重缓急安排包扎顺序
止血包扎后处理 （10分）		洗手、记录，整理用物。与患者做好沟通，交代注意事项，做好交接和转运准备工作
综合评价 （10分）	整体素质 （5分）	操作真实、熟练、流畅；操作中冷静、沉着；动作迅速、准确、有效，爱伤观念强。终末质量：平紧舒美
	操作时间 （5分）	操作时间5min

实验九　颈椎损伤固定搬运

【实验学时】4学时。

【实验类型】演示性实验。

【教学目标】①掌握颈椎损伤患者的固定搬运。②会操作脊柱固定板及配套头部固定器、固定带、颈托等固定装置。③能有效搬运。

【实验目的】①保证患者及时有效地固定和搬运。②保护患者颈椎，防止二次伤害。③保证患者安全、平稳、防止坠落。

【实验用物】脊柱板1件，三角巾2条，衬垫9块，头部固定器1对，固定带（胸腰膝）3对，头部固定带2个，颈托1个，急救箱1个，其中三角巾、衬垫、固定带放于急救箱内。

【实验人员】主操作，三个助手，一个受伤者

【基础操作】

1. 头锁：用于牵引复位固定头部。助手双膝跪地，双肘部分别支撑于双膝部，双手食指、中指和无名指、小拇指分别置于患者双耳上下，大拇指固定于额部，以主操作食指为指引，听从主操作指挥，使伤者头部向后仰，开放气道。主操作左手食指放于伤者胸骨中点，

右手朝上指挥助手持续牵引直至伤者下颌与耳垂的连线与地面垂直。

2. 头肩锁：用于侧翻。操作者双膝跪地，左手操作同"头锁"中左手操作，左肘部仍支撑于左膝部，右手大拇指与其余四指分别分开固定于伤者右侧肩部，右前臂紧贴患者右耳，右手肘部抵于右膝上。

3. 双肩锁：用于平移患者。操作者右手操作同"头肩锁"中右手操作，左手操作同右手。

4. 头胸锁：用于头锁、头肩锁、双肩锁之间的更换。操作者双膝跪地，右前臂沿患者胸骨中线放置，左手大拇指与其余四指分开，分别置于患者上颌骨左右侧，左肘部置于左膝上，右手大拇指与食指固定于患者眉弓上。

【实验步骤】

1. 评估与呼救

（1）评估环境：双手齐肩平举，掌心朝上，头上下左右转动，双手胸前翻转。口述"评估周围环境安全，已做好个人防护"。

（2）解释：小跑至伤者头侧，口述"您好，我是救护员，由于您从高处坠落，怀疑有颈椎损伤，我给您检伤过程中如果有疼痛，就眨眼示意我，不要点头或摇头。"

（3）主操作检伤：左手中间三指放于伤者颈下，询问是否疼痛，伤者眨眼，口述"伤者有颈椎疼痛，怀疑颈椎损伤，按颈椎损伤处理"。

（4）呼救：右手向上45°，掌面朝下呼救并朝三个助手示意"这里有人高处坠落，按颈椎损伤处理，请协助抢救！"三个助手口述"是，周围环境安全，已做好个人防护"（具体步骤同上）。

2. 分工

（1）三名助手携用物跑来（1助与3助抬脊柱板，2助携急救箱和颈托）。

（2）主操作令1助跪于伤者头侧，2助于伤者左侧，3助于伤者右侧。

3. 上颈托

（1）主操作令1助做"头锁"，1助固定头锁并汇报"稳定"。

（2）主操作用右手四指并拢测量伤者左侧下颌角与锁骨的距离，2助将颈托递与主操作，主操作根据测量值调节颈托宽度并将颈托稳定固定在伤者颈部（铲式手法上，魔术贴先折，左手拿住颈托，右手平伸掌心向下推过患者颈下，至魔术贴露出，拉开魔术贴固定粘牢）。

4. 检伤与2助、3助准备工作

（1）1助检伤：主操作做头胸锁，固定好并汇报"稳定"。1助停止头锁开始检伤：①两手掌对称从伤者后脑勺向前放于头下触摸一下，并汇报"无畸形无出血"；②两手掌触摸耳廓并看耳部有无出血，汇报"双耳未见异常"；③左手中间三指通过颈托下孔置于颈部，并询问"痛吗？"伤者眨眼，汇报"颈部有压痛"。

（2）主操作检伤：主操作令1助做"头锁"，1助固定并汇报"稳定"。主操作检伤：额面部检查用双拇指指腹，躯干检伤用双手。

① 额部：双手拇指分别置于伤者额部，由内向外触摸，展示，汇报"额部无畸形无出血"。②眉弓：双手拇指触摸两侧眉弓，由内向外触摸，展示，汇报"眉弓无畸形无出血"。③瞳孔：双侧拇指、食指分别分开双眼观察两侧瞳孔，汇报"瞳孔等大等圆"。④上颌骨：双手拇指由上颌中央分别向两侧触摸，展示，汇报"上颌无畸形无出血"。⑤鼻梁：右手食

指呈钩状，由上到下触摸，汇报"鼻部无畸形，无出血"。⑥口腔：两拇指向下轻拉双侧口角并观察，汇报"口腔无分泌物"。⑦下颌骨：双手拇指由下颌中央向两侧触摸，展示，汇报"下颌无畸形，无出血"。⑧气管：一手食指呈钩状由上到下检查气管，汇报"气管居中"。⑨双肩：双手分别从肩峰往下滑至双肩外侧，展示，汇报"双肩无畸形，无出血"。⑩锁骨：双手握拳，小鱼际侧，检查双侧锁骨，由内向外，展示，汇报"锁骨无畸形无出血"。⑪胸骨：右手握拳小鱼际侧由上到下检查胸骨，展示，汇报"胸骨无畸形无出血"。⑫胸廓：两手置于胸廓两侧做胸廓挤压试验，汇报"胸廓挤压试验阴性"。⑬腹部：两手重叠（腹部双手触诊手法）顺时针按压腹部上下左右和中间，汇报"腹部检查无异常"。⑭骨盆：双手放于伤者骨盆两侧做骨盆挤压试验，然后双手交叉分于骨盆两侧做骨盆分离试验，汇报"骨盆挤压试验阴性"、"骨盆分离试验阴性"。⑮双侧下肢：由近侧及远侧，由上到下分别检查（捏）畸形、出血、活动度、足背动脉及末梢循环情况，汇报"双下肢无畸形、无出血、活动度良好、足背动脉搏动良好、末梢循环良好"。⑯双侧上肢：同双侧下肢检查，检查完一侧将一侧手平放于伤者胸前。

（3）在主操作检伤过程中 2 助 3 助将固定带扣于脊柱板卡扣合适位置，在检伤结束前，3 助已位于主操作同侧。

5. 侧翻、检脊柱伤与上脊柱板

（1）侧翻：主操作做头胸锁并汇报"稳定"，令 1 助由头锁改"头肩锁"并汇报"稳定"，主操作停止"头胸锁"。主操作左手放于伤者左侧肩部、右手放于臀部。3 助左手放于伤者腰部、右手放于伤者腘窝部，（主操和 3 助交叉手），主操作左右巡视 1 助和 3 助，问"准备好了吗?"，1 助和 3 助喊"是"，主操喊"1、2、3 翻"，三人配合一齐将伤者侧翻于面向主操。

（2）检查脊柱：主操作右手握拳用小鱼际，从上到下检查脊柱，并询问观察伤者有无疼痛，汇报"胸腰椎无畸形、无出血、无压痛"。

（3）上脊柱板：主操作令 2 助"上脊柱板"，2 助将脊柱板推至伤者身下，使脊柱板头部固定器位置与伤者头部齐，主操作左右巡视 1 助和 3 助，问"准备好了吗?"，1 助和 3 助喊"是"，主操喊"1、2、3 放"，三人配合一齐将伤者平放于脊柱板上。放平后，主操作做头胸锁并汇报"稳定"，令 1 助做"双肩锁"并汇报"稳定"，主操作与 3 助分别一手握脊柱板 1 孔，另一手放于手腕部俯身将"环抱手"分别平行放于脊柱板边缘，主操作喊"1、2、3 推"，三人配合一齐将伤者平推于脊柱板中央。

6. 固定

（1）头部：主操作喊"头部固定器"，2 助将头部固定器递于主操作，主操作固定好一侧，2 助将同侧手松开，同法固定另一侧后，1 助两手松开，迅速移位至主操作对侧，协同主操作固定两条头部固定带（额上和颌下）。此时 2 助将 4 块衬垫和 1 块三角巾递于 3 助，3 助合理放于脊柱板右侧各合适位置，2 助将另外 5 块衬垫和一块三角巾放于脊柱板左侧各合适位置。

（2）躯干及手足：腋下固定带由 1 助与主操作系，手由主操作系，髋部与腘窝处固定带由 2 助与 3 助系，3 助系脚。双侧肩胛下、髋部、膝部、踝部分别放衬垫，由系带人各自放置。双脚中间放 1 块。系手方法：两手平行放，先在腕部平行系一下，再两手之间系紧；系脚方法：先把脚固定于功能位"丁"字形再"8"字形系，前面交叉前面系。

（3）检查：主操作检查各条固定带，检查足部末梢循环，询问患者是否舒适。汇报"固定带固定牢固，末梢循环好"，问伤者"你还有哪里不舒服吗？请眨眼示意我。"

7. 搬运：脊柱板四个角四个人（内侧小腿直立，大腿平行地面，外侧跪地），主操作下令"1、2、3起"，先放于膝盖上。主操作再下令"1、2、3起"再站起。带齐患者鞋袜及其他个人物品，搬运途中注意观察患者脸色神情变化，并口述"搬运过程中随时观察伤者病情，如有变化随时抢救"，放下伤者动作与上述动作相同，先放于膝上，再放地上。

【注意事项】

1. 若有伤口和出血，应先止血和包扎，然后再固定骨折部位；若有休克，应先行抗休克处理。

2. 固定带不可与皮肤直接接触，其间应用棉垫或其他软织物衬垫，固定应松紧适度、牢固可靠，以免影响血液循环。

3. 肢体骨折固定时，一定要将指（趾）端露出，以便随时观察末梢血液循环情况，如发现指（趾）端苍白、发冷、麻木、疼痛、水肿或青紫时，说明血液循环不良，应立即松开检查并重新固定。

4. 固定后应避免不必要的搬动，不可强制伤员进行各种活动。

5. 搬运时由3～4人组成一组，将病人移上担架。

6. 使伤者头部向后，足部向前，后面的担架员随时观察伤者的情况。

7. 搬运者脚步行动要一致，平稳前进；搬运过程中避免震动，以减少伤者的痛苦。

8. 向高处抬时，前面的担架员要放低，后面的担架员要抬高，使伤者保持水平状态；向低处抬时，则相反。

9. 注意保护自身腰部，并避免自身摔倒，祸及伤者和自己。

【思考题】

1. 在检伤、固定、搬运各环节，如何避免患者"二次损伤"？

2. 思考四人配合固定搬运过程中，如何更有效分工和配合？

3. 对本操作步骤评判性思维，思考改进意见。

【评分标准】

项目		操作标准与细节
准备 （10分）	个人准备 （4分）	仪表端庄,着装整齐
	物品准备 （6分）	脊柱板1件,三角巾2条,衬垫9块,头部固定器1对,固定带(胸腰膝)3对,头部固定带2个,颈托1个,急救箱1个,其中三角巾、衬垫、固定带放于急救箱内
评估 （10分）	环境 （2分）	观察环境、排除险情、确保环境安全、做好个人防护
	患者检伤 （8分）	施救者进入现场,跪在伤者右侧肩胸部。沟通解释,检伤,发现伤者有颈椎损伤
呼救与分工 （5分）		呼救内容:表明伤者情况、表明救护员身份、请周围来人协助拨打120急救电话、请求周围人的帮助,寻找三个助手并安排到指定位置。1助在伤者头部操作;2助在主操对侧、3助在主操同侧
上颈托并固定 （10分）		1助头锁稳定后,主操作食指置伤者胸骨正中指引,1助调整患者颈部姿势,主操准备颈托,调整颈托后铲式手法放置颈托并固定
全身检伤 （15分）		主操作令1助"头锁",1助固定并汇报"稳定"后,主操作进行全身检伤,额面部检查用双拇指指腹,躯干检伤用双手。顺序为从上到下

项目		操作标准与细节
转移伤者至脊柱板 (20分)	翻转体位 (10分)	主操作胸锁稳定后，1助改良肩锁稳定。主操作一手置于伤者肩关节，一手置于髋关节，喊"1、2、3"和1助3助一同将伤者轴位翻转于侧卧位(注意使伤者的头平稳枕于1助的手臂上)
	脊柱检伤 (5分)	主操作用右手中、食指从上到下触摸伤者的胸腰椎棘突，看伤者反应
	转移伤者至脊柱板 (5分)	2助放置脊柱板于恰当位置，并稳定脊柱板。主操指挥喊"1、2、3"与1助、3助将伤者平放在脊柱板上。主操作胸锁稳定后，1助变成肩锁，主操作握住脊柱板弯把，俯下身，前臂曲肘位，喊"1、2、3"利用双前臂与1助、3助共同将伤员平移至脊柱板上恰当位置
固定伤者 (10分)		主操作胸锁稳定，1助2助放置头部固定器。主操作解除肩锁，1助、2助固定头部固定器。主操作与助用固定带固定额头和下颌。同时2助3助于上下肢体加衬垫，将肩下、腰下、腘窝下、踝关节下加衬垫填平。将伤者双手交叉放于腹部并分别依次固定肩、髋、小腿固定带。询问伤者感觉
搬运 (10分)		主操作与1助分别在伤者头端两侧，2助3助在伤者足端两侧，四人同时面向伤者脚部方向，以便主操作、1助在搬运过程中负责观察伤者意识及反应。外侧腿单膝跪地，内侧腿屈曲，四人完全一致。主操作指挥，喊"1、2、3放"，将脊柱板抬起放置在膝关节上。主操作指挥，喊"1、2、3、起"，将脊柱板抬起至直立位。在主操作的口令下四人同时向前搬运。搬运2～3m后在主操的口令下按抬起的方法将脊柱板放置地面
综合评价 (10分)	整体素质 (5分)	操作真实、熟练、流畅；操作中冷静、沉着；动作迅速、准确、有效，爱伤观念强
	操作时间 (5分)	操作时间8min

综合性实验

实验十　院前急救患者的护理

【实验学时】3学时。

【实验类型】综合性实验。

【教学目标】①能够按需对患者实施救护，熟练掌握患者所需的各项操作。②能够对患者正确检伤和查体，并按照伤情的轻重缓急排序救护。③能够有效分工合作、具有良好的反应能力。④能够与患者有效沟通并给予心理支持。

【实验目的】①为患者检伤查体，评估患者伤情。②为患者实施有效救护，保障患者生命安全。③保证患者获得有效的心理支持。④救护过程中未出现二次伤害。

【情景案例一】赵某，男，42岁，因车祸致头、胸和肢体外伤40min后，救护人员到达现场，伤员当时意识清楚，呼吸急促（36次/分）伴口唇发绀，脉搏细速、手足发冷，左上胸有一气体漏出的伤口，右大腿有畸形伴剧痛。

【实验步骤一】

1. 请问患者是否属于多发伤？

2. 到达现场后，医护人员首先要对患者进行哪些伤情评估？

3. 你作为护士到达现场，应立即开展哪些现场救护？请按照首优、中优、次优顺序排序。

【情景案例二】救护过程中，患者突然胸痛，濒死状，大汗淋漓，继之颈动脉搏动消失，呼吸停止，面色青紫，意识丧失。

【实验步骤二】

1. 请你判断患者出现上述症状的原因是什么？

2. 如何判断患者是否出现心搏骤停？

3. 确定心搏骤停后，如何急救处理？

4、在现场如何判别患者是否有室颤发生？若有，如何处理？

【情景案例三】患者经过积极救护，心跳呼吸恢复，患者得知同车妻儿已经死于车祸，情绪极其低落，充满自责，流泪、不语，不配合治疗。

【实验步骤三】

1. 患者是否适宜在现场久留？最好安排患者到哪个科室处理？

2. 在进行早期确定性治疗之前，应对患者伤情进行哪些重点评估？

3. 如何协助医生对患者进行确定性治疗？

4. 该患者除了躯体损伤外，还出现了什么情况？作为护士应该如何进行护理干预？

实验十一　院内重症患者的护理

【实验学时】3学时。

【实验类型】综合性实验。

【教学目标】能够根据患者的实际需求，为重症监护室患者提供合理镇静镇痛、胸部物理治疗、营养支持以及文书记录等护理服务。

【实验目的】①患者镇痛镇静合理。②患者营养供应满足机体需要、未发生肺部并发症。③患者相关文书记录符合要求。④患者获得有效的心理支持。

【情景案例一】田某，男，45岁。重度有机磷中毒后1天，患者1天前因与家属吵架，被发现意识不清2h入院，呕吐物有大蒜味，出汗多。急诊入院后，患者心跳呼吸停止，立即心肺复苏，对症处理，经过半小时抢救，患者恢复自主循环，气管插管下呼吸机辅助呼吸，现转入ICU治疗，进入有机磷重度中毒处理临床路径。

【实验步骤一】

1. 作为责任护士，对此患者应重点做好哪些方面的病情观察？

2. 医嘱阿托品输液泵泵入，达到"阿托品化"的表现有哪些？

3. 患者出现哪些情况，提示病情危重？哪些情况可认为患者有所好转？

4. 简述此患者护理记录的主要内容。

【情景案例二】现患者意识恢复，焦虑状，身体躁动，Riker镇静躁动评分5分，呼吸机出现气道高压、窒息报警等人机对抗现象。

【实验步骤二】

1. 作为一名护士，在给予加强镇静镇痛前应首先分析并排除哪些因素可能引起该患者躁动？

2. 确认人机对抗原因为镇静镇痛不足后，应采用什么方法镇静镇痛？

3. 遵医嘱进行镇静镇痛处理后，患者及呼吸机出现哪些表现表示镇静镇痛合适？

4. 患者呼吸机辅助呼吸过程中，如何防止套囊对气管黏膜的损伤？

5. 日常应做好哪些观察和护理，防止呼吸机相关并发症的发生？

6. 为了防止肺部并发症的发生，应做好哪些胸部物理治疗？

【情景案例三】患者状况好转，停止呼吸机辅助呼吸，转入急诊病房继续治疗。患者意识清楚，情绪淡漠，对与家属吵架及服毒事件避而不谈。

【实验步骤三】

1. 为防止有机磷中毒后的"反跳"、中间型综合征以及迟发型多发性神经病的发生，应分别对患者做好哪些方面的观察和护理？

2. 对此患者如何加强营养治疗？

3. 此患者需要哪些方面的心理支持？

设计性实验

实验十二　急危重症护理学设计性实验

【实验学时】4 学时。

【实验类型】设计性实验。

【教学目标】①能够按需对患者实施救护，对患者所需的各项操作熟练掌握。②能够贯彻急诊分诊，并按照患者的轻重缓急排序救护。③能够对患者正确检伤和查体，并按照伤情的轻重缓急排序救护。④能够有效分工合作、具有良好的反应能力。⑤能够与患者有效沟通并给予心理支持。

【实验目的】①为患者检伤查体，评估患者伤情。②为患者实施有效、及时、正确、合理的救护，保障患者生命安全。③保证患者获得有效的心理支持。④救护过程中未出现二次伤害。

【学生基础】学生学习过内科、外科、妇产科、儿科等各科护理学，并学习完急危重症护理课程及所有急救操作。于急危重症护理学课程的学期末进行。

【实施原则】在整个设计性实验教学过程中，遵循学生自主性学习原则，以学生为主体，教师督促引导。学生接到任务后，整个准备过程包括深入临床、检索文献、编制案例、安排角色功能、模拟演示临床情景、反思实验效果、总结汇报等。

【实验设计】学生自行设计急救抢救案例并情景模拟。在学期初布置本实验任务，在学期末学习完急危重症护理所有相关操作后进行。学生预先分组，6～8 名同学一组，请每组同学自行设计一个急救护理情景案例，并进行情景模拟抢救。要求设置情景中必有患者角色（1～2 名），且患者角色需要包含不少于 3 项急危重症操作项目，其他内外妇儿及基础护理操作按需设计；设置情景中必有护士角色，且至少 2 名。其他角色如患者家属、医生、路人等按需设计。患者角色由同学模拟或使用示教人，按需设计；小组成员做好分工和角色扮演。要求情景设计合理、救护措施得当，角色表演到位，体现团队分工协作精神。设计案例于情景模拟前 3 天上交任课教师，教师给予适当指导。情景模拟所需的一切道具、用物及器材，小组成员自己准备，实验室配合。时间：20min。

【实施要点】重点展示各组同学情景模拟、角色扮演、正确快速评估决策和施护、团队分工协作、护士素质。

各组学生展示，其他全体师生共同观摩学习，给予评价，包括提出建议意见并赋予分值。评价分值包括小组均分及个人分值（各组最佳表现者、最大贡献者，由师生投票选出，成绩在本小组均分基础上，上浮 5～10 分），采取老师对学生、学生对学生（学生自评、学生互评）综合评价方式获得。

　　各组情景模拟前后进行反思，上交设计性实验方案一份，方案书写使用专用统一表格（见下表），小组学生自行填写，包括策划者、小组成员、角色分配、实验用物、实验涉及的专业操作项目、设计思路、实验总结及自评得分等。

急危重症护理学设计性实验方案

组别		小组成员	
指导教师			

专业		班级	
课程名称		实验名称	
实验地点		实验时间	
角色分配			

实验用物

实验涉及的专业操作项目

设计思路（主要情节）

实验结果

注意事项

实验总结

1. 本次实验成功之处及原因分析

2. 本次实验失败之处及原因分析

3. 改进措施

4. 小组自我评语及分数（百分制）

5. 组间评语及分数（百分制）

指导老师评语与成绩

　　　　　　　　　　　　　　　　　　　　　　教师签名：

　　　　　　　　　　　　　　　　　　　　　　　　年　　月　　日

　　小组自评、小组互评和教师评分标准自行设计，小组自评和小组互评自行设计，教师评分标准见下表。

护理专业综合性设计性实验评价指标

项目		操作标准
认知与态度	实验认知（5分）	理解实验目的和意义；用物准备齐全、合理
	实验态度（5分）	遵守纪律；态度认真；仪表端庄、整洁
基本能力	知识应用能力（9分）	能够灵活运用本课程及其他课程相关知识来思考、解决问题，实施正确有效地抢救
	操作能力（20分）	各项专业技术操作正确、规范、熟练（可另参照操作考核评分标准）
	沟通交流能力（9分）	运用适当的沟通技巧与患者、家属及医护人员间进行有效的沟通
	人文关怀能力（9分）	尊重、理解患者及家属的感受，注意保护患者隐私，态度和蔼，语言亲切
	职业防护能力（4分）	有职业防护意识，防护措施得当
	急救应变能力（5分）	反应及时，符合抢救规范，能及时妥善处理问题或寻求帮助
	总结分析能力（8分）	实验报告的书写规范，总结恰当合理
相关能力	评判性思维能力（6分）	具有观察、分析、评判意识，能够运用循证方法来证明自己的观点
	创新能力（5分）	能提出独特的见解，具有一定的新颖性
	科研能力（5分）	具有一定的科研意识，能通过文献检索、资料分析等方法来解决问题
	合作能力（5分）	组织有力，分工明确，团结协作
	教学能力（5分）	语言表达流畅，条理清楚，汇报清晰

学生设计案例举例

【模拟案例】车祸现场，一患者躺地面呻吟，另一患者左腿卡在车内，伤情均不清。

【实验设计】

1. 小组成员角色

路人（1人）：负责拨打120。

医生（1人）：负责与患者沟通、检伤、指挥现场抢救。

护士（4人）：配合医生抢救，独立护嘱，记录抢救过程，核对医嘱。

患者（2人）：分别模拟颈椎损伤患者和小腿骨折、呼吸困难患者。

2. 抢救过程（院外现场急救）

（1）路人拨打120。

（2）医护多人评估环境安全，做好个人防护。

（3）医生（与患者）沟通、安慰、检伤。发现：患者1颈椎损伤、患者2呼吸困难、左小腿骨折。并现场指挥，分工合作。

（4）医护双人配合对患者2进行简易呼吸器囊辅助呼吸。

（5）患者2呼吸困难加剧，医护双人配合经口明视气管插管，气管插管接简易呼吸器辅助呼吸。

（6）护士双人配合对患者 2 左小腿骨折包扎固定。

（7）医护四人配合按颈椎损伤患者固定搬运法进行脊柱板固定搬运。

（8）护士单人建立静脉通路，遵医嘱给药补液。

（9）随时和患者沟通，安慰患者，做好心理支持。

【实验结果】该车祸现场有两名患者，分别为颈椎损伤、左小腿骨折及呼吸困难，现场抢救的关键是维持患者呼吸、颈椎损伤和骨折的固定和搬运。经过小组抢救，患者生命体征相对稳定，安全稳妥送往医院进一步救治。

【注意事项】

（1）抢救应及时有效，分工应明确，配合应默契。

（2）骨折固定和搬运应牢固稳妥，防止二次损伤。

（3）应做好抢救记录，抢救过程中执行口头医嘱应复述，抢救结束后应进一步核对医嘱。

【实验总结】应就本次实验的优缺点进行总结，并针对不足提出改进措施。（具体内容此处略写）

【模拟案例二】

妈妈下班回家，妹妹小宝正在看动画片灰太狼，姐姐大宝在房间里。今天是大宝查询高考成绩的日子。大宝性格内向，学习刻苦，成绩一直不错，但是高考成绩差一本线 2 分。妈妈做熟饭菜，小宝叫大宝吃饭，却怎么也叫不开门……大宝服农药而昏迷，妈妈带着小宝赶紧送她去医院，途中，妈妈由于担心大宝的病情，闯了红灯，与侧面而来的货车相撞……路人拨打 120，救护车火速赶到。

【实验设计】

1. 小组成员角色

路人（1人）：负责拨打 120。

医生（1人）：负责与患者沟通、检伤、指挥现场抢救。

护士（3人）：配合医生抢救，独立护嘱，记录抢救过程，核对医嘱。

患者（3人）：模拟患者。

旁白（1人）：介绍基本情节变化、场景及情景模拟者不方便模拟的部分。

2. 抢救过程

（1）医护多人评估环境安全，做好个人防护。

（2）医护三人（与患者）沟通、安慰、检伤。发现大宝：呼吸心跳停止、大蒜味、口角白沫；妈妈：意识清楚、头部出血、头部玻璃碴异物；小宝：意识清楚、惊恐、前臂出血。

（3）医护双人立即对大宝行双人配合心肺复苏，按需进行人员替换。

（4）护士单人准备电除颤仪，按需电除颤。

（5）护士单人为大宝建立静脉通路，遵医嘱用药。

（6）护士单人为妈妈头部止血、进行头部异物清除及包扎。

（7）护士单人为小宝前臂止血包扎

（8）抢救同时，救护车转运患者。

（9）至急诊室，大宝心跳呼吸恢复，意识转清，护士立即给予催吐、插胃管洗胃。

（10）随时和患者沟通，安慰情绪，随时处理突发情绪变化。

【实验结果】此情景为多个患者角色，病情轻重不一，小组成员分工合理，按照首优、中优、次优为患者排序处置。经过小组抢救，三位患者生命体征稳定，安全稳妥，行进一步救治。

【注意事项】

（1）抢救应及时有效，分工应明确，配合应默契。

（2）急诊分诊后，按病情的轻重缓急安排救护顺序。

（3）应做好抢救记录，抢救过程中执行口头医嘱应复述，抢救结束后应进一步核对医嘱。

（4）不能第一时间处理的伤员，做好沟通和心理支持。

【实验总结】应就本次实验的优缺点进行总结，并针对不足提出改进措施（具体内容此处略写）。

老年护理学

实验一　老年患者跌倒/坠床风险因子评估及预防

【实验学时】2 学时。

【实验类型】演示性实验。

【教学目标】①掌握老年患者跌倒/坠床风险因子的评估方法。②掌握针对老年患者跌倒/坠床高风险因子的预防措施及健康宣教。

【实验目的】①评估老年患者跌倒/坠床风险因子。②对老年患者跌倒/坠床风险进行等级分类。③提前预防老年患者跌倒/坠床风险。

【实验步骤】

1. 风险评估：根据下表对医院内 60 岁以上老年患者进行跌倒/坠床风险因子评估。老年患者如实选择评估表内选项，每项 1 分，总计 20 分。

老年患者跌倒/坠床风险因子评估表

床号：_____　姓名：_____　性别：_____　年龄：_____　住院号：_____

项目　　　　　　　　　　时间				
意识状态 A 意识障碍（深度昏迷除外）				
走动能力 A 步态不稳 B 使用助行器或轮椅 C 软弱无力 D 眩晕需他人扶持				
自我照顾程度 A 失禁 B 尿频或腹泻 C 需他人协助如厕、洗漱、洗澡				
跌倒病史 A 住院前 6 个月有跌倒史 B 住院中有跌倒史				
药物使用 A 镇静 B 止痛 C 催眠 D 利尿 E 降血压 F 降血糖				

项目 \ 时间				
环境/设施 A 地面湿滑 B 光线暗淡 C 走道有障碍物 D 呼叫器、床栏、床、桌、轮椅、平车锁定装置 出现故障或使用不当				
预防措施及健康宣教				
学生签名				

2. 结果分析：根据得分，共分为 4 个风险等级：

(1) 0～5 分属较低风险等级。跌倒/坠床风险很低，但仍存在隐患，需要整改。

(2) 6～10 分属低风险等级。存在跌倒/坠床风险，建议在日常活动中引起注意，并尽快排除隐患。

(3) 11～15 分属高风险等级。跌倒/坠床风险较高，容易发生危险，建议立即整改，整改完成前不建议患者活动。

(4) 16～20 分属极高风险等级。随时存在跌倒/坠床风险，必须马上排除隐患，并在排除前禁止患者活动。

3. 预防措施及健康教育：根据结果分析对老年患者采取相应的预防措施，对患者及家属进行健康宣教。

(1) 卧床休息，留陪人。

(2) 根据医嘱使用保护性约束带。

(3) 行走、活动时需搀扶；头晕时避免自行上下床。

(4) 根据医嘱观察血压及血糖的变化。

(5) 指导老年患者及家属所用药物的副作用及注意事项。

(6) 保持地面干燥，光线充足，有障碍物时要放置标识牌。

(7) 指导老年患者穿尺码合适的拖鞋。

(8) 使用带轮子的设施、设备都要锁定轮子，防止滑动。设施、设备出现故障及时报修。

(9) 指导老年患者及家属使用床栏的方法，保证老年患者及家属能正确使用，家属更替时重新指导。

(10) 床旁放置便盆或尿壶，淋浴室放置座椅，如厕、沐浴时使用扶手、座椅，有情况时使用紧急呼叫器。

【注意事项】

1. 评估表中任何一项出现异常，即为具有跌倒/坠床风险的老年患者，应根据老年患者的实际情况采取适当的预防措施，并在老年患者床旁使用"防跌倒""防坠床"标识。

2. 入院初次评估后，具有跌倒/坠床风险的老年患者应每天（评估时间：下午 3 点）进行评估，出现病情变化随时进行评估。

3. 住院期间老年患者发生跌倒/坠床，需及时进行不良事件上报。

4. 老年患者转入新病区后，需重新评估。

【思考题】

老年患者跌倒/坠床风险因子评估的目的是什么？

实验二　老年慢性呼吸系统疾病患者呼吸功能锻炼、家庭氧疗指导

【实验学时】2学时。

【实验类型】综合性实验。

【教学目标】①掌握家庭氧疗、缩唇呼吸、腹式呼吸的方法。②会指导病人家庭氧疗、呼吸功能锻炼。

【实验目的】①家庭氧疗改善慢性呼吸系统疾病病人的健康状况，提高其生活质量和运动耐力。②呼吸功能锻炼增强病人呼吸肌耐力，减轻呼吸困难，防治呼吸衰竭。

【实验用物】家庭制氧机1台，湿化瓶1个，输氧管1根，鼻导管或面罩1个，盛有冷开水的治疗碗1个，棉签1包，弯盘1个，纱布2块，蒸馏水。

【实验步骤】

1. 评估

（1）病人意识状态、生命体征、血气分析、心理状况、鼻腔情况。

（2）检查家庭制氧机是否完好，检查鼻导管或面罩的包装、有效期。

（3）环境明亮、整洁、舒适、室温适合。

2. 核对解释：核对病人姓名等，向病人解释操作目的、方法、注意事项及配合要点。

3. 呼吸功能锻炼指导

（1）缩唇呼吸：嘱病人用鼻吸气，然后半闭口唇慢慢呼气，边呼气边数数，数到7后做一个"噗"声，尽量将气呼出，吸气与呼气时间之比为1：2或1：3，7～8次/分。呼气量以能使距口唇15～20cm与口唇等高点水平的蜡烛火焰随气流倾斜又不至于熄灭为宜。有条件也可做吹水训练，用吸管对着水杯内的水（约1/3杯）吹气，每次3min，可改善通气。

（2）膈式或腹式呼吸：病人取立位、平卧位或半卧位，两手分别放于胸前、腹部，用鼻做缓慢而深的吸气，吸气动作尽量慢，膈肌最大程度下降，腹肌松弛，腹部凸出，手感到腹部向上抬起，最好能持续3～5s以上，至无法再吸气后再缓慢地用口呼气，腹肌收缩，膈肌松弛，膈肌随腹腔内压增加而上抬，手感到腹部下降，每天训练3～4次，每次重复8～10次。

（3）缩唇腹式呼吸：缩唇腹式呼吸是将缩唇呼吸与腹式呼吸结合进行，是肺气肿缓解期改善肺功能的最佳方法。病人取站立位、平卧位或半卧位，用鼻缓慢深吸气，膈肌最大程度下降，腹部凸出。呼气时用缩唇呼吸方式，同时腹肌收缩，膈肌上抬，胸腔压力增加，便于气体呼出。习惯于缩唇腹式呼吸方式后，不论走、坐、卧均可随时采用。

（4）呼吸操：双手上举，用鼻缓慢吸气时，膈肌最大程度下降，腹部凸出。弯腰，双手下垂并与上身垂直，同时缩唇呼吸，腹肌收缩。吸气与呼气时间比为1：2或1：3。

（5）向病人及家属交代呼吸功能锻炼的注意事项。

4. 家庭氧疗指导

（1）用湿棉签清洁病人鼻腔。

（2）家庭制氧机连接电源，供氧器红灯亮。在湿化瓶内加蒸馏水至指定位置（一般为瓶的 1/2～2/3），将湿化瓶安装至供氧器出氧口上。

（3）将输氧管套至湿化瓶出氧口。

（4）按下供氧器启动按钮，绿色指示灯亮，制氧机开始进入工作状态。

（5）按医生医嘱，调节流量至所需位置（COPD 病人为鼻导管持续低流量吸氧，吸氧时间 ≥15h/天，氧流量一般为 1～2L/min）。

（6）检查吸氧导管是否通畅。

（7）给病人戴好鼻导管或面罩开始吸氧。

（8）病人在氧疗期间观察其呼吸是否平稳，呼吸频率、呼吸深度是否正常；脉搏是否较前缓慢；精神状态是否有好转；发绀是否有减轻或消失。

（9）停止吸氧时，先取下鼻导管，再关流量表。

（10）向病人及家属交代家庭氧疗注意事项。

【注意事项】

1. 呼吸功能锻炼注意事项

（1）适合于 COPD 或呼吸困难缓解期病人，以获得呼吸困难的最大改善。

（2）开始训练时，要密切观察病人的面色、神态及生命体征，如有不适，不宜强行训练，锻炼量以病人自觉稍累而无呼吸困难、心率较安静时增加 <20 次/分、呼吸增加 <5 次/分为宜；如训练过程中出现心衰、呼衰要及时处理，必要时停止训练。

（3）呼吸肌训练要坚持长久，短时间的训练不会有明显成效，要指导病人坚持锻炼。

2. 家庭氧疗注意事项

（1）湿化瓶内应当加入超市买的纯净水、蒸馏水或者当天烧开后冷却的开水，不可使用自来水、茶水或者矿泉水。水量加至湿化瓶的 1/2～2/3，否则瓶内的水溢出或进入吸氧管内，瓶内的水应该每日更换。

（2）使用制氧机时，尽量置于室内清洁位置，距离墙壁或周围其他物体的距离不小于10cm，并注意不要使窗帘等挡住机身的进气窗。

（3）在吸氧前，应该先试气，就是把鼻导管放到盛有水的杯子内看是否有水泡溢出，或者放到耳边听是否有气流的声音。

（4）吸氧的鼻导管或者面罩每日应该用干净毛巾或纸巾擦拭干净。应每周更换吸氧装置中的导管、湿化瓶，并清洗消毒。

（5）吸氧最重要的一点就是氧气是易燃和易爆炸气体，在吸氧的房间里要严禁吸烟和使用明火。要做到防火、防热、防油、防震。制氧机至少距离明火 5m，距暖气 1m。

【思考题】

1. 怎样帮助病人制定持久的呼吸功能训练计划？

2. 怎样提高 COPD 病人家庭氧疗的依从性？

【评分标准】

项目		操作标准与细节
准备 （10分）	个人准备 （4分）	仪表端庄，着装整齐，洗手、戴口罩和帽子，修剪指甲
	物品准备 （6分）	家庭制氧机，湿化瓶，蒸馏水，输氧管，鼻导管或面罩，盛有冷开水的治疗碗，棉签，弯盘，纱布

项目		操作标准与细节
评估 (10分)	环境 (2分)	环境明亮、整洁、舒适、室温适合
	病人 (8分)	病人意识状态、生命体征、血气分析、心理状况、鼻腔情况
核对解释 (5分)	向病人 解释 (5分)	核对病人姓名等,向病人解释操作目的、方法、注意事项及配合要点
呼吸功能 锻炼指导 (35分)	缩唇呼吸 (10分)	嘱病人用鼻吸气,然后半闭口唇慢慢呼气,边呼气边数数,数到7后做一个"噗"声,尽量将气呼出,吸气与呼气时间之比为1∶2或1∶3,7~8次/分
	膈式或 腹式呼吸 (10分)	病人取立位、平卧位或半卧位,两手分别放于胸前、腹部,用鼻做缓慢而深的吸气,吸气动作尽量慢,膈肌最大程度下降,腹肌松弛,腹部凸出,手感到腹部向上抬起,最好能持续3~5s以上,至无法再吸气后再缓慢地用口呼气,腹肌收缩,膈肌松弛,手感到腹部下降,每天训练3~4次,每次重复8~10次
	缩唇腹式 呼吸 (5分)	(1)病人取站立位、平卧位或半卧位,用鼻缓慢深吸气,膈肌最大程度下降,腹部凸出; (2)呼气时用缩唇呼吸方式,同时腹肌收缩,膈肌上抬
	呼吸操 (5分)	(1)双手上举,用鼻缓慢吸气时,膈肌最大程度下降,腹部凸出,夸腰,双手下垂并与上身垂直,同时缩唇呼吸,腹肌收缩; (2)吸气与呼气时间比为1∶2或1∶3
	健康教育 (5分)	向病人及家属交代呼吸功能锻炼的注意事项
家庭氧疗 指导 (30分)	连接吸氧 装置 (15分)	①用湿棉签清洁病人鼻腔;②连接电源;③湿化瓶内加纯净水或蒸馏水至指定位置,安装湿化瓶;④将输氧管套至湿化瓶出氧口;⑤按下供氧器启动按钮,调节流量;⑥检查吸氧导管是否通畅
	吸氧 (5分)	(1)给病人戴好鼻导管或面罩开始吸氧; (2)观察病人呼吸、脉搏、精神状态、发绀等情况
	停止吸氧 (5分)	停止吸氧时,先取下鼻导管,再关流量表
	健康教育 (5分)	向病人及家属交代家庭氧疗的注意事项
综合评价 (10分)	整体素质 (5分)	动作迅速、准确、有效,爱伤观念强,操作规范
	操作时间 (5分)	操作时间9min

社区护理学

实验一　社区健康档案的建立

【实验学时】3学时。

【实验类型】综合性实验。

【教学目标】①掌握个人、家庭和社区健康档案的内容和特点。②熟悉社区健康档案的使用和管理。③了解目前我国社区健康档案的建档情况及存在问题。

【实验目的】护生通过健康档案的建立能全面认识社区居民健康状况，并有的放矢地提供社区卫生服务。

【实验用物】纸张若干，笔1支，健康档案表格若干，档案盒若干，档案橱1个，基本体检工具（体温计、血压计、听诊器、手电筒、量尺、婴儿秤、口罩、帽子、工作服等），健康教育材料若干。

【实验步骤】

1.模拟建立个人健康档案：护生每2人为一组，轮流分别扮演社区护士和社区居民，完成个人健康档案资料的收集和建立。

2.居民健康档案建档流程

（1）辖区居民到乡镇卫生院、村卫生室、社区卫生服务中心（站）接受服务时，由医务人员负责为其建立居民健康档案，并根据其主要健康问题和服务提供情况填写相应记录。同时为服务对象填写并发放居民健康档案信息卡。

（2）通过入户服务（调查）、疾病筛查、健康体检等多种方式，由乡镇卫生院、村卫生室、社区卫生服务中心（站）组织医务人员为居民建立健康档案，并根据其主要健康问题和服务提供情况填写相应记录。

（3）已建立居民电子健康档案信息系统的地区应由乡镇卫生院、村卫生室、社区卫生服务中心（站）通过上述方式为个人建立居民电子健康档案，并发放国家统一标准的医疗保健卡。

（4）将医疗卫生服务过程中填写的健康档案相关记录表单，装入居民健康档案袋统一存放。农村地区可以家庭为单位集中存放保管。居民电子健康档案的数据存放在电子健康档案数据中心。

3.居民健康档案的使用

（1）已建档居民到乡镇卫生院、村卫生室、社区卫生服务中心（站）复诊时，应持居民健康档案信息卡（或医疗保健卡），在调取其健康档案后，由接诊医生根据复诊情况，及时更新、补充相应记录内容。

（2）入户开展医疗卫生服务时，应事先查阅服务对象的健康档案并携带相应表单，在服务过程中记录、补充相应内容。已建立电子健康档案信息系统的机构应同时更新电子健康档案。

（3）对于需要转诊、会诊的服务对象，由接诊医生填写转诊、会诊记录。

（4）所有的服务记录由责任医务人员或档案管理人员统一汇总、及时归档。

【注意事项】

1. 按照《国家基本公共卫生服务规范（2011 年版）》中城乡居民健康档案管理服务规范建档。

2. 健康档案的管理与使用应注意结合我国不同社区发展实际进行。

【思考题】

1. 个人、家庭和社区三种方式的健康档案各有何特点？它们之间有何联系？

2. 在实际工作中如何有效地管理和利用健康档案？

实验二　家庭健康护理实践——问题家庭的访视

【实验学时】3 学时。

【实验类型】综合性实验。

【教学目标】①掌握家庭健康护理的评估、家庭健康诊断/问题、制定护理援助计划的方法、访视技巧。②熟悉不同的家庭访视类型。③了解家庭健康护理评估的内容及人际交流技巧在家庭健康护理实践中的重要性。

【实验目的】护生通过访视服务对象的家庭，为服务对象及其家庭提供全面的医疗服务，维持和促进服务对象的家庭健康。

【实验用物】纸张若干，笔 1 支，体检工具（如体温计、血压计、听诊器、手电筒、量尺等），常用消毒物品和外科器械（如乙醇、棉球、纱布、剪刀、止血钳等），隔离用物（如消毒手套、围裙、口罩、帽子、工作服），常用药物及注射工具，记录单，各种健康教育材料若干，联系工具（地图、电话本等），根据访视对象需要而增设的访视用物。

【实验步骤】

1. 模拟家庭访视：将护生分成不同的几个小组，每组人数根据家庭构成情况而定，可以是核心家庭、主干家庭、联合家庭、单亲家庭等，针对家庭中某一特定问题（即每组选定一个主题）开展家庭访视。每组内的每名护生都应扮演不同的家庭成员，并指定 1 名护生扮演社区护士。

2. 家庭访视程序

（1）访视前准备：①明确访视对象，熟悉家庭健康档案及家访目的。②准备访视用物。③联络被访家庭，预约家访时间。④安排访视路线。

（2）访视中的工作：①确定关系。②评估、计划与实施。③简要记录访视情况。④结束访视。

（3）访视后的工作：①消毒及物品补充。②记录和总结。③修改护理计划。④协调合作。

【注意事项】

1. 注意家庭访视着装、态度、访视时间、个人保护等。

2. 根据家庭访视对象及其问题准备不同的访视用物。

3. 注重家庭及其成员的参与。

【思考题】

1. 家庭访视过程中，如何增进与家庭的沟通和联系？

2. 根据自行设计的案例，制定下次家庭访视的计划。

附　　录

居民健康档案封面

编号 □□□□□□-□□□-□□□-□□□□□

居民健康档案

姓　　名：_____

现 住 址：_____

户籍地址：_____

联系电话：_____

乡镇（街道）名称：_____

村（居）委会名称：_____

建档单位：_____

建档人：_____

责任医生：_____

建档日期：_____年____月____日

个人基本信息表

姓名：　　　　　　　　　　　　　　　　　　　编号□□□-□□□□□

性　别	0 未知的性别　1 男　2 女　9 未说明的性别　□	出生日期	□□□□ □□ □□
身份证号		工作单位	
本人电话		联系人姓名		联系人电话	

常住类型	1 户籍　2 非户籍　　　　　　　　□	民　族	1 汉族 2 少数民族_____ □

血　型	1 A 型　2 B 型　3 O 型　4 AB 型　5 不详 / RH 阴性:1 否　2 是　3 不详　　　　□/□
文化程度	1 文盲及半文盲　2 小学　3 初中　4 高中/技校/中专　5 大学专科及以上　6 不详　□
职　业	1 国家机关、党群组织、企业、事业单位负责人　2 专业技术人员　3 办事人员和有关人员　4 商业、服务业人员　5 农、林、牧、渔、水利业生产人员　6 生产、运输设备操作人员及有关人员　7 军人　8 不便分类的其他从业人员　　　　　□
婚姻状况	1 未婚　2 已婚　3 丧偶　4 离婚　5 未说明的婚姻状况　　　　　□
医疗费用支付方式	1 城镇职工基本医疗保险　2 城镇居民基本医疗保险　3 新型农村合作医疗　4 贫困救助　5 商业医疗保险　6 全公费　7 全自费　8 其他_____ □/□/□
药物过敏史	1 无　有:2 青霉素　3 磺胺　4 链霉素　5 其他_____ □/□/□
暴露史	1 无　有:2 化学品　3 毒物　4 射线　　　□/□/□

既往史	疾病	1 无　2 高血压　3 糖尿病　4 冠心病　5 慢性阻塞性肺疾病　6 恶性肿瘤_____ 7 脑卒中　8 重性精神疾病　9 结核病　10 肝炎　11 其他法定传染病　12 职业病 13 其他_____ □ 确诊时间　年　月/□ 确诊时间　年　月/□ 确诊时间　年　月 □ 确诊时间　年　月/□ 确诊时间　年　月/□ 确诊时间　年　月
	手术	1 无　2 有:名称 1 _____ 时间_____ / 名称 2 _____ 时间_____ □
	外伤	1 无　2 有:名称 1 _____ 时间_____ / 名称 2 _____ 时间_____ □
	输血	1 无　2 有:原因 1 _____ 时间_____ / 原因 2 _____ 时间_____ □

家族史	父　亲	□/□/□/□/□/□_____	母　亲	□/□/□/□/□/□_____
	兄弟姐妹	□/□/□/□/□/□_____	子　女	□/□/□/□/□/□_____
	1 无　2 高血压　3 糖尿病　4 冠心病　5 慢性阻塞性肺疾病　6 恶性肿瘤　7 脑卒中　8 重性精神疾病　9 结核病　10 肝炎　11 先天畸形　12 其他			

遗传病史	1 无 2 有:疾病名称_____ □
残疾情况	1 无残疾　2 视力残疾　3 听力残疾　4 言语残疾　5 肢体残疾　6 智力残疾　7 精神残疾　8 其他残疾_____ □/□/□/□/□/□

生活环境	厨房排风设施	1 无　2 油烟机　3 换气扇　4 烟囱	□
	燃料类型	1 液化气　2 煤　3 天然气　4 沼气　5 柴火　6 其他	□
	饮水	1 自来水　2 经净化过滤的水　3 井水　4 河湖水　5 塘水　6 其他	□
	厕所	1 卫生厕所　2 一格或二格粪池式　3 马桶　4 露天粪坑　5 简易棚厕	□
	禽畜栏	1 单设　2 室内　3 室外	□

填表说明

1. 本表用于居民首次建立健康档案时填写。如果居民的个人信息有所变动，可在原条目处修改，并注明修改时间。

2. 性别：按照国标分为未知的性别、男、女及未说明的性别。

3. 出生日期：根据居民身份证的出生日期，按照年（4 位）、月（2 位）、日（2 位）顺序填写，如 19490101。

4. 工作单位：应填写目前所在工作单位的全称。离退休者填写最后工作单位的全称；下岗待业或无工作经历者须具体注明。

5. 联系人姓名：填写与建档对象关系紧密的亲友姓名。

6. 民族：少数民族应填写全称，如彝族、回族等。

7. 血型：在前一个"□"内填写与 ABO 血型对应编号的数字；在后一个"□"内填写是否为"RH 阴性"对应编号的数字。

8. 文化程度：指截至建档时间，本人接受国内外教育所取得的最高学历或现有水平所相当的学历。

9. 药物过敏史：表中药物过敏主要列出青霉素、磺胺或者链霉素过敏，如有其他药物过敏，请在其他栏中写明名称，可以多选。

10. 既往史：包括疾病史、手术史、外伤史和输血史。

（1）疾病：填写现在和过去曾经患过的某种疾病，包括建档时还未治愈的慢性病或某些反复发作的疾病，并写明确诊时间，如有恶性肿瘤，请写明具体的部位或疾病名称，如有职业病，请填写具体名称。对于经医疗单位明确诊断的疾病都应以一级及以上医院的正式诊断为依据，有病史卡的以卡上的疾病名称为准，没有病史卡的应有证据证明是经过医院明确诊断的。可以多选。

（2）手术：填写曾经接受过的手术治疗。如有，应填写具体手术名称和手术时间。

（3）外伤：填写曾经发生的后果比较严重的外伤经历。如有，应填写具体外伤名称和发生时间。

（4）输血：填写曾经接受过的输血情况。如有，应填写具体输血原因和发生时间。

11. 家族史：指直系亲属（父亲、母亲、兄弟姐妹、子女）中是否患过所列出的具有遗传性或遗传倾向的疾病或症状。有则选择具体疾病名称对应编号的数字，没有列出的请在"_____"上写明。可以多选。

12. 生活环境：农村地区在建立居民健康档案时需根据实际情况选择填写此项。

健康体检表

姓名：＿＿＿＿＿＿＿＿　　　　　　　　　　编号 □□□-□□□□□

体检日期	年　月　日		责任医生	
内　容	检　查　项　目			
症 状	1 无症状　2 头痛　3 头晕　4 心悸　5 胸闷　6 胸痛　7 慢性咳嗽　8 咳痰　9 呼吸困难 10 多饮　11 多尿　12 体重下降　13 乏力　14 关节肿痛　15 视物模糊　16 手脚麻木 17 尿急　18 尿痛　19 便秘　20 腹泻　21 恶心呕吐　22 眼花　23 耳鸣　24 乳房胀痛 25 其他＿＿＿＿＿＿＿＿　　　　　　□/□/□/□/□/□/□/□/□			

一般状况

体　温	℃	脉　率	次/分	
呼吸频率	次/分	血　压	左侧　　　　　／	mmHg
			右侧　　　　　／	mmHg
身　高	cm	体　重		kg
腰　围	cm	体质指数 （BMI）		kg/m²
老年人健康状态 自我评估*	1 满意　2 基本满意　3 说不清楚　4 不太满意　5 不满意			□
老年人生活自理 能力自我评估*	1 可自理（0～3 分）　　2 轻度依赖（4～8 分） 3 中度依赖（9～18 分）　4 不能自理（≥19 分）			□
老年人 认知功能*	1 粗筛阴性 2 粗筛阳性，简易智力状态检查,总分＿＿＿＿＿			□
老年人 情感状态*	1 粗筛阴性 2 粗筛阳性，老年人抑郁评分检查,总分＿＿＿＿＿			□

生活方式

体育锻炼	锻炼频率	1 每天　2 每周一次以上　3 偶尔　4 不锻炼		□
	每次锻炼时间	min	坚持锻炼时间	年
	锻炼方式			
饮食习惯	1 荤素均衡　2 荤食为主　3 素食为主　4 嗜盐　5 嗜油　6 嗜糖			□/□/□
吸烟情况	吸烟状况	1 从不吸烟　　　　2 已戒烟　　　　3 吸烟		□
	日吸烟量	平均　　　　　支		
	开始吸烟年龄	岁	戒烟年龄	岁
饮酒情况	饮酒频率	1 从不　2 偶尔　3 经常　4 每天		□
	日饮酒量	平均　　　　两		
	是否戒酒	1 未戒酒　2 已戒酒,戒酒年龄：＿＿＿＿岁		□
	开始饮酒年龄	岁	近一年内是否曾醉酒	1 是　2 否　□
	饮酒种类	1 白酒　2 啤酒　3 红酒　4 黄酒　5 其他＿＿＿＿ □/□/□/□		

生活方式	职业病危害因素接触史	1 无 2 有(工种_____从业时间____年)	☐
		毒物种类 粉尘_____ 防护措施 1 无 2 有____	☐
		放射物质_____ 防护措施 1 无 2 有____	☐
		物理因素_____ 防护措施 1 无 2 有____	☐
		化学物质_____ 防护措施 1 无 2 有____	☐
		其他_____ 防护措施 1 无 2 有____	☐
脏器功能	口 腔	口唇 1 红润 2 苍白 3 发绀 4 皲裂 5 疱疹	☐
		齿列 1 正常 2 缺齿——┼—— 3 龋齿——┼—— 4 义齿(假牙)——┼——	☐
		咽部 1 无充血 2 充血 3 淋巴滤泡增生	☐
	视 力	左眼_____右眼_____(矫正视力:左眼_____右眼_____)	
	听 力	1 听见 2 听不清或无法听见	☐
	运动功能	1 可顺利完成 2 无法独立完成其中任何一个动作	☐
查体	眼 底 *	1 正常 2 异常_____	☐
	皮 肤	1 正常 2 潮红 3 苍白 4 发绀 5 黄染 6 色素沉着 7 其他_____	☐
	巩 膜	1 正常 2 黄染 3 充血 4 其他_____	☐
	淋巴结	1 未触及 2 锁骨上 3 腋窝 4 其他_____	☐
	肺	桶状胸:1 否 2 是	☐
		呼吸音:1 正常 2 异常_____	☐
		啰音:1 无 2 干啰音 3 湿啰音 4 其他_____	☐
	心 脏	心率_____次/分 心律:1 齐 2 不齐 3 绝对不齐	☐
		杂音:1 无 2 有_____	☐
	腹 部	压痛:1 无 2 有_____	☐
		包块:1 无 2 有_____	☐
		肝大:1 无 2 有_____	☐
		脾大:1 无 2 有_____	☐
		移动性浊音:1 无 2 有_____	☐
	下肢水肿	1 无 2 单侧 3 双侧不对称 4 双侧对称	☐
	足背动脉搏动	1 未触及 2 触及双侧对称 3 触及左侧弱或消失 4 触及右侧弱或消失	☐
	肛门指诊 *	1 未及异常 2 触痛 3 包块 4 前列腺异常 5 其他____	☐
	乳 腺 *	1 未见异常 2 乳房切除 3 异常泌乳 4 乳腺包块 5 其他____ ☐/☐/☐/☐	
	妇科 * 外阴	1 未见异常 2 异常_____	☐
	阴道	1 未见异常 2 异常_____	☐
	宫颈	1 未见异常 2 异常_____	☐
	宫体	1 未见异常 2 异常_____	☐
	附件	1 未见异常 2 异常_____	☐
	其 他 *		

187

辅助检查	血常规*	血红蛋白_____ g/L 白细胞_____ ×10⁹/L 血小板_____ ×10⁹/L 其他_____
	尿常规*	尿蛋白_____ 尿糖_____ 尿酮体_____ 尿潜血_____ 其他_____
	空腹血糖*	_____ mmol/L 或 _____ mg/dl
	心电图*	1 正常 2 异常_____ ☐
	尿微量白蛋白*	_____ mg/dl
	大便潜血*	1 阴性 2 阳性 ☐
	糖化血红蛋白*	_____%
	乙型肝炎 表面抗原*	1 阴性 2 阳性 ☐
	肝功能*	血清谷丙转氨酶_____ U/L 血清谷草转氨酶_____ U/L 白蛋白_____ g/L 总胆红素_____ μmol/L 结合胆红素_____ μmol/L
	肾功能*	血清肌酐_____ μmol/L 血尿素氮_____ mmol/L 血钾浓度_____ mmol/L 血钠浓度_____ mmol/L
	血脂*	总胆固醇_____ mmol/L 甘油三酯_____ mmol/L 血清低密度脂蛋白胆固醇_____ mmol/L 血清高密度脂蛋白胆固醇_____ mmol/L
	胸部 X 线片*	1 正常 2 异常_____ ☐
	B 超*	1 正常 2 异常_____ ☐
	宫颈涂片*	1 正常 2 异常_____ ☐
	其 他*	
中医体质辨识*	平和质	1 是 2 基本是 ☐
	气虚质	1 是 2 倾向是 ☐
	阳虚质	1 是 2 倾向是 ☐
	阴虚质	1 是 2 倾向是 ☐
	痰湿质	1 是 2 倾向是 ☐
	湿热质	1 是 2 倾向是 ☐
	血瘀质	1 是 2 倾向是 ☐
	气郁质	1 是 2 倾向是 ☐
	特秉质	1 是 2 倾向是 ☐

现存主要健康问题	脑血管疾病	1 未发现　2 缺血性卒中　3 脑出血　4 蛛网膜下腔出血 5 短暂性脑缺血发作　6 其他_____	□/□/□/□/□
	肾脏疾病	1 未发现　2 糖尿病肾病　3 肾功能衰竭　4 急性肾炎 5 慢性肾炎　6 其他_____	□/□/□/□
	心脏疾病	1 未发现　2 心肌梗死　3 心绞痛　4 冠状动脉血运重建 5 充血性心力衰竭　6 心前区疼痛　7 其他_____	□/□/□/□/□
	血管疾病	1 未发现　2 夹层动脉瘤　3 动脉闭塞性疾病　4 其他_____	□/□/□
	眼部疾病	1 未发现　2 视网膜出血或渗出　3 视乳头水肿　4 白内障 5 其他_____	□/□/□
	神经系统疾病	1 未发现 2 有_____	□
	其他系统疾病	1 未发现 2 有_____	□

住院治疗情况	住院史	入/出院日期	原　因	医疗机构名称	病案号
		/			
		/			
	家　庭病床史	建/撤床日期	原　因	医疗机构名称	病案号
		/			
		/			

主要用药情况	药物名称	用法	用量	用药时间	服药依从性 1 规律　2 间断　3 不服药
	1				
	2				
	3				
	4				
	5				
	6				

非免疫规划预防接种史	名称	接种日期	接种机构
	1		
	2		
	3		

健康评价	1 体检无异常　　□ 2 有异常 异常 1 _____ 异常 2 _____ 异常 3 _____ 异常 4 _____

健康指导	1 纳入慢性病患者健康管理 2 建议复查 3 建议转诊 □/□/□	危险因素控制： □/□/□/□/□/□ 1 戒烟　　2 健康饮酒　3 饮食　4 锻炼 5 减体重（目标_____） 6 建议接种疫苗_____ 7 其他_____

填表说明

1. 本表用于居民首次建立健康档案以及老年人、高血压、2 型糖尿病和重度精神疾病患者等的年度健康检查。

2. 表中带有 * 号的项目，在为一般居民建立健康档案时不作为免费检查项目，不同重点人群的免费检查项目按照各专项服务规范的要求执行。

3. 一般状况

（1）体质指数＝体重（kg）/身高的平方（m²）。

（2）老年人生活自理能力评估：65 岁及以上老年人需填写此项，详见老年人健康管理服务规范附表。

（3）老年人认知功能粗筛方法：告诉被检查者"我将要说三件物品的名称（如铅笔、卡车、书），请您立刻重复"。过 1min 后请其再次重复。如被检查者无法立即重复或 1min 后无法完整回忆三件物品名称为粗筛阳性，需进一步行"简易智力状态检查量表"检查。

（4）老年人情感状态粗筛方法：询问被检查者"你经常感到伤心或抑郁吗"或"你的情绪怎么样"。如回答"是"或"我想不是十分好"，为粗筛阳性，需进一步行"老年抑郁量表"检查。

4. 生活方式

（1）体育锻炼：指主动锻炼，即有意识地为强体健身而进行的活动。不包括因工作或其他需要而必须进行的活动，如为上班骑自行车、做强体力工作等。锻炼方式填写最常采用的具体锻炼方式。

（2）吸烟情况："从不吸烟者"不必填写"日吸烟量"、"开始吸烟年龄"、"戒烟年龄"等。

（3）饮酒情况："从不饮酒者"不必填写其他有关饮酒情况项目。"日饮酒量"应折合相当于白酒"××两"。白酒 1 两折合葡萄酒 4 两、黄酒半斤、啤酒 1 瓶、果酒 4 两。

（4）职业暴露情况：指因患者职业原因造成的化学品、毒物或射线接触情况。如有，需填写具体化学品、毒物、射线名或填不详。

（5）职业病危险因素接触史：指因患者职业原因造成的粉尘、放射物质、物理因素、化学物质的接触情况。如有，需填写具体粉尘、放射物质、物理因素、化学物质的名称或填不详。

5. 脏器功能

（1）视力：填写采用对数视力表测量后的具体数值，对佩戴眼镜者，可戴其平时所用眼镜测量矫正视力。

（2）听力：在被检查者耳旁轻声耳语"你叫什么姓名"（注意检查时检查者的脸应在被检查者视线之外），判断被检查者听力状况。

（3）运动功能：请被检查者完成以下动作："两手触枕后部"、"捡起这支笔"、"从椅子上站起，行走几步，转身，坐下。"判断被检查者运动功能。

6. 查体：如有异常请在横线上具体说明，如可触及的淋巴结部位、个数；心脏杂音描述；肝脾肋下触诊大小等。建议有条件的地区开展眼底检查，特别是针对高血压或糖尿病患者。

（1）眼底：如果有异常，具体描述异常结果。

（2）足背动脉搏动：糖尿病患者必须进行此项检查。

（3）乳腺：检查外观有无异常，有无异常泌乳及包块。

（4）妇科：①外阴：记录发育情况及婚产式（未婚、已婚未产或经产式），如有异常情况请具体描述。②阴道：记录是否通畅，黏膜情况，分泌物量、色、性状以及有无异味等。③宫颈：记录大小、质地、有无糜烂、撕裂、息肉、腺囊肿；有无接触性出血、举痛等。④宫体：记录位置、大小、质地、活动度；有无压痛等。⑤附件：记录有无块物、增厚或压痛；若扪及块物，记录其位置、大小、质地；表面光滑与否、活动度、有无压痛以及与子宫及盆壁关系。左右两侧分别记录。

7. 辅助检查：该项目根据各地实际情况及不同人群情况，有选择地开展。老年人、高血压、2 型糖尿病和重度精神疾病患者的免费辅助检查项目按照各专项规范要求执行。

（1）尿常规中的"尿蛋白、尿糖、尿酮体、尿潜血"可以填写定性检查结果，阴性填"－"，阳性根据检查结果填写"＋"、"＋＋"、"＋＋＋"或"＋＋＋＋"，也可以填写定量检查结果，定量结果需写明计量单位。

（2）大便潜血、肝功能、肾功能、胸部 X 线片、B 超检查结果若有异常，请具体描述异常结果。其中 B 超写明检查的部位。

（3）其他：表中列出的检查项目以外的辅助检查结果填写在"其他"一栏。

8. 中医体质辨识：该项由有条件的地区基层医疗卫生机构中医医务人员或经过培训的其他医务人员填写。根据不同的体质辨识，提供相应的健康指导。体质辨识方法：采用量表的方法，依据中华中医药学会颁布的《中医体质分类与判定标准》进行测评。

9. 现存主要健康问题：指曾经出现或一直存在，并影响目前身体健康状况的疾病。可以多选。（本栏内容老年人健康管理年度体检时不需填写）

10. 住院治疗情况：指最近 1 年内的住院治疗情况。应逐项填写。日期填写年月，年份必须写 4 位。如因慢性病急性发作或加重而住院/家庭病床，请特别说明。医疗机构名称应写全称。

11. 主要用药情况（老年人健康管理年度体检时不需填写"服药依从性"一栏）：对长期服药的慢性病患者了解其最近 1 年内的主要用药情况，西药填写化学名（通用名）而非商品名，中药填写药品名称或中药汤剂，用法、用量按医生医嘱填写。用药时间指在此时间段内一共服用此药的时间，单位为年、月或天。服药依从性是指对此药的依从情况，"规律"为按医嘱服药，"间断"为未按医嘱服药，频次或数量不足，"不服药"即为医生开了处方，但患者未使用此药。

12. 非免疫规划预防接种史：填写最近 1 年内接种的疫苗的名称、接种日期和接种机构。疫苗名称填写应完整准确。

接诊记录表

姓名：_____   编号□□□-□□□□□

就诊者的主观资料：

就诊者的客观资料：

评估：

处置计划：

医生签字：

接诊日期：_____年____月____日

填表说明

1. 本表供居民由于急性或短期健康问题接受咨询或医疗卫生服务时使用，应以能够如实反映居民接受服务的全过程为目的、根据居民接受服务的具体情况填写。

2. 就诊者的主观资料：包括主诉、咨询问题和卫生服务要求等。

3. 就诊者的客观资料：包括查体、实验室检查、影像检查等结果。

4. 评估：根据就诊者的主、客观资料做出的初步印象、疾病诊断或健康问题评估。

5. 处置计划：指在评估基础上制定的处置计划，包括诊断计划、治疗计划、病人指导计划等。

会诊记录表

姓名：_____   编号□□□-□□□□□

会诊原因：

会诊意见：

会诊医生及其所在医疗卫生机构：

医疗卫生机构名称   会诊医生签字

_____   _____ _____ _____

_____   _____ _____ _____

_____   _____ _____ _____

_____   _____ _____ _____

_____   _____ _____ _____

责任医生：_____

会诊日期：_____年___月___日

填表说明

1. 本表供居民接受会诊服务时使用。

2. 会诊原因：责任医生填写患者需会诊的主要情况。

3. 会诊意见：责任医生填写会诊医生的主要处置、指导意见。

4. 会诊医生及其所在医疗卫生机构：填写会诊医生所在医疗卫生机构名称并签署会诊医生姓名。来自同一医疗卫生机构的会诊医生可以只填写一次机构名称，然后在同一行依次签署姓名。

双向转诊单

....

存　根

患者姓名_____性别_____年龄_____档案编号_____

家庭住址_____联系电话_____

于_____年_____月_____日因病情需要，转入_____单位

_____科室_____接诊医生。

转诊医生（签字）：

年　月　日

....

双向转诊（转出）单

_____（机构名称）：

现有患者_____性别_____年龄_____因病情需要，需转入贵单位，请予以接诊。

初步印象：

主要现病史（转出原因）：

主要既往史：

治疗经过：

转诊医生（签字）：

联系电话：

_____（机构名称）

年　月　日

....

填表说明

1. 本表供居民双向转诊转出时使用，由转诊医生填写。

2. 初步印象：转诊医生根据患者病情做出的初步判断。

3. 主要现病史：患者转诊时存在的主要临床问题。

4. 主要既往史：患者既往存在的主要疾病史。

5. 治疗经过：经治医生对患者实施的主要诊治措施。

存　根

患者姓名＿＿＿＿＿＿性别＿＿＿＿＿年龄＿＿＿＿＿病案号＿＿＿＿＿＿

家庭住址＿＿＿＿＿＿＿＿＿＿＿＿＿＿＿＿＿＿＿＿＿＿＿＿联系电话＿＿＿＿＿＿

于＿＿＿年＿＿月＿＿日因病情需要，转回＿＿＿＿＿＿＿＿＿＿＿＿＿＿＿＿＿＿单位

＿＿＿＿＿＿＿＿＿＿接诊医生。

转诊医生（签字）：

年　月　日

双向转诊（回转）单

＿＿＿＿＿＿＿＿＿＿＿＿（机构名称）：

现有患者＿＿＿＿＿＿＿＿因病情需要，现转回贵单位，请予以接诊。

诊断结果＿＿＿＿＿＿＿＿＿＿住院病案号＿＿＿＿＿＿＿

主要检查结果：

治疗经过、下一步治疗方案及康复建议：

转诊医生（签字）：

联系电话：

＿＿＿＿＿＿＿＿＿＿＿＿＿（机构名称）

年　月　日

填表说明

1. 本表供居民双向转诊回转时使用，由转诊医生填写。

2. 主要检查结果：填写患者接受检查的主要结果。

3. 治疗经过：经治医生对患者实施的主要诊治措施。

4. 康复建议：填写经治医生对患者转出后需要进一步治疗及康复提出的指导建议。

居民健康档案信息卡

姓名		性别		出生日期	年　月　日
健康档案编号				□□-□□□□□	
ABO 血型	□A □B □O □AB		RH 血型	□Rh 阴性 □Rh 阳性 □不详	

慢性病患病情况：

□无　　　　　□高血压　　□糖尿病　　□脑卒中　　□冠心病　　□哮喘

□职业病　　□其他疾病_____

过敏史：

（正面）

（反面）

家庭住址		家庭电话	
紧急情况联系人		联系人电话	
建档机构名称		联系电话	
责任医生或护士		联系电话	

其他说明：

填表说明

1. 居民健康档案信息卡为正反两面，根据居民信息如实填写，应与健康档案对应项目的填写内容一致。

2. 过敏史：过敏主要指青霉素、磺胺、链霉素过敏，如有其他药物或食物等其他物质（如花粉、酒精、油漆等）过敏，请写明过敏物质名称。

居民健康档案填写基本要求

一、基本要求

（一）档案填写一律用钢笔或圆珠笔，不得用铅笔或红色笔书写。字迹要清楚，书写要工整。数字或代码一律用阿拉伯数字书写。数字和编码不要填出格外，如果数字填错，用双横线将整笔数码划去，并在原数码上方工整填写正确的数码，切勿在原数码上涂改。

（二）在居民健康档案的各种记录表中，凡有备选答案的项目，应在该项目栏的"□"内填写与相应答案选项编号对应的数字，如性别为男，应在性别栏"□"内填写与"1 男"对应的数字 1。对于选择备选答案中"其他"或者是"异常"这一选项者，应在该选项留出的空白处用文字填写相应内容，并在项目栏的"□"内填写与"其他"或者是"异常"选项编号对应的数字，如填写"个人基本信息表"中的既往疾病史时，若该居民曾患有"腰椎间盘突出症"，则在该项目中应选择"其他"，既要在"其他"选项后写明"腰椎间盘突出症"，同时在项目栏"□"内填写数字 13。对各类表单中没有备选答案的项目用文字或数据在相应的横线上或方框内据情填写。

（三）在为居民提供诊疗服务过程中，涉及疾病诊断名称时，疾病名称应遵循国际疾病分类标准 ICD-10 填写，涉及疾病中医诊断病名及辨证分型时，应遵循《中医病证分类与代码》（GB/T 15657—1995，TCD）。

二、居民健康档案编码

统一为居民健康档案进行编码，采用 17 位编码制，以国家统一的行政区划编码为基础，以乡镇（街道）为范围，村（居）委会为单位，编制居民健康档案唯一编码。同时将建档居民的身份证号作为统一的身份识别码，为在信息平台下实现资源共享奠定基础。

第一段为 6 位数字，表示县及县以上的行政区划，统一使用《中华人民共和国行政区划代码》（GB2260）；

第二段为 3 位数字，表示乡镇（街道）级行政区划，按照国家标准《县以下行政区划代码编码规则》（GB/T10114-2003）编制；

第三段为 3 位数字，表示村（居）民委员会等，具体划分为：001-099 表示居委会，101-199 表示村委会，901-999 表示其他组织；

第四段为 5 位数字，表示居民个人序号，由建档机构根据建档顺序编制。

在填写健康档案的其他表格时，必须填写居民健康档案编号，但只需填写后 8 位编码。

三、各类检查报告单据及转诊记录粘贴

服务对象在健康体检、就诊、会诊时所做的各种化验及检查的报告单据，都应该粘贴留存归档。可以有序地粘贴在相应健康体检表、接诊记录表、会诊记录表的后面。

双向转诊（转出）单存根与双向转诊（回转）单可另页粘贴，附在相应位置上与本人健

康档案一并归档。

四、其他

各类表单中涉及的日期类项目，如体检日期、访视日期、会诊日期等，按照年（4 位）、月（2 位）、日（2 位）顺序填写。